U0200293

心血管病

中医传统诊疗方法撷英

赵秀君　杨红艳　主编

学苑出版社

图书在版编目（CIP）数据

心血管病中医传统诊疗方法撷英/赵秀君编．—北京：学苑
出版社，2017.10

ISBN 978 – 7 – 5077 – 5309 – 7

Ⅰ．①心…　Ⅱ．①赵…　Ⅲ．①心脏血管疾病 – 中医治疗法
Ⅳ．①R259.4

中国版本图书馆 CIP 数据核字（2017）第 224960 号

责任编辑：黄小龙
出版发行：学苑出版社
社　　址：北京市丰台区南方庄 2 号院 1 号楼
邮政编码：100079
网　　址：www. book001. com
电子邮箱：xueyuanpress@ 163. com
销售电话：010 – 67601101（销售部）67603091（总编室）
印　刷　厂：北京画中画印刷有限公司
开本尺寸：880×1230　1/32
印　　张：10
字　　数：242 千字
版　　次：2017 年 10 月第 1 版
印　　次：2017 年 10 月第 1 次印刷
定　　价：49.00 元

《心血管病中医传统诊疗方法撷英》

编 委 会

主　编　赵秀君　　杨红艳

副主编　赵东东　　李海艳　　刘景璐

　　　　管红玲　　刘彩霞

编　委　管红玲　　李海艳　　刘彩霞

　　　　刘宏民　　刘景璐　　王云泽

　　　　未萌萌　　杨红艳　　赵东东

　　　　赵秀君

内容简介

　　本书作者对心血管专业领域相关文献记载的中医诊疗方法进行挖掘、整理，对民间具有价值的方药及特色疗法、诊疗经验等进行收集整理，汇编成册，希望为心血管专业的临床人员提供诊疗参考。

　　回首过去的 50 余年，心血管病领域正发生着天翻地覆的变化，动脉粥样硬化炎症反应学说的公认、心衰治疗的 180 度大转变、他汀降脂领域的革命、高血压病的个体化治疗、冠心病介入治疗的里程碑进展、治疗性血管新生和干细胞移植的探索等，所有这些都在人类抗击心血管疾病的征途上谱写了不朽的篇章，也使人们对心血管病防治的未来充满了期待。在现代科技高速发展和医学模式悄然转变的今天，生命科学领域正孕育着新一轮的变革与突破。传统中医在两千多年的实践过程中，为中华民族的健康维护和繁衍昌盛做出了巨大的贡献。传统中医有诸多行之有效的思想和方法，从传统中医视角对心血管病防治理念更新与策略转变进行审视、梳理和思考，势必促进两种医学更深层次的碰撞与融合，对心血管病防治起到深远的影响，这无疑具有重要的现实意义。

目　录

第一章 胸 痹

第一节 历代文献研究

一、胸痹与心痹

胸痹病名首见于《灵枢·本脏》，"肺小则安，少饮，不病喘喝；肺大则多饮，善病胸痹、喉痹、逆气"。晋代葛洪《肘后备急方》曰："胸痹之病，令人心中坚痞忽痛，肌中苦痹，绞急如刺，不得俯仰，其胸前皮皆痛，不得手犯，胸满短气，咳嗽引痛，烦闷自汗出，或彻引背膂，不即治之。数日害人。"隋代巢元方对胸痹的描述基本同《肘后备急方》，《诸病源候论·咽喉心胸病诸候》分列"心痹候""胸痹候"，认为"思虑烦多则操损心，心虚故邪乘之，邪积而不去，则时害饮食，心里愊愊如满，蕴蕴而痛，是谓之心痹"，"寒气客于五脏六腑，因虚而发，上冲胸间，则胸痹。胸痹之候，胸中愊愊如满，噎塞不利，习习如痒，喉里涩，唾燥。甚者，心里强痞急痛，肌肉苦痹，绞急如刺，不得俯仰，胸前皮皆痛，手不能犯，胸满短气，咳唾引痛，烦痹，自汗出……"由此可见，"胸痹候"实际包括了心、肺及胸部等痹阻的病变，对本病的认识有了进一步的发展。宋代《圣济总录·诸痹门》将"胸痹病"分列为"胸痹噎塞候""胸痹心下坚痞急候"和"胸痹短气候"，而且特别提出胸痹之短气，不是肺虚及肺气不足的表现，而是因胸阳不足、阴寒痹阻所致，可见其所述的"胸痹"不包括"肺痹"，而对"胸痹"是否是单指"心痹"却无明确说明。

明代虞抟《医学正传·胃脘痛》认为胸痹是指胃病，云"胃脘痛俗称心痛"，又云："九种心痛……皆在胃脘，而实不在于心也。"他认为"除真心痛外，其余皆为胃痛，胸痹亦是胃病"，并将胸痹的脉证亦纳入胃病中讨论。明代秦景明《症因脉治》云："胸痹之症，即胃痹也。胸前满闷，凝结不行，食入即痛，不得下咽，或时作呕。"清代吴谦《医宗金鉴》认为胸痹主症为胸背痛，将胸痹列入"胸胁痛"中，而将心痛列入"心腹痛"中；心痛为歧骨陷痛，而胸为肺之野，胸痹不属心。

心痹指风、寒、湿、热等邪气侵袭形体，阻痹经气，复感于邪，内舍于心，久之损伤心气脉络，心脉运行失畅，以心悸、胸闷、短气、长叹气、烦躁、易惊恐、心脏严重杂音、颧颊紫红等为主要表现的内脏痹病类疾病，属五脏痹证之一，相当于西医的风湿性心脏病，是风湿热后所遗留下的心脏病变，以心脏瓣膜病变为主，由"脉痹"日久不愈，复感外邪，疾病深入发展所致。"心痹"之名首见于《内经》中《素问·痹论篇》，"心痹者，脉不通，烦则心下鼓，暴上气而喘，嗌干善噫，厥气上则恐"，"脉痹不已，复感于邪，内舍于心。""风寒湿三气杂至，合而为痹也。"言心痹是由于感受风寒湿邪，由脉而及心，出现心悸、心烦、喘、咽干等症状。另外《素问·五脏生成篇》云："赤脉之至也，喘而坚，诊曰有积气在中，时害于食，名曰心痹，得之外疾，思虑而心虚，故邪从之。"《诸病源候论》云："思虑烦多则操损心，心虚故邪乘之，邪积而不去，则时害饮食，心里愊愊如满，蕴蕴而痛，是谓之心痹。"心主神志，思虑过度易伤心，加上饮食内伤，形成心痹。宋代陈无择《三因极一病证方论》云："三气袭人经络……久而不已，则入五脏……烦心上气，嗌干恐噫，厥胀满者，是痹客于心。"清代沈金鳌《杂病源流犀烛》云："脉痹久，复感三气内舍于心……盖心合脉而痹入之，故脉不通，不通则心气郁，故鼓暴，鼓暴则气逆而喘，故上气。心脉起心中，上挟胃挟咽，故咽干善噫。"强调了心痹由脉及心的机理。

二、不同时期对胸痹之论述

1. 先秦时期

（1）病名

胸痹病名首见于《黄帝内经》，《灵枢·本脏》曰："肺大则多饮，善病胸痹、喉痹、逆气。"作为胸痹重要症状之一的心痛，此期内文献论述较多，如《足臂十一脉灸经》谓："臂太阴脉，其病心痛，心烦而噫。"《素问·标本病传论》有："心病先心痛……"《素问·缪刺论》又有"卒心痛"之称。《灵枢·厥病》把剧烈心痛，并迅速造成死亡者称为"真心痛"，其中特别对真心痛的性质、部位、特点进行了较详细的描述。此外，《灵枢·厥病》中把厥心痛分为肾心痛、肺心痛、胃心痛、肝心痛、脾心痛，而其中如"心痛间，动作痛益甚，色不变，肺心痛也，取之鱼际、太渊"等描述与临床表现颇相符合。

（2）病因病机

病因学方面，《内经》认为风、寒、湿、燥、热诸邪侵袭人体，皆能病心痛，并提出本病与寒邪、热邪内犯心脉有很大关系。如《素问·至真要大论》云："太阳之胜，凝栗且至寒厥不利。"《素问·刺热》云："心热病者，先不乐，数日乃热，热争则卒心痛。"

病机方面,《内经》认为寒凝、气滞、血瘀、痰饮阻痹胸中,血行不畅,经脉闭阻,是胸痹病机关键。如《灵枢·邪气脏腑病》云:"该其心脉微急,为心痛引背。"《素问·举痛论》云:"经脉流行不止,环周不休。寒气入经而暨迟,泣而不行,客于脉外则血少,客于脉中则气不通,故卒然而痛。"

2. 两汉时期

此期内对胸痹的辨治思想主要体现在《金匮要略》一书中,《金匮要略》以"胸痹心痛短气病脉证治"专篇对本病进行了论述,认为"痹"包含有痛的性质,含有闭塞不通、痞闷胀满之意,即现代医学描述的压榨感、憋气性疼痛等,故而针对本病的症状描述比《内经》更为具体、明确,可见到胸背痛、心痛彻背、背痛彻心、喘息咳唾、气短不足以息、胸满、气塞、不得卧、胁下逆抢心等表现,具有心痛时缓时剧的发病特点。另外,《金匮要略》将本病的病因病机归纳为"阳微阴弦",即上焦阳气不足,下焦阴寒气盛,乃本虚标实之证,如书中云:"责其极虚也,今阳虚知在上焦,所以胸痹心痛,以其阴弦故也。"治法方药方面,多以辛温通阳或温补阳气为治疗大法。根据胸痹病情之轻重缓急,《金匮要略》载有治胸痹的具体方剂,包括瓜蒌薤白白酒汤、瓜蒌薤白半夏汤、枳实薤白桂枝汤、人参汤、橘皮枳实生姜汤、薏苡附子散等十余首,以温阳(益气)散寒、化痰祛饮为治则。

3. 魏晋至隋唐时期

(1) 病因病机

隋代巢元方认为心病可有心痛证候,心痛又分虚实两类,故治法当异;并指出临床上有久心痛证候,认为伤于正经者病重难治。《诸病源候论》云:"心为诸脏主,而藏神其正经不可伤,伤之而痛,则朝发夕死,夕发朝死,不暇展治。其久心痛者,是心之支别络脉,为风邪冷热所乘痛也,故成疹不死,发作有时，经久不瘥也。"另外，还指出胸痹患者可有不得俯仰、胸前皮皆痛、手不能犯等表现。并明确提出胸痹是邪盛正虚之证，并认为邪气客于五脏六腑，皆可上冲胸部而发病，不限于邪气直犯心肺。此外，在胸痹的病机转归方面，提出因邪迫于阳气，不得宣畅壅瘀生热。可见，在病因病机的认识和阐发上，较先秦、两汉医家有所提高。

（2）治法方药

总体而言，此期诸医家针对胸痹的辨证原则不离张仲景之法，但在具体方药运用方面却不断有所发展。如晋代葛洪《肘后备急方》中治卒患胸痛方，用雄黄、巴豆；治胸痹瘥后复发方，用韭菜根捣汁饮。唐代孙思邈《千金要方》中的细辛散、蜀椒散、前胡汤、下气汤，亦是在前人所用方药的基础上，增用辛香通散药物，如细辛、花椒、吴茱萸、槟榔、木香、草豆蔻等而成。不过，此期医家治疗胸痹虽多用温通辛散之品以温阳散寒、化痰逐饮、通阳开痹，但也有例外者，如唐代王焘认为痰浊热毒闭塞心脉是胸痹发病的主要病机，在《外台秘要》中载深师疗胸痹麝香散方，用药始用清心化痰散结之品。《千金翼方》中也有用大乌头丸治疗虚寒心痹的记载。

（3）针刺疗法和其他外治法

有关运用针刺疗法和其他外治法治疗胸痹心痛的记载，此期的医学文献中亦有较多论述。晋代皇甫谧《针灸甲乙经》中记载可用治胸痹的穴位有太渊、间使、天井、临泣等。唐孙思邈在《千金方》中也列举了心痛胸痹证候的表现特点和治法，如心痛暴绞急欲绝，灸神府百壮；心痛如椎刀刺气结，灸膈俞七壮；心痛如锥针刺，然谷、太溪主之；短气不足以息，刺手太阴；胸痹引背时寒，间使主之；胸痹心痛，天井主之等。总之，在针刺和其他外治法治疗胸痹方面，此期医家总结了许多行之有效的临床经验。

4. 宋金元时期

（1）病因病机

在先贤对胸痹病因病机认识理论的基础上，此期医家进行了许多新的阐述。首先，进一步明确了本病本虚标实的病机特点，如《圣济总录·心痛》总论认为胸痹心痛的病机多为卒心痛者，本于脏腑虚弱，寒气卒然客之；或复因风寒暑湿客忤邪恶之气，乘虚入于机体，流注经络，伏流脏腑，毒击心包，时发疼痛；或脏腑虚弱，阴阳不和，风邪冷气，攻注中。其次，认为精神因素也是胸痹发病的重要原因。如陈言在《三因极一病证方论》中说"真心痛皆脏气不平，喜怒忧思所致，属内所因"，从情志发病的理论角度，进一步发展了对本病病因病机的认识。再者，部分医家认为气血痰水生变为患，亦是导致胸痹发生的重要环节。如杨仁斋在《仁斋直指方附遗方论》中说："心之正经果为风冷邪气所干，果为气血痰水所犯，则其痛掣背。"

（2）治法方药

首先，辛香通散、化浊开窍法得到广泛运用。宋金元时期大方书层出不穷，收集治疗本证的方剂甚丰，观其制方法度，则多具有辛香通散、化浊开窍的显著特点。如《太平圣惠方》所载之木香散、草豆蔻散、吴茱萸散、青橘皮丸，《圣济总录》所载之枳实汤、四温散等，均是在经方用药的基础上，增用具有辛香通散、化浊开窍功效的药物组方而成。其次，活血法在胸痹治疗中的运用亦日渐广泛，如杨倓在《杨氏家藏方》中具体明确了活血法在本病治疗中的运用，书中所载用治冷气攻心、痛不可忍的祛痛散及其他许多可用治胸痹的方药中，均加入了五灵脂、蒲黄、当归等具有活血功效的药物。另外，此期医家，特别是金元医家，亦采取汗、散、利、温等多种方法论治胸痹。如金代刘完素《素问病机气宜保命集》心痛论，根据临床表现不同，将本症分为热厥心痛、大实心痛寒厥心痛三种类型，分别运用汗、散、利、温等法为度处方治疗。元代朱丹溪在《丹溪治法心》中亦云："心膈大痛，攻走腰背发厥，食药不纳者，就吐中探吐，出痰积碗许而痛自止。"首次提出了用探吐法治疗心膈大痛，颇有特色。

5. 明清时期

（1）病因病机

至明清时期，胸痹的辨治理论经历代医家研究探讨，已逐渐成为完整的理论体系。首先，此期医家进一步补充完善了胸痹属虚证的病机理论，如《玉机微义》中云："然亦有病久气血虚损及素作劳羸弱之人患心痛者，皆虚痛也。"《景岳全书》中说："然必以积劳积损及忧思不遂者，乃有此病。"其次，认为痰饮、瘀血、火邪攻冲犯心，是胸痹发病的主要原因，如《杂病源流犀烛》中云："然则痰饮积于心包，其自病心。"《寿世保元·心胃痛》云："其有真心痛者，大寒触犯心君，又有污血冲心，手足青过节者，旦发夕死，夕发旦死，非药所能疗焉。"总的来说，正气不足，胸阳虚损，脏腑虚弱，风寒侵袭，痰饮内停，情志失调，终至气血瘀滞、胸阳痹阻而导致本病发生，是明清医家对胸痹病因病机认识的主要脉络。

（2）类证鉴别

对心痛与胃脘痛、厥心痛、真心痛等予以鉴别，是明清诸医家尤为突出的贡献。

明清以前多将心痛与胃脘痛混为一谈，明清诸多医家均指出两者须加以区别。清代李用粹《证治汇补》谓："心痛在歧骨陷处，胸痛则横满胸间，胃脘痛在心之下。"又云："有心痛者，卒然大痛，如有刀割，汗出不休，舌强难言，手足青至节，旦发夕死，夕发旦死。"认为心痛与胃脘痛在部位上有明确区别，并详细记述了心痛重症的性质和特点。《证治准绳》指出心痛与胃脘痛既有区别，又有联系。关于厥心痛和真心痛的区别，《证治准绳》谓："真心痛者，心脏自病而痛，故旦发夕死，夕发旦死，无治也。厥心痛者，他脏病，干之而痛，皆有治也。"对于厥心痛的性质，《证治汇补》谓："谓之厥者，诸痛皆是逆上冲，又痛极则发厥。"对于厥心痛的病因，继《难经》其五脏相干，名厥心痛及《圣济总录》阳虚而阴厥，致令心痛，是为厥心痛之说以后，明清医家也多有论述，如《医学入门》主以七情，曰："厥心痛或因七情者，始终是火。"《医灯续焰》则认为是由寒邪乘虚内袭，荣脉凝泣所致，《医门法律》则强调寒逆心胞等。

（3）治法方药

首先，此期内活血化瘀疗法得到了广泛的应用。如明代方贤《奇效良方》中的胜金散、清代吴谦《医宗金鉴》中的颠倒木金散、陈念祖《时方歌括》中的丹参饮、王清任《医林改错》中的血府逐瘀汤等，都是采取活血化瘀法治疗胸痹的代表方。其次，寒凉药物也得到了广泛应用。一般认为，胸痹多为阴寒之症，治疗以温通为主，但也并不尽然。前述《外台秘要》中有麝香散用犀角、牛黄，宋代苏轼、沈括的苏沈良方用栀子二两，附子一两，寒热并用。明代秦景明在《症因脉治》中更明言若热因诸胸痹，则栀连二陈汤、小陷胸汤、川连枳橘汤、加味二陈汤可以选用也，诸方中所用瓜蒌、山栀子、黄连等皆属寒凉之品，可清热化痰，可见当时医家已明确认识到胸痹亦有痰热蕴结、阻遏胸阳而致者，治疗应当用清化痰热、行气散结之品。

另外，明清时期还提出了从肝论治胸痹的治疗方法，如李中梓《医宗必读》云："胸痛，肝虚者，痛引背胁，补肝汤。肝实者，不得转侧，喜太息，柴胡疏肝散。有痰，二陈汤加姜汁。"

三、结论

胸痹病名首见于《内经》。病因病机方面，《内经》认为胸痹与寒凝、气滞、血瘀、痰饮阻痹胸中，终致经脉闭阻，血行不畅有关，从而为胸痹病机属寒凝、痰饮、瘀血阻痹心脉之说的确立奠定了坚实的基础，同时也为温通法治疗胸痹提供了理论依据。汉代张仲景《金匮要略》奠定了胸痹辨证论治的基础，明确了阳虚阴盛、本虚标实为胸痹的关键病机，确立了辛温通阳、化痰祛饮为本病的治疗大法。历代在此基础上不断完善，唐代增用辛香通散药物，始用清心化痰之品，清代活血化瘀法的广泛使用，都对现代临床治疗起到了积极的作用。通过研究历代胸痹文献发现，胸痹发病多由外感风寒暑火，内伤情志、饮食、劳逸等因素，形成寒凝、气滞、痰饮或瘀血，导致气滞血瘀，痰浊闭阻，阴寒内结，痰瘀互结，终致胸阳失运、心脉痹阻而发生，总以气虚血瘀、本虚标实为临床重要特征。标实常见有阴寒内结，痰浊闭阻，痰热蕴结，血瘀气滞，痰瘀交阻；本虚常见有心气不足，气阴两虚，心肾阴虚，心阳亏虚，气虚阳脱等，临床尤以气虚血瘀者多见。治疗上可归纳总结为：实证治以活血理气、化瘀通络、通阳豁痰、行气散结、理气舒肝等为主；虚证主要分阴虚、气阴两虚和阳气虚弱三证，以滋阴益肾、益气养阴、益气温阳等补养之法为主，佐以活血通络。本虚标实，气虚血瘀则治以益气活血，阳虚寒湿治以温化寒湿。心阳欲脱，急以回阳救逆，益气复脉。发病急者，先治其标；发病缓者，先顾其本或标本兼治。

第二节　胸痹的病因病机

《内经》认为经脉闭阻，血行不畅、寒凝、气滞、血瘀、痰饮阻痹胸中，是胸痹心痛病机之关键。《素问·举痛论》云："经脉流行不止，环周不休。寒气入经而稽迟，泣而不行。客于脉外则血少，客于脉中则气不通。故卒然而痛。"《金匮要略》首次提出"阳微阴弦""夫脉当取太过不及，阳微阴弦，即胸痹而痛，所以然者，责其极虚也。今阳虚知在上焦，所以胸痹、心痛者，以其阴弦故也"。本条通过脉象论胸痹心痛病的病因病机，强调正虚是病之本，邪实为病之标。"阳微"与"阴弦"同时并见，强调正虚邪实二者并存，才会发病。巢元方认为心痛有虚实之分，《诸病源候论》中明确提出胸痹是邪盛正虚之证。宋金元时期，对病机的认识有了新的阐发，进一步明确了本虚标实的病机特点，如"脏腑虚弱，阴阳不和，风邪冷气，攻注胸中"。其次，强调情志发病的重要原因，发展了对胸痹心痛病因病机的认识。宋代《圣济总录·心痛门》曰："心痛诸候，皆由邪气客于手心主之脉……或因于饮食，或从于外风，中脏即虚，邪气客之，痞而不散，宜通而塞，故为痛也。"明确了心之络脉痹阻不通而发为胸痹心痛之理。杨世瀛《仁斋直指方附遗·方论》首次指出真心痛可由"气血痰水所犯"而起。明清时期，对胸痹心痛的病因病机认识基本上形成完整的体系，出现了"瘀血""痰瘀同患"等论述，"阴弦"病机更得以完善。如明代龚信《古今医鉴·心痛》云："其有真心痛者，因太阳触犯心君，或污血冲心而痛极，手足青至过节者，旦发而夕死，夕发旦死。""心脾痛者，素有顽痰死血……种种不同。"明代秦景明《证因脉治》曰："胸痹之因……痰凝血滞……"万全《万氏家传保命歌括》曰："瘀血痰饮之所冲，则其痛掣背……手足俱青至节，谓真心痛。"虞抟《医学正传》曰："痰火煎熬，血亦妄行，痰血相杂。"均属痰瘀同论。胸痹病机中重要的环节就是不通，而不通的根本又在于心气不足，心阳不振。五脏与血脉相通，脉中气血的运行有赖于脏气的推动。五脏贮藏精气，化生气血，气血运行于血脉之中，以脉为载体，通过血脉滋养脏腑组织。一旦络脉痹阻，脉道不通，则脉中气血为五脏提供的营养就会减少，五脏失养，功能减弱，精气血化生乏源，从而可导致五脏精气血的进一步虚衰。一旦心肺之气或五脏之气虚衰，推动乏力，则络中气血最易痹阻而为滞气、瘀血和痰浊。此外，脏虚精气化源不足，络中气血津液不充，运行不利，亦可因虚致实而为络痹。这一个生理病理的发生过程，形象地诠释了胸痹的发生。

《灵枢·五邪篇》曰："邪在心，则病心痛。"因此，"邪"是该病的发病原因。邪又有内、外之分，主要包括感六淫、内伤七情、饮食不节、年老体衰、劳役所伤、脏腑病变等因素。综观历代论述，胸痹的病因，不外乎下列数条。

一、寒凝心脉

《素问·举痛论》"帝曰：愿闻人之五脏卒痛，何气使然？岐伯对曰：经脉流行不止，环周不休，寒气入经而稽迟，泣而不行，客于脉外则血少，客于脉中则气不通。故卒然而痛。"此虽非专指心痛而论，但结合同篇"心痹者，脉不通"之说，可以认为寒邪与胸痹心痛密切相关。寒邪是导致胸痹心痛的重要病因，《内经》中有多处提及，如《素问·至真要大论》"寒淫所胜，血变脉中……民病厥心痛"，同篇"寒厥入胃，则内生心痛……"；《素问·六元正纪大论》："故民病寒客心痛，腰椎痛……"；《素问·调经论》："寒气积于胸中而不泻，不泻则温气去，寒独留则血凝泣，凝则脉不通。"又如《诸病源候论》说："寒气客于五脏六腑，因虚而发，上冲胸间，则胸痹。"均说明了由于寒邪入侵，凝于脉中，心脉痹阻而发为胸痹心痛。

二、热邪侵袭

胸痹心痛与热邪侵袭相关首见于《内经》。《素问·刺热》云"心热病者，先不乐，数日乃热，热争则卒心痛，烦闷善呕，头痛，面赤，无汗，壬癸甚，丙丁大汗，气逆则壬癸死，刺手少阴太阳"，明确提出热可致心痛，并阐述了临床表现、预后。而后《灵枢·厥论》的"手心主少阴厥逆，心痛引喉，身热，死不可治"的记载，也说明热邪与胸痹心痛相关。常因过食肥甘，喜食煎炸之品或饮酒、吸烟，伤及肺胃，痰热内蕴；或因工作烦劳，肝气郁结，久郁化热；或外感热邪，内舍于心而发为胸痹心痛。

三、年老体衰

《素问·上古天真论》曰："……五八，肾气衰……六八，阳气衰竭于上……七八，天癸竭，精少，肾脏衰，形体皆极……"又如张景岳云："命门为元气之根，为水火之宅，五脏之阴气非此不能滋，五脏之阳气非此不能发。"由此可知，肾为先天之本，包括肾阴、肾阳两个方面，人体脏腑百骸，皆赖以滋养，而生长发育也以此为物质基础。年老体衰，或久病伤肾致肾阳不足，命门火衰，则无以温养他脏，而致心阳虚衰。心阳不足，寒从中生，不能温煦脾胃，则致脾胃运化不能，气血生化乏源，营血虚少，脉道不充，血流不畅，而心脉失养；若致肾阴不足，不能上滋心阴，则可致心阴不足；肝肾同源，水火既济，若肾阴不足造成肝阴不足，水亏火旺，则致阴虚阳亢；肾藏精，精化生气血，如肾虚封藏不足，无以化生气血，可致心脉不充，气血两虚而发胸痹心痛。

四、内伤七情

长期持续的不良情志刺激，可使精神压力增大，或由于过度的忧思恼怒，人体脏腑阴阳失调、功能紊乱、气血运行失常，从而导致疾病的发展，即"情志所伤"。而"心主神志"，又"主血脉"，故情志所伤与胸痹心痛发病关系尤为密切，如《灵枢·口问》云："忧思则心系急，心系急则气道约，约则不利。"又如《素问·血气形志篇》云："形乐志苦，病生于脉。"王冰注："志谓心志……志苦，谓结虑深思。"思虑过重则气滞血凝，病生于心脉。晋代王叔和《脉经·心手少阳经病证》说："愁忧思虑则伤心……心伤者，其人劳倦即头面赤而下重，心中痛彻背。"清代沈金鳌《杂病源流犀烛》亦指出："心痛之不同于此，总之七情之由作心痛。"《太平圣惠方》亦有云："夫思虑烦多则损心，心虚故邪乘之。"可见内伤七情也是胸痹心痛的重要病因病机。情志主要指喜、怒、忧、思、悲、恐、惊七情致病因素，七情异常变化首先伤及脏腑，造成脏腑功能虚损，产生瘀血或痰浊等致病因子，一旦停阻心脉便引发本病。如《难经·四十九难》曰："有正经自病，有五邪所伤，何以别之？然：忧愁思虑则伤心。"《证治准绳》曰："夫心统性情，始由怵惕思虑则伤神，神伤脏乃应而虚矣。"《杂病源流犀烛》曰："曲运心机，为心之劳，其证血少，面无色，惊悸，盗汗梦遗，极则心痛。"

五、饮食不节

《素问·生气通天论》曰："味过于甘，心气喘满。"《素问·五脏生成论》："多食咸，则脉凝涩而变色。"偏嗜咸食则脉涩，气血不通而发生心痛。又如《证因脉治》说："胸痹之因，饮食不节，饥饿损伤，痰凝血滞，中焦混浊，则闭食闷痛之症作矣。"饮食不节，过食膏粱厚味，易伤脾胃，化为痰浊。痰浊郁久生热则消烁阴液，不能濡润脉道，导致脉道坚硬，影响血液供应心脏。另一方面，滋长阴浊弥漫，极易化为脂液，因其性质黏腻，浸淫脉道，附着于脉壁，造成心脉壅塞，不能运血于心脏。这些都会加重心脉的痹阻及心络的挛急而突发冠心病。正如《儒门事亲》说："夫膏粱之人……酒食所伤……胸闷痞隔，酢心。"过食肥甘醇酒和生冷之品损伤脾胃，酿痰生湿阻络或饱餐伤气推动无力，易使气血运行不畅而诱发"胸痹心痛"。《济生方》曰："夫心痛之病……皆因外感六淫，内伤七情，或饮啖生冷果食之类。"《儒门事亲》也认为："夫膏粱之人，起居闲逸，奉养过度，酒食所伤，以致中脘留饮，胀闷，痞隔醋心。"龚廷贤《寿世保元》曰："酒性大热有毒，大能助火，一饮下咽，肺先受之……酒性喜升，气必随之。痰郁于上，溺涩于下，肺受贼邪，不生肾水，水不能制心火，诸病生焉……或心脾痛……"可见饮食不节也是胸痹心痛的病因病机。

六、血瘀

《素问·痹论》云：痹"在于脉则血凝而不流"。"凝而不流"即血瘀，同篇"心痹者，脉不通"，又"涩则心痛"（《素问·脉要精微论》），指出血脉瘀涩也可发生心痛。血瘀常是由心气血阴阳不足，阴寒、痰浊、气滞等邪气留踞胸中，致使血脉瘀滞，因此心血脉瘀滞"不通则痛""不荣则痛"而发为胸痹心痛。

七、痰饮

《内经》中把痰饮列为心痛的病因之一，如《素问·至真要大论》曰："岁太阴在泉……民病饮积心痛。"《灵枢·本脏》："肺大则多饮，善病胸痹。"主要是过食膏粱厚味，易伤脾胃，化为痰浊。或素体脾虚，运化失常，则痰浊内生，或阴虚火旺，热灼津液而为痰，痰热上犯于心，心脉痹阻而发胸痹心痛。

八、外邪侵袭

外邪主要指风、寒、暑、湿、燥、火六淫致病因素。当气候异常变化以及长期生活在潮湿、寒冷、高热环境中均易受六淫侵袭而发病，其中尤以风寒之邪最为常见。《素问·至真要大论》认为风寒湿燥热诸淫所胜，皆能病心痛，尤其是"太阳司天，寒淫所胜，则寒气反至……民病厥心痛……心澹澹大动"，《素问·举痛论》曰："经脉流行不止，环周不休，寒气入经而稽迟，泣而不行，客于脉外则血少，客于脉中则气不通，故卒然而痛。"但外邪为病，常在人体正气不足的基础上发生，如《诸病源候论》曰："寒气客于五脏六腑，因虚而发，上冲胸间，则胸痹。"《内经》认为寒邪能致血虚，血虚引发心痛，如《素问·调经论》曰："寒气客于背俞之脉，则脉泣，脉泣则血虚，血虚则痛，其俞注于心，故相引而痛。"《金匮要略》认为所以"胸痹心痛"者系"阳微阴弦"之故，"阳微者上焦阳虚，阴弦者邪之侵袭矣"。

九、劳逸失度

过劳则耗气伤阴，致络脉失养，过逸则气血运行滞缓，致络脉阻滞、心之络脉不畅则诱发本病。《儒门事亲》认为：

"夫膏粱之人，起居闲逸，奉养过度，酒食所伤，以致中脘留饮，胀闷，痞隔噎心。"

十、脏腑病变

肺、肝、肾、胃等脏腑病变，在一定条件下均可累及心而引发"胸痹心痛"。古籍中常有"脾心痛""肝心痛""胃心痛"等记载，《内经》认为经他脏病变也可引发"胸痹心痛"。如《素问·至真要大论》曰："厥阴之复，少腹坚满，里急暴痛……厥心痛。"《素问·缪刺论》曰："邪客于足少阴之络，令人卒心痛，暴胀，胸胁支满。"在胸痹的发病中，强调心阳不足，心阳不足的病因可归纳为七个方面：寒伤阳气，如衣寒、食寒、药寒；劳伤阳气，如身劳、心劳；欲伤阳气，如物欲、色欲；食伤阳气，如过度饮冷、过食肥甘厚味；睡伤阳气，如睡眠不足、睡眠过度、睡眠不规律等；情伤阳气，如七情过度、社会压力等；自然衰老，如肾气衰弱，元阳不足、脾胃虚弱，后天生化无源等。总之，"胸痹"的病因虽有六淫、七情、饮食和劳逸之分，但发病前提是脏腑功能失调，特别是在脏腑虚损的基础上，因各种致病因素的作用遂发本病。

第三节　阳微阴弦

一、阳微阴弦理论出处

在汉代以前，医学也是存在一定的流派的，现存史料《汉书·艺文志》中记有医经七家，经方十一家，并叙述说："医经者，原人血脉、经络、骨髓、阴阳、表里，以起百病之本，死生之分……拙者失理，以愈为剧，以生为死。""经方者，本草石之寒温，量疾病之深浅，假药味之滋，因气感之宜，辨五苦六辛，致水火之齐……以寒增寒，精气内伤，不见于外，是所独失也。"说明当时中医学有侧重于理论的，有侧重于临床的，《黄帝内经》是中医理论体系形成的标志，是早期中医理论的集大成者，更多的代表当时的医经流派，张仲景的《伤寒杂病论》则以临床为主，其自己在序言中讲到"乃勤求古训，博采众方，撰用《素问》《九卷》《人十一难》、《阴阳大论》《胎胪药录》，并平脉辨证，为《伤寒杂病论》合十六卷"，可见，张仲景可以说是经方流派的代表，也可以说是综合了两个流派而形成自己独到的临床见解，张仲景对于胸痹的论述是其对中医理论的继承和长期临床观察的总结，此处的胸痹主要指胸闷、胸痛，不同于《黄帝内经》的论述，也可能来源于经方派的观点，后世多采用这一概念。《金匮要略·胸痹心痛短气病脉证治第九》中师曰："夫脉当取太过不及，阳微阴弦，即胸痹而痛，所以然者，责其极虚也。今阳虚知在上焦，所以胸痹、心痛者，以其阴弦故也。"这一论述的提出为后世治疗胸痹指明了方向，历代医家在这一论述的指引下，结合自己的临床体会，进行了不断的注释、补充，至今为止，这一论述仍对我们冠心病的临床防治工作有重要的指导价值，张仲景胸痹阳微阴弦的论述源于临床，经过两千多年的医学实践验证，能够从本质上反映胸痹的病机，能够很好地指导胸痹的中医治疗及冠心病的中西医结合防治，在此基础上，我们提出张仲景胸痹阳微阴弦理论，明确定义其内涵，并进行相关的系列实验和临床研究，为冠心病的中西医结合防治提供思路与方法。

张仲景在《金匮要略·胸痹心痛短气病脉证治第九》中提出"阳微阴弦"，即原文中"太过不及"之意，微为不及，主正气虚，弦为太过，主邪气盛。就病机而言，"阳微"即为本虚，"阴弦"即为标实。"阳微"为上焦阳气不足，即心肺阳气虚，也可为中下焦阳气不足，即脾肾阳气亏虚，尤以肾的阳气不足为主。"阴弦"为阴寒、痰浊、瘀血，结合历代理论探讨及临床应用，我们认为"阳微阴弦"高度概括了胸痹病的病机，从病因到发病，从治法到方药，都能全面地指导胸痹病的临床治疗。张仲景胸痹阳微阴弦理论可概括为"阳微阴弦"，其实质在于以脉象言病机，即上焦阳虚，下焦阴盛。对于"阳微"即是本虚，其本虚可有气虚、阳虚，进一步可表现为气阴两虚、气血双亏；"阴弦"即是标实，标实为气滞、寒凝、痰浊、血瘀又可相互为病，表现为气滞血瘀、寒凝气滞、痰浊交阻等。目前，《中医内科学》统编的教材上是这样总结胸痹心痛病机的：胸痹心痛的主要病机为心脉痹阻，其病位以心为主，其发病多与肝脾肾三脏功能失调有关，如肾虚、肝郁、脾失健运等，本病的病理变化主要表现为本虚标实，虚实夹杂。也有许多研究直接概括胸痹的病机就是本虚标实，那么，张仲景胸痹阳微阴弦理论与本虚标实的说法有什么不同呢？

二、阳微阴弦理论的内涵

首先，本虚标实是一个中医基础理论中的基本病机概念，适用于大多数慢性疾病发生发展过程的描述，标本是一个相对的概念，常用来概括说明事物的本质与现象、因果关系，以及病变过程中矛盾的主次关系。标本的优点也在于有利于从复杂的疾病矛盾中找出和处理其主要矛盾或矛盾的主要方面，如治则中就有急则治其标，缓则治其本的说法。虚与实也是一对相对的病机概念，是不足与有余的一对病理矛盾的反映。从中医基本病机中可知，疾病发生的早期多以标实为主，后期多以本虚为主，慢性病中多虚实夹杂，作为一个疾病总规律的总结，标本虚实是一个很完整的概念。而张仲景胸痹阳微阴弦理论针对胸痹这一疾病，有针对性地全面总结出了其病机的特点，如阳微直接表明了气虚，阳虚等虚症，阴弦代表了阴寒、痰浊、瘀血等病理变化，形象而具体。从标本虚实的角度来总结，显得泛泛而谈，千篇一律。其次，胸痹阳微阴弦理论中的"阳微阴弦"，最早由张仲景提出，作为胸痹病的一个独特的概念，多年来应用于理论探讨与指导临床，有扎实的理论和实践基础，从汉至明清，虽然不同时代认识不同，赋予了不同的含义，但从形式上，"阳微阴弦"对胸痹病机的描述大家都是认同的。我们在张仲景胸痹阳微阴弦理论中明确其内涵，有利于在历代研究应用的基础上统一概念，更好地应用到以后胸痹病的辨证论治中。

三、阳微阴弦理论之阳微

张仲景胸痹阳微阴弦理论中的"阳微"，强调了气虚、阳虚等虚证，虚在胸痹的发生与发展中是一个很关键的环节，这与心的生理功能是密不可分的。心功能正常的发挥主要有三个方面：

1. 是有赖心血的充盈，血液亏损则血脉空虚，心无所主。

2. 是依赖于心气的充沛，心气是推动心脏搏动，维持正常心力、心率和心律的主要因素，心气不足，则心力、心率、心律亦失常。

3. 是依赖于脉道的通利和壅遏营气的生理功能，脉道失于通利则必导致血瘀，失于壅遏营气，则必导致血溢于脉外，从而导致心主血脉的功能异常。在心脏的正常搏动、血液的化生及正常运行、脉道的完整与通畅三个方面，心气起到了核心的作用，心气充沛则心主血脉功能正常，心气不足，则以上三个方面都会出现问题，因此，心脏是核心，通过强调心脏对血脉的功能突出了心脏的重要性。强调了保证心脏自身气血阴阳功能正常的重要性，这也是我们分析张仲景胸痹阳微阴弦理论实质对临床重要的指导意义所在。

心脏本身的阴阳气血是心主血脉及心主神志的基础，在治疗相关心功能异常的疾病中，一定要关注到心脏本身的虚实盛衰，特别是心气和心阳的不足，更会严重影响到心主血脉功能的正常发挥。对于心气和心阳的治疗，要放在首要位置。心气不足，则可以出现心悸怔忡、气短乏力、活动后加重，兼有胸闷不适、神疲自汗、舌淡苔白、脉细弱等；心阳不足则出现心悸，心中空虚，惕惕而动，心胸憋闷，形寒肢冷，气息短促，自汗，倦怠乏力，舌淡苔白或舌体胖嫩，脉细弱或结代或迟。心气血两虚则出现心悸气短、自汗、憋闷、倦怠乏力、面色苍白、失眠、舌质淡、脉弱等。临床中，要辨明心脏之气血阴阳的盛衰情况，针对不对的病因加以治疗，方可取得最佳的疗效。张仲景胸痹阳微阴弦理论中的"阳微"，强调了要养，要补，要扶正；从心主脉的方面强调了要通，要行，要祛邪。如在治疗冠心病中应用的活血化瘀法与温通法，活血化瘀法强调了心主脉的功能，突出了心脉要通，对于急性心肌梗死等疾病是重要的，而温通法不仅强调要通，而且重视温，心阳要温，心阳振奋，心气充足，血行有力，再加上适当的通法，标本兼治，是心主血脉理论在临床中全面的体现，尤其适合用于慢性稳定性心绞痛病人的治疗。同样，胸痹的发病则与"阳微"的关系更为密切，如常见的寒凝心脉、气滞心胸、痰浊痹阻、瘀血痹阻、心气不足、心阴亏损、心阳不振等证型。从根本上讲，都与"阳微"密不可分，结合现代医学的冠心病来讲，急性心肌梗死、不稳定性心绞痛等急性冠脉综合症的病人多出现心主脉功能的异常，治疗的重点在于通，保证脉道的通畅才能保证血流的畅达。而稳定性心绞痛多因心主血功能的失常为主，出现心脏自身阴阳气血的不足，从而使心血运行无力，不能畅达，治在调整心脏的阴阳气血，心气不足的要补心气，心血不足的要养心血，心阳不足要振奋心阳，心阴不足要滋心阴，使心脏自身气血充盈，阴阳平衡，则推动有力，气血才会通畅。

四、阳微阴弦理论之阴弦

张仲景胸痹阳微阴弦理论的"阴弦"为阴寒、痰浊、瘀血一类病邪，乘其阳位而阻痹胸阳。寒为阴邪，阴盛则寒，易伤阳气，故《素问·阴阳应象大论》又说"阴盛则阳病"，所以感受寒邪，最易损伤人体阳气，正如《素问·举痛论》所说"寒气入经而稽迟，泣而不行，客于脉外则血少，客于脉中则气不通，故卒然而痛"，上焦本阳虚，阴寒之邪更易乘袭；另寒性凝滞，即凝结阻滞，人身气血津液之所以运行不息，通畅无阻，全赖一身阳和之气的温煦推动。一旦阴寒之邪偏胜，阳气则受损，气血阻滞，不通则痛；寒邪收引，使气机收敛，腠理、经络、筋脉收缩而挛急，痰和饮都是水液代谢障碍所形成的病理产物，较稠浊的为痰，清稀的为饮。痰饮的形成与肺、脾、肾及三焦对水液的代谢关系密切，痰饮一旦形成，留滞体内，随气机升降流行，从而影响各个脏腑的功能，形成多种病证，留滞胸中清旷之区，阻滞阳气不通，导致胸痹发生。瘀血亦为人体受某种致病因素作用后，在疾病过程中产生的病理产物。这些病理产物形成之后，又能直接或间接作用人体脏腑组织，发生多种病症，故又成为了致病因素。体内血液停滞，不但失去正常血液的濡养作用，反而影响全身或局部血液运行，阻滞气机运行，从而不通则痛。又"阴弦"之病邪在病机上往往是痰瘀互结，痰和瘀虽然是两种不同的物质和致病因素，但流异而源同，都是人体津血运化失常的病理产物，均为有形之邪。"痰瘀同病"是指痰证与瘀证处于同一疾病病理过程中，明清的时候，就开始出现"痰瘀同患"的论述。明代秦景明《证因脉治》谓："心痹之因……痰凝血滞。"清代龚信《古今医鉴》云："心痹痛者……素有顽痰死血。"曹仁伯在《继志堂医案》中提出："胸痛彻背，是名胸痹……此痛不唯痰浊，且有瘀血，交阻隔间。"从"阳微阴弦"的病机来看，胸痹常由阳虚失运水饮内停而致。痰浊留恋日久，则可成痰瘀交阻之证，病情转成顽症，如万全《万氏家传保命歌括》的"瘀血痰饮之所冲，则其痛掣背……手足俱青至节，谓真心痛"，虞抟《医学正传》"痰火煎熬，血亦妄行，痰血相杂"均属痰瘀同论。近代名中医岳美中说："冠心病老人尤见，因年高者代谢失调，胸阳不振，津液不能蒸化，血行缓慢郁滞，易成痰浊、瘀血。"

五、阳微阴弦理论与治法

张仲景胸痹阳微阴弦理论对胸痹的病机概括，揭示了胸痹病的本质，并为立法提供依据。《医门法律·中寒门》："金匮论胸痹有微甚不同，微者但通其上焦不足之阳，甚者必验其下焦厥逆之阴，通胸中之阳。"因此在临证治疗时以扶正祛邪为原则，要谨守"阳微阴弦"的病机，重在辨清标本缓急，标实证以"通"为主，本虚证则以"补"为要。虚实夹杂证，则应通补兼施，标本兼顾。同时，注重整体调节，补虚勿忘邪实，祛实勿忘本虚，注重补中寓通，通中寓补，通补兼施。"缓则治其本"，胸痹的本虚以心、脾、肾阳气亏虚为病之本，故通常治以"温阳益气，阳气复，则可寒去、痰可化、血可行，故脉络自通；"急则治其标"，胸痹发作时以标实为主，应抓住寒、痰、瘀病邪的主要病理变化，给予散寒、化痰、祛瘀，痰浊、瘀血得去，阳气则得展。瓜蒌薤白白酒汤、瓜蒌薤白半夏汤、枳实薤白桂枝汤三方均出自张仲景《金匮要略·

胸痹心痛短气病脉篇》，是临床治疗胸痹的常用有效方剂，均具有通阳宣痹、化痰祛瘀之功效。瓜蒌薤白白酒汤以宣痹通阳为主，用于胸痹主证；瓜蒌薤白半夏汤以祛痰散结为主，用于痰浊较盛者；枳实薤白桂枝汤长于下气，消痞散结，用于治疗胸痹气结在胸。在临床实践中，许多医家遵循仲景治疗之法，运用温阳益气、祛瘀化痰之法，根据不同病人的病情，酌情加减配伍瓜蒌三方均取得较好疗效。目前临床中对于胸痹的治疗多应用活血化瘀法，突出了"阴弦"，而对"阳微"关注不足，活血化瘀法或许对于急性冠脉综合征的病人是相对适宜的，但对大多数的稳定性心绞痛的病人，未必是好的治疗策略，阳微是本，是指心气血阴阳的不足，阴弦是标，是指痰浊瘀血气滞等不同的病理因素。治标可以迅速改善症状，治本方能祛除疾病，因此，从张仲景胸痹阳微阴弦理论上分析，在胸痹的治疗中要重视阳微阴弦两个方面，对阳微要有温补，对阴弦要有通，心的生理特征就是要通，病理变化是不通，因此，也可以说，对胸痹来讲，温是补气补阳，都是通过祛邪来帮助心功能的正常发挥，是以通为补。

从张仲景胸痹阳微阴弦理论分析，温通法最能体现这一理论的治疗方法，也是临床常用治法之一，阳微阴弦作为总的病机，温是针对阳微，通是针对阴弦，温通法包含了总病机在内的各个环节，温通法作为总的治法，可以全面地概括各种具体的针对不同阶段主要矛盾的治法。温阳在补虚方面包括心肾同温和温阳健脾，肾为先天之本，藏人体之元阴元阳，肾阳虚则不能鼓动五脏之阳，引起心阳不足，血脉鼓动无力而痹阻不通，心阳不足，久病及肾，肾阳亦不足，两者相互影响。脾为后天之本，脾阳不足，运化不能，气血乏源，心失所养，形成心气心阳不足，进一步心脾两虚并现。温通法在祛邪方面包括温阳散寒，活血化瘀，通阳化痰等内容，寒为阴邪，易伤阳气，又容易侵犯阳虚之人，更伤阳气，故寒凝心脉时临床多有阳虚之象，治疗时祛寒同时一定要温补阳气，不可一味辛散寒邪，以免再伤阳气。心者为阳中之阳，心阳足则瘀血，痰浊可化，因此，在温和通两个方面的治疗中，温补阳气而通血脉都是至关重要的。从阴阳失衡的角度考虑，要恢复阴阳的平衡，首当"扶阳"。

六、阳微阴弦理论与方药

张仲景胸痹阳微阴弦理论在胸痹治疗的方药选择上，有提纲挈领的作用，从历代胸痹治疗来看，不同阶段随着对病机的理解不同，治法也不同，用的方药也有较大差异。温通法狭义的理解可以是芳香温通法，是历代治疗胸痹重要治法，马王堆汉墓出土的有不少芳香温通的药物，如木香、辛夷、良姜、花椒、干姜等，结合墓主的疾病，可以证明早在汉代己开始使用温通药物来治疗胸痹。同期的《金匮要略》中也普遍采用温通法，如瓜蒌薤白白酒汤、瓜蒌薤白半夏汤、枳实薤白桂枝汤，尤其是乌头赤石脂丸，方中乌头、附子辛热回阳，蜀椒、干姜辛温散寒，赤石脂固涩以防阳脱，亦以芳香温通立法。晋代葛洪著《肘后备急方》治卒心痛多以桂心、干姜、吴茱萸、麝香等芳香温通之品，急症有桂心散方，药用桂末、干姜、温酒、麝香。唐《外台秘要》中收载多条治心痛芳香温通效方，如茱萸丸、当归汤、蜀椒丸等，普遍使用芳香温通的药物，特别是麝香、木香。唐《千金方》记载了五辛汤治心腹冷痛，细辛散、蜀椒散治胸痛达背，熨背散治胸背疼痛而闷等。宋代有关以温通法治心痛的记载更为丰富，《太平圣惠方》中治卒心痛方，多选良姜、附子、桂心、乌头等辛热药，以及木香、木香等芳香药物。《圣济总录》以乌头丸、吴茱萸汤等治疗卒心痛，以桂心丸、沉香丸、丁香汤治疗久心痛，都是以芳香温通为主的方剂。《和剂局方》用苏合香丸治卒心痛，内含大量芳香之品，如木香、香附子、橘香、安息香、丁香、木香、龙脑（樟脑）、苏合香油、熏陆香等。明清的《奇效良方》记载以芳香温通、养血活血药物组成却痛散治疗心气冷痛不可忍者，又以神捷丸治急心痛不可忍，浑身手足厥逆，呕吐冷沫，以温经定痛药物为主。《医门法律》提出："诸经心痛……宜巫温其经，诸腑心痛，宜急温其腑，厥心痛。急以术附汤温之。"《临证指南医案》载："脾厥心痛者用良姜、姜黄、莪术、丁香、草果、厚朴治之，以其脾寒气厥，病在脉络为之辛香开通也。"并有胸背引痛，痛久入络采用温通活血法，"胸痹心痛"用温阳定痛药物治疗的案例。芳香温通药物大多含有挥发油，具有用量小，起效快的特点，有利于速效制剂的研究，如冠心苏合丸、苏冰清丸、宽胸丸、宽胸气雾剂、麝香保心丸、活心丹、环心丹、营心丹等。温通法从广义上理解，包括强调阴弦的活血化瘀、化痰逐饮、祛寒宣痹等方药，以及强调阳微之补益心气、温振心阳等方药。

七、根据阳微阴弦理论，拟定温通法

温通法代表方剂通阳宽胸汤主要由以下药物组成：枳实、桂枝、瓜蒌皮、陈皮、郁金、香附、元胡、红花、炙甘草、水蛭等。随证加减：心阳虚甚者加附子、肉桂、干姜等，伴见心阴不足加麦冬、五味子、天花粉等，心血不足者加熟地、当归、阿胶等，肝郁者加柴胡、香附、木香等，血瘀明显者加三七、地龙等。方中瓜蒌，据《名医别录》载"主胸痹，悦泽人面"，说明很早就用以治疗胸痹，并具有豁痰下气之功。但该药只能下气不能温寒，故配以薤白辛苦温滑，善于通达胸阳，是能驱逐寒浊之邪使之下行。方中桂枝辛温通阳，宽胸散结，与瓜蒌皮、枳实合用即可涤痰散结，又可温阳通脉；元

胡、郁金、香附、水蛭活血化瘀，行气止痛，并有明显增加冠
状动脉血流，改善心肌收缩力的作用；桂枝是本方主药，用量
可达 40 克，用以温复心阳，通阳消阴，并轻扬引药上行，加
强温阳祛瘀行气止痛的作用。桂枝一味，号称"百药之长"，
是中医主流学派——"伤寒学派"的代表药物，历来为各代
医家所重视。根据统计的资料显示，桂枝的功效主要有以下六
个方面：散寒解表、调和营卫、温通经脉、温助阳气、平冲降
逆、利肝肺气。温助阳气是其主要作用，也是用于心系疾病最
大的功效。历代本草对桂枝温助阳气的论述颇多：《神农本草
经》言"补中益气"，《名医别录》言"主治心痛"，《本草经
集注》言"主温中，利肝肺气，心腹寒热冷疾，霍乱转筋，
头痛腰痛，止烦止唾……理疏不足，宣导百药无所谓"，《汤
液本草》言"补阳则柳桂……引导阳气，若正气虚者，以辛
润之"，《本草求真》言"桂枝专入肌表，兼入心、肝，系肉
桂枝梢，其体轻，其味辛，其色赤，故入心。有升无降，故能
入肺而利气，入膀胱化气而利水"，《本草经解》言"肺为金
脏，形寒饮冷则伤肺，肺伤则气不下降，而上气咳逆矣。桂性
温，温肺，肺温则气下降而咳逆止矣"，又说"中者脾也，辛
温则畅达肝气，而脾经受益，所以补中益气者，肺主气，肺温
则真气流通而受益也"，《神农本草经百种录》言"桂枝主百
病，言百病用之得宜，皆有益也……和颜色，调畅血脉，益在
外也"，还明确指出："凡药之气胜者，往往补气中之阳。"由
上可知，桂枝温通五脏阳气，调畅血脉和经络，同时还可补中
益气，养生注颜。有人统计历代医书中 1425 首含桂枝方剂表
明不及、不及为阳微，太过即阴弦。阳虚故邪痹于胸，阴盛故
心痛。仲景已自申说甚明，乃知此证总由阳虚，故阴得以乘
之。设或不弦，则阳虽虚，而阴不上干可知也。然胸痹有微甚
之不同，则为治因亦异：微者，但通上焦不足之阳；甚者，且

驱其下焦厥逆之阴。《医宗金鉴》注："脉太过则病，不及亦病，故脉当取太过不及而候病也。阳微，寸口脉微也，阳得阴脉为阳不及，上焦阳虚也；阴弦，尺中脉弦也，阴得阴脉为阴太过，下焦阴实也。凡阴实之邪，皆得以上乘阳虚之胸，所以病胸痹心痛。"《类证治裁·胸痹论治》云："胸痹，胸中阳微不运，久则阴乘阳位，而为痹结也，其症胸满喘息，短气不利，痛引心背，由胸中阳气不舒，浊阴得以上逆，而阻其升降，甚则气结咳唾，胸痛彻背。"喻嘉言指出："胸痹有微甚不同者，微者但通其上焦之阳，甚者少驱下焦厥逆之阴，通胸中之阳以薤白、白酒，或瓜蒌、半夏、桂枝、枳实、厚朴、干姜、白术、人参、甘草、茯苓、杏仁、橘皮，择用对症，三四味即成一方。"《高注金匮要略》注："脉有伦类，盛则俱盛，衰则俱衰，此大较也。故凡诊脉者，当取其既有太过处，又有不及处，则不及者自为病。而有余者将乘之，而尤为不及者之病矣，既如其脉。关以前之阳部得微，关以后之阴部得弦。夫关前之阳脉微，则自胃脘上至胸中，其真阳卑弱而不能奋鼓，故病名曰痹。关后之阴脉弦，则自胃腑下至肝脏，其浊邪弦急而从上弹射，故症见痛。所以然者，责在胸中阳位之极虚，故招下焦之上凌耳。二句，就主一边说，即后文瓜蒌薤白及人参诸汤，填阳之案也。关前应胸分，关前之脉微，故知其为胸分之阳虚而病痹也，二句是自注，所以知其为胸痹之故。弦脉，于脏为肝，于气为阴，于邪为寒，于症为痛，病胸痹而心痛者，正弦脉以肝脏阴寒之邪，上乘阳虚之所致也。"从上面的文献我们可以了解到，对阳微阴弦的注释及临床应用大多趋向于以脉论病机的角度来指导临床工作。

八、近现代医家的认识

1. 刘渡舟《金匮要略诠解》认为："本条论述胸痹心痛之

病皆由虚处容邪，可从其脉象而溯其病源。由于胸中阳气不振，卫气不行，故关前之寸脉微；微为阳微，谓阳气之不及。若寸脉与尺脉相比，而关后之阴脉则见弦，弦为阴弦，谓阴气之太过。于是，阴邪乘于阳位，即胸痹而心痛。'所以然者'以下，是作者自注，说明此证责其上焦阳气极虚，虚则无以为胜邪之本，然究其所以胸痹心痛者，以其阴中之弦，阴中之寒邪乘上焦之虚而为痹痛，是虚为致邪之因，而弦则是邪客之象也。"

2. 金寿山《金匮诠释》对原文的解释如下：这条原文讲脉象，所谓"阳微阴弦"，有的认为"阳微"指浮取见微脉，"阴弦"指沉取见弦脉；有的认为"阳微"是指寸脉微，"阴弦"是指尺脉弦，争论纷纷。其实，脉的浮沉尺寸，都不是要害问题。须知《金匮》论脉，不过是借脉来说明病机（其他古书也有这种情况），阳微是指上焦阳张仲景胸痹阳微阴弦理论及温通法的基础与临床研究虚，阴弦是指阴邪之盛。典型的脉象当然是既见微脉，又见弦脉，也可以微脉和弦脉都不出现。只要根据四诊合参，诊断是胸痹，在病机上就可以称它是"胸阳不宣"或"清阳失旷"而致"阴（阴邪）乘阳位"。明确指出胸痹心痛的病因病机，是由于阳虚阴盛所致，阴是指邪，阳是指正气。

3. 沈绍功根据《金匮要略·胸痹短气病脉证治》曰："阳微阴弦，即胸痹而痛。"阳微即本虚，主要是心气虚衰和心阴不足；阴弦即标实，主要是气滞、血瘀、痰浊之邪闭阻心络，不通则痛，这是胸痹病的病机所在。这一认识，更把"阳微阴弦"理论针对性强地与冠心病心绞痛的最基本病机联系起来，使这一理论对胸痹病机有了更为实质性的内涵。

4. 魏道祥认为："阳微阴弦"虽是脉候，但应理解为是病机内涵的潜词。"阳微"是本虚，一为阳气不足及病位在上焦，即心肺阳虚，二是中下焦阳气亦不足，即脾肾阳气亏虚，尤为阳不足。参照下句"责其极虚也"，即说明阳虚之甚而不用，不能抗御阴邪来乘，致邪痹心胸，胸阳不振。"阴弦"是标实，一是阴寒、痰浊、水湿、血瘀类的病邪相互为患，痹阻胸阳，二为中下焦阳气不足对上焦的影响，并认为，阴弦尚应当包括气滞。

5. 任应秋认为心的功能，首先是主阳气，其次是主血脉。在患冠心病时，首先为阳气亏虚，其次才是血脉之虞，因此，任氏在临床上用"益气扶阳、养血和营、宣痹涤饮、通窍宁神"十六个字来概括冠心病的治疗大法。对于心气不足，其认为气不足则血行缓，不足以濡养于心，则胸痹、心痛、胸闷、心悸等；心气不足发作频繁但悠悠戚戚，程度不甚，宜用益气宣痹之法，如用黄芪五物汤加味（黄芪、党参、桂心、川芎、炙甘草、薤白、白芍、三七粉、大枣等）。对于阳虚阴厥，任氏认为，心阳衰竭，不能内煦于脏，则心作剧痛；不能温及四肢，则汗出肢冷，应以扶阳救逆为急务。若疼痛难忍，宜用乌头赤石脂丸加减（制川乌、川椒、干姜、川附片、制乳没、五灵脂等）。如阳气虚惫，已进入虚惫，可用苏合香丸鼻饲，以回阳苏厥。

6. 岳美中认为，阳气素虚，寒气聚于清阳之府。若挟浊阴上逆，胸胁部痹塞作闷作痛则为胸痹。胸为清阳之府，心属少阴，体阴而用阳，一有浊阴，主张以阳药和通药清阴邪，不可掺杂阴柔滋敛之品，因证选方，岳氏用血府逐瘀汤去芍药等阴柔之品加温通类药。

7. 赵锡武认为，仲景之"阳微阴弦"和"责其极虚也"强调虚为本。胸痹为本虚标实，以虚致实，故治应以补为主，以补为通，通补兼施，补而不助其阻塞，通而不损其正气，赵氏常用治法有宣痹通阳法、心胃同治法、扶阳益阴法、补气养血法、扶阳益阴法、活血行气法、补肾养肝法。赵氏善于瓜蒌薤白半夏汤为主方，随证加减，有血瘀浮肿者，当加当归芍药散，阳虚浮肿者，加真武汤及活血剂（当归、桃仁、红花、藕节）。

8. 张琪认为，胸痹其本为心气虚，由于心气无力推动血液之运行，而生瘀血痰浊，故胸痹的治疗益气养血方为治本之策，故在治疗中，张氏益气常以人参、黄芪为主。人参有补气宁神，益智养心作用，尚可通血脉；黄芪可补诸虚之不足，亦为补气之要药。参芪配伍，补气作用更强，辅以红花、丹参、白芍等活血化瘀之品，气旺则血行，其痛可止。若出现口干舌燥等阴分不足之症，可加麦冬、葛根、五味子等养阴生津。瓜蒌薤白汤治疗胸阳不振，痰浊阻络，张氏认为，胸痹有心脾同治之证，例如饭后则心绞痛发作，或腹胀便溏，消化不良与心绞痛同时并见，为脾虚，子盗母气，治疗应心脾兼顾。

9. 张伯臾认为，冠心病本虚标实。本虚可为阳虚亦可为阴虚，以阳虚居多。阳微不运，阴乘阳位而致血脉不通，则痹结而痛；标实者或因气滞，或因血瘀，或因痰浊壅塞，或因寒邪凝滞。主张宜温阳通阳而不宜补阳，宜益气补气而不宜滞气，宜活血行血而不宜破血，宜行气降气而不宜破气，宜化痰豁痰而不宜泻痰，宜散寒温寒而不宜逐寒。张氏温阳通阳善用附子、桂枝，且特别推崇附子，认为其既能温阳又能通阳。

10. 蒲辅周认为冠心病属虚证，虚多实少，病因是"心气不足，营气不周"，病位在心脏。据"损其心者，调其营卫"的原则，以补为本，以通为用。重在活血顺气，反对破血攻气，推崇两和汤（人参、丹参、没药、琥珀粉、石菖蒲、鸡血藤、远志、血竭或藏红花、茯神），人参为主药，助心气，丹参、鸡血藤、血竭活血不伤正气，通补兼施。很多中医冠心病研究者立论于气虚血瘀病机，立法于益气活血为主，辅以调整阴阳、化痰理气的治则，是与现代医学认为冠心病因动脉粥样硬化而致心肌缺血缺氧，进而造成心功能减退的病理生理特点相吻合的。"气虚血瘀"论可视为"阳微阴弦"的最新解释，亦可作为冠心病各种证型的共同发病基础。

11. 李斌认为："阴弦当然包括中焦阴寒水饮，关上小紧数，可知中焦痰浊、寒饮、水气上乘阳位。"毛氏也指出：据对近年来学术期刊及会议发表的资料分析，冠心病的病机为"本虚标实"已无可置辩，张仲景关于"胸痹心痛"的病机"阳微阴弦"乃是这种认识的渊源。"阳微阴弦"作为冠心病的病机，有着揭示疾病本质和立法依据的作用。一所谓"阳微"指阳脉微，"阴弦"指阴脉弦。阳脉一是指寸脉言，二是指浮取言，相应的，阴脉则是指尺脉和沉取而言。"阳微阴弦"其实质在于以脉象言病机，即上焦阳虚，下焦阴盛，形成了对胸痹临床应用指导有重要作用的"阳微阴弦"理论。张仲景胸痹阳微阴弦理论可概括为："阳微阴弦"其实质在于以脉象言病机，即上焦阳虚，下焦阴盛。对于"阳微"即是本虚，其本虚可有气虚、阳虚，进一步可表现为气阴两虚、气血双亏；"阴弦"即是标实，标实为气滞、寒凝、痰浊、血瘀，又可相互为病，表现为气滞血瘀、寒凝气滞、痰浊交阻等。

12. 王清海教授认为，张仲景胸痹阳微阴弦理论，重点在于阳微阴弦所致的心脉不通，心系的生理特点在于"通"，心系疾病以通为补，通就要通过心阳的温煦，故通的前提在于"温"。血脉不通的主要原因是心脏阳气不足，不能温通。进一步又将阳气不足的原因归纳为七个方面：寒伤阳气，如衣寒、食寒、药寒；劳伤阳气，如身劳、心劳；欲伤阳气，如物欲、色欲；食伤阳气，如过度饮冷、过食肥甘厚味；睡伤阳气，如睡眠不足、睡眠过度、睡眠不规律等；情伤阳气，如七情过度、社会压力等；自然衰老，如肾气衰弱，元阳不足、脾胃虚弱、后天生化无源等。

13. 安冬青通过对张仲景医学文献的挖掘、张仲景医学理论及经方的应用与开发、仲景学说的临床实践等方面的研究，探讨了仲景胸痹"阳微阴弦"理论，明确指出胸痹最接近的发病机理为"心脉痹阻不畅"，其基本病机为气血、脏腑虚损及功能的变化，"阳微阴弦"理论是胸痹的基本病机已成为历代医家共同认识。近年来对冠心病的病机为"本虚标实"已无可置辩，而张仲景关于"胸痹的病机"阳微阴弦"理论恰恰是这种认识的渊薮。汪钟浩并针对其进行了物质基础的相关研究，表明仲景理论与冠心病病理生理有密切的关系。

14. 李柳骥博士通过对冠心病心绞痛古今中医文献整理与研究，明确提出了心绞痛治疗当重扶阳、调气的观点，并举出了温阳散寒、补气助阳、通阳宣痹、回阳救逆的"扶阳四法"，认为从肺脾二脏入手调理气虚、气滞病机，扶助正气，壮大阳气，祛除阴邪，是冠心病心绞痛治疗之关键。温通法是常用治法之一，临床中又有温阳与通阳之分。

15. 朱亮等认为通阳与温阳同中有异，通阳的重点在于解决阳气阻遏的病理变化。阳遏的成因有寒、痰、饮、水，张仲景胸痹阳微阴弦理论及温通法的基础与临床研究湿等，因而它属于一类邪实证，其辨证要点大致可用闷、冷、腻、滑等来概括。"闷"表现为胸闷、肮闷或腹胀，"冷"表现为肢冷或背冷，"腻"表现为舌苔腻或口黏腻，"滑"表现为舌苔白滑或脉滑。温阳所针对的病变为里寒证，阴寒内盛即所谓"寒伤阳"的病变，临证可见一派清冷状态，如畏寒肢冷、面色苍白、腰膝酸冷、大便泄泻、小便清长等，阳衰欲脱可根据汗出如浴、神淡息微等进行判断。用通阳之法，显然应弄清阳遏之因。治病求本，通过散寒、祛痰、化饮、利水、化湿等，则被遏之阳自可畅通。当阳遏因于寒凝时法当温而通之、辛而通之，用药多择桂枝、薤白、细辛、白酒等，此时的通阳以温阳为基础，可归属温阳的范畴。

九、阳微阴弦理论与冠心病

1. 胸痹阳微阴弦理论与冠心病的危险因素

冠心病的病因目前尚不清楚，认为是多病因疾病和多因素作用于不同环节造成的，冠心病的病理基础动脉粥样硬化，发病机理尚未完全明了，相关学说有血栓形成学说、炎症学说、脂质浸润学说等，冠心病危险因素概念于20世纪50年代初美国Fringham等研究提出，目前对冠心病的危险因素认识日趋一致，危险因素不是病因，与冠心病没有因果关系，但具备危险因素的人比不具备的人患冠心病的概率要高，并且具备的冠心病危险因素越多，患冠心病的可能性越大，冠心病危险因素主要包括以下内容。

（1）血脂异常

主要是指血中总胆固醇（TCH）、低密度脂蛋白胆固醇（LDL－C）及甘油三脂（TG）水平过高和高密度脂蛋白胆固醇（HDL－C）水平过低。大量基础与临床研究证明：血脂异常是冠心病的危险因素之一，与血浆脂质过氧化物含量密切相关，而脂质过氧化又是细胞损伤的重要环节。李松等分析了血脂异常与胸痹心痛的中医证型，发现血脂异常与气虚证、血瘀证、痰浊证呈正相关，发现血脂异常时表现为气虚证和/或血瘀证和/或痰浊证，而阳虚证和寒凝证与血脂异常无明显相关性，提示气虚证、血瘀证、痰浊证在胸痹患者中可能表现出血脂异常，也提示高脂血证是胸痹客观辨证的重要指标。从血脂异常的分析可知，其与阳微和阴弦双方都是相关的，且与阳虚的相关性，需要进一步扩大病例研究。

034 | 心血管病中医传统诊疗方法撷英 >>>>

（2）高血压

高血压与冠心病关系密切，研究表明，血压水平作为冠心病的危险因素是不依赖其他危险因素的独立因素，冠心病的发病率与病死率均随血压水平的升高而升高。陈新宇认为，高血压与肝气虚的关系密切，肝主筋，为罢极之本，小动脉的持续痉挛是高血压重要的病理改变，肝气虚则筋脉失养，筋脉失调而小动脉痉挛。虚为发病之根本。丁邦晗对 375 例胸痹心痛患者不同证型结合冠脉造影观察后发现，胸痹心痛患者中，血瘀证多见于冠心病而少见于高血压，痰浊证多见于高血压而少见于冠心病。

（3）糖尿病

糖尿病是冠心病的重要的危险因素，冠心病也是糖尿病大血管病变的主要并发症，糖尿病患者冠心病的发生率比无糖尿病者高 2 倍，主要涉及高血糖的毒性作用和胰岛素抵抗的影响。毛静远观察了 50 例冠心病，发现心血瘀阻和痰浊壅塞二型的胰岛素敏感指数较健康对照组和气阴两虚组低，同时胰岛素抗体阳性率升高，间接说明了瘀血证、痰浊证是冠心病与糖尿病二者都有一定的联系。李晋宏等观察了 203 例 2 型糖尿病患者，提出对糖尿病的中医辨证以虚证为主，多见于肝肾阴虚和脾肾阳虚二种证型，并提示临床治疗早期要重视活血化瘀药物的就用。

（4）肥胖

中医认为肥胖多因阳气虚衰，痰湿偏盛，多为本虚标实之证。牛天宇研究了 879 例单纯性肥胖患者的体质，分为失调质、协调质、紧张质、虚弱质、失调质、郁滞质和内热质。研究显示，随肥胖度增加，郁滞质和虚弱质倾向逐渐严重，验证了历代文献和医疗实践中肥胖多阳虚理论的正确性。

（5）心理社会因素

与冠心病的关系主要体现在两个方面，一是应激在冠心病中的作用，二是冠心病与 A 型行为的关系。颜芳等运用现代医学心理学测试量表对 106 名冠心病心血瘀阻证患者的个性特征、心理状态进行调查，发现冠心病心血瘀阻型证患者的焦虑、抑郁及眨眼障碍等因子的分值明显高于常模和对照组。

（6）同型半胱氨酸

20 世纪 80 年代中期以后，关于同型半胱氨酸（HCY）与心血管疾病的联系已引起人们广泛的关注，有研究认为，HCY是冠心病独立危险因素。孔沈燕测定了 69 例冠状动脉造影患者的血浆 HCY 水平，认为高 HCY 水平与冠心病痰浊有关，HCY 升高可作为 CHD 痰浊证的主要依据，临床可用化痰法来治疗 HCY 血症。

综上所述，冠心病的危险因素很多，且大多与张仲景胸痹阳微阴弦理论有客观的联系，尤其是阳微的存在，即气虚、阳虚，是胸痹发生发展的前提，也是众多危险因素产生和发展的前提，在阳微的基础上，进一步出现病理产物和病理变化，如痰浊、瘀血、寒凝等阴弦的因素，然后相关的危险因素又与胸痹相互影响，加重病情。从危险因素的中医病证分析可知，张仲景胸痹阳微阴弦的理论是指导冠心病的早期防治的重要原则。

十、阳微阴弦理论与温通法治疗冠心病

目前公认的胸痹病机是本虚标实，虚实夹杂。发作期以标实为主，缓解期以本虚为主。治则为补其不足，泻其不余，本虚宜补，尤宜补其心气之不足；标实当泻，尤其重视活血通络。在胸痹阳微阴弦理论的指导下，胸痹的治疗主要从阳微（心气不足、心阳不振）和阴弦（寒凝心脉、气滞心胸、痰浊

闭阻、瘀血痹阻）两方面进行辨证施治。其中，对于活血化瘀法、芳香温通法、理气解郁法、益气养阴法有较多的实验及临床研究，尤其是活血化瘀的研究，从多层次、多方面进行了系列的研究与探讨。

1. 活血化瘀法是以活血行血、破瘀化瘀的中药组成的单方或复方来治疗胸痹，抓住了病机中阴弦的特点，在实验及临床研究中都取得了一定的效果，如上海市以丹参注射液治疗100 例心绞痛，总有效率86%，心电图有效率54.7%，北京地区用冠心2号（白芍、丹参、红花、赤芍、降香）治疗100例心绞痛，有效率80%，硝酸甘油停减率93%，心电图有效率45.5%，但此治法对一些症状上以胸闷为主的缓解期的冠心病心绞痛患者，疗效尚不能令人满意。本研究根据胸痹的总病机，紧密结合阳微和阴弦的特点，从温通心阳、补益心气、祛寒化痰活血着手设立通阳宽胸方，全面地对胸痹进行治疗，在临床上取得了一定经验的基础上，进一步进行深入的实验及临床研究，以期获得令人满意的治疗效果。温通法多是以芳香走窜、温经定痛的药物组成单方或复方，用以治疗胸痹的一种治法。在汉代以前，多以温通法为主来治疗胸痹心痛，1972年长沙马王堆汉墓出土女尸的资料显示，死者生前患有严重的动脉粥样硬化、冠心病和胆石症。分析死亡原因，可能为胆绞痛引发的冠心病发作的急死，随墓出土不少芳香温通的药物，如茅香、辛夷、良姜、花椒、干姜等，或可为佐证。《素问·调经论》曰："血气者……寒泣不能流，温则消而去之。"《灵枢·五味篇》曰："心痛宜食燕。"是文献中最早用薤白治疗心痛之例。医圣张仲景更是在《伤寒杂病论》中提出胸痹心痛因于阳微阴弦，创制多张以温通法为主的治疗方剂，包括瓜蒌薤白白酒汤、瓜蒌薤白半夏汤、枳实薤白桂枝汤、乌头赤石脂丸，用药多以桂枝、薤白、白酒、乌头、附子、干姜等温通药物为主，立法以芳香温通。晋代葛洪著《肘后备急方》治疗卒心痛多以桂心、干姜、吴茱萸、麝香等芳香温通之品，其中更具备急证特点的桂心散方，以桂末、干姜末温酒送服方寸匕，和用麝香末入鸡汁苦酒珍珠汤中。唐代《外台秘要》中收录多张治疗心痛的温通药方，如茱萸丸、当归汤、蜀椒丸等。唐代《千金方》也记载了如五辛散、细辛散、蜀椒散等治胸痛达背，广泛应用了芳香温通的药物。《和剂局方》用苏合香丸治卒心痛，内含大量芳香温通之品。明清的《奇效良方》的却痛散、神捷丸均是治疗心痛的芳香温通之剂。《医门法律》指出："诸经心痛，宜急温其经，诸腑心痛，宜急温其腑，厥心痛，急以术附汤温之。"《临证指南医案》载："脾厥心痛者用良姜、姜黄、苍术、丁香、草果、厚朴治之，以其脾寒气厥，病在脉络为之辛香开通也。"同时，收录有胸背引痛，痛久入络采用温通活血法，以及胸痹心痛用温阳定痛药物治疗的案例。近代关于芳香温通法比较成功的应用是麝香保心丸的开发与研制，最早在观察到苏合香丸对心绞痛治疗有效的基础上，西苑医院将该方化裁成心能丸、宽胸丸及气雾剂，上海则化裁为冠心苏合香丸，后进一步研制麝香保心丸，对209例心绞痛3日疗法总有效率75.6%，心电图有效率36.4%。现代药理研究表明，芳香温通类药物多含有挥发油，对口腔、呼吸道黏膜神经末梢，特别是冷觉感受器有选择性兴奋作用，使冠状动脉的调节发生反射性变化，具有解除血管痉挛、扩张血管而使冠状动脉血流量增加的作用，并能减少心肌耗氧量，提高耐缺氧能力，增加心肌营养性血流量，改善心肌供血，降低血液黏稠度，抑制血小板凝集。

2. 在胸痹阳微阴弦的病机理论指导下，温通法是重要的治法之一。首先，温阳在补虚方面包括心肾同温和温阳健脾，肾为先天之本，藏人体之元阴元阳，肾阳虚则不能鼓动五脏之阳，引起心阳不足，血脉鼓动无力而痹阻不通；心阳不足，久病及肾，肾阳亦不足。两者相互影响，脾为后天之本，脾阳不足，运化不能，气血乏源，心失所养，形成心气心阳不足。进一步心脾两虚并现。其次，温通法在祛邪方面包括温阳散寒、活血化瘀、通阳化痰等，寒为阴邪，易伤阳气，又容易侵犯阳虚之人，更伤阳气，故寒凝心脉多有阳虚之象，治疗祛寒的同时要温补阳气，不可一味辛散寒邪，以免再伤阳气。心者为阳中之阳，心阳足则瘀血，痰浊可化，因此，在对待痰浊、瘀血的治疗中，温补阳气而通血脉都是至关重要的。李氏从阴阳关系分析胸痹治疗，认为阴阳关系，阳为主导。心病病机，阳微为主，并指出人之病，要在阳气；"阳中之太阳"的心君之病，尤重阳气。所以，心绞痛的治疗也应从调整阴阳的平衡入手，首当"扶阳"。

3. 胸痹阳微阴弦理论揭示了冠心病的发病机制

张仲景胸痹阳微阴弦理论的提出，最早源于《金匮要略·胸痹心痛短气病脉证治第九》，"师曰：夫脉当取太过不及，阳微阴弦，即胸痹而痛，所以然者，责其极虚也。今阳微知在上焦，所以胸痹、心痛者，以其阴弦故也"。我们把张仲景胸痹阳微阴弦理论概括为："阳微阴弦"其实质在于以脉象言病机，即上焦阳虚，下焦阴盛。对于"阳微"即是本虚，其本虚可有气虚、阳虚，进一步可表现为气阴两虚、气血双亏；"阴弦"即是标实，标实为气滞、寒凝、痰浊、血瘀，又可相互为病，表现为气滞血瘀、寒凝气滞、痰浊交阻等。张仲景胸痹阳微阴弦理论中的"阳微"，强调气虚、阳虚等虚证。虚在胸痹的发生与发展中是一个很关键的环节，心气不足，则可以出现心悸怔忡，气短乏力，活动后加重，兼有胸闷不适，神疲自汗，舌淡苔白，脉细弱等；心阳不足则出现心悸，心中空虚，惕惕而动，心胸憋闷，形寒肢冷，气息短促，自汗，倦怠乏力，舌淡苔白或舌体胖嫩，脉细弱或结代或迟。心气血两虚则出现心悸气短，自汗，憋闷，倦怠乏力，面色苍白，失眠，舌质淡，脉弱等。临床中，要辨明心脏之气血阴阳的盛衰情况，针对不对的病因加以治疗，方可取得最佳的疗效。"阳微"同时强调了要养，要补，要扶正；从心主脉的方面强调要通，要行，要祛邪。如在治疗冠心病中应用的活血化瘀法与温通法，活血化瘀法强调了心主脉的功能，突出了心脉要通，对于急性心肌梗死等疾病是重要的，而温通法不仅强调了要通，而且也重视了温，心阳要温，心阳振奋，心气充足，血行有力，再加上适当的通法，真正做到了标本兼治，是心主血脉理论在临床中全面的体现，尤其适用于慢性稳定性心绞痛病人的治疗。

张仲景胸痹阳微阴弦理论的"阴弦"为阴寒、痰浊、瘀血一类病邪，乘其阳位而阻痹胸阳。寒为阴邪，阴盛则寒，易伤阳气，一旦阴寒之邪偏胜，阳气则受损，气血阻滞，不通则痛；寒邪收引，使气机收敛，凑理、经络、筋脉收缩而挛急，痰和饮都是水液代谢障碍所形成的病理产物，较稠浊的为痰，清稀的为饮。痰饮的形成与肺、脾、肾及三焦对水液的代谢关系密切，痰饮一旦形成，留滞体内，随气机升降流行，从而影响各个脏腑的功能，形成多种病证，留滞胸中清旷之区，阻滞阳气，导致胸痹发生。瘀血亦为人体受某种致病因素作用后在疾病过程中产生的病理产物。这些病理产物形成之后，又能直接或间接作用于人体脏腑组织，发生多种病证，故又成为了致病因素。体内有血液停滞，不但失去正常血液的濡养作用，反而影响全身或局部血液运行，阻滞气机运行，从而不通则痛。"阴弦"之病邪在病机上往往是痰瘀互结，痰和瘀虽然是两种不同的物质和致病因素，但流异而源同，都是人体津血运化失常的病理产物，均为有形之邪。"痰瘀同病"是指痰证与瘀证处于同一疾病病理过程中，从"阳微阴弦"的病机来看，胸痹常由阳虚失运水饮内停而致。痰浊留恋日久，则可成痰瘀交阻之证，病情转成顽症。

从文献研究、动物实验和临床研究发现，张仲景胸痹阳微阴弦理论强调"阳微阴弦"是胸痹病机，揭示了胸痹发生发展及治疗机理的本质。首先，历代文献支持张仲景胸痹阳微阴弦理论对胸痹病机的概括，自张仲景在《金匮要略》以脉象而言提出"阳微阴弦"这一概念以来，各时代的医家都对其进行了诊释、注解和临床应用，积累了丰富的治疗经验，并不断地发展这一概念。汉代以前，胸痹的含义有的是指肺部痹阻不通的相关疾病，有的包括了胸闷、胸痛等心系疾病。张仲景把心痛和胸痹同篇论述，他是早期医学中的经方流派的代表，综合了两个流派而形成自己独到的临床见解。张仲景对于胸痹的论述是对中医理论的继承和长期临床观察的总结，此处的胸痹主要指胸闷、胸痛，后代医家多认为胸痹广义上泛指心胸和上腹痛的一切疼痛，可包含心绞痛、胃脘痛等；狭义上多指心系疼痛的病证。目前多认为胸痹心痛相当于冠心病心绞痛。中医历代对于胸痹的理论探讨及临床研究都很多，治疗方法各有不同，在病机的认识上，多认为胸痹的发生由心脉痹阻引起，与气滞、寒凝、瘀血、痰浊有密切关系。缓解期主要由于心、脾、肾气血阴阳之亏虚，以心气虚为主；发作期以标实为主，并以血瘀为最突出。

胸痹辨证分为寒凝心脉、气滞心胸、痰浊阻闭、瘀血痹阻、心气不足、心阴亏虚、心阳不振等证型，治以温阳补气、祛痰活血、理气通脉为主。针对不同证型，进行辨证治疗，取得了一定的临床疗效，有助于冠心病的治疗，特别是对于冠心病的早期防治。张仲景胸痹阳微阴弦理论揭示了胸痹发生发展及治疗机理的本质，它又不同于通用的本虚标实的概念，本虚标实是一个中医基础理论中的基本病机概念，适用于大多数慢性疾病发展过程的描述，而张仲景胸痹阳微阴弦理论针对胸痹这一疾病，有针对性地全面总结出了其病机的特点。如阳微直接表明了气虚、阳虚等虚症，阴弦代表了阴寒、痰浊、瘀血等病理变化。另外，胸痹阳微阴弦理论中的"阳微阴弦"最早由张仲景提出，作为胸痹病的一个独特的概念，多年来应用于理论探讨与指导临床，有扎实的理论的实践基础。我们在张仲景胸痹阳微阴弦理论中明确其内涵，有利于在历代研究应用的基础上，统一概念，更好地应用到胸痹病的辨证论治中。其次，本研究中动物实验表明，在冠心病早期动脉粥样硬化的防治方面，活血化瘀法的代表冠心 1 号方与张仲景胸痹阳微阴弦理论的代表方通阳宽胸汤，均有调脂作用，作用效果无差别。对 NO 和 ET 的调节上，二者均有良性调节作用，但对 NO 的影响，二者作用效果也无明显差别，对 ET 的影响，通阳宽胸汤组对 ET 的治疗效果要优于冠心 1 号方组。从实验结果我们可以发现，以张仲景胸痹阳微阴弦理论为指导的、全面兼顾阳微阴弦的治疗方法优于单纯考虑阴弦因素的活血化瘀方法。动物实验我们选取的是动脉粥样硬化的模型，可以认为是冠心病的前期病变模型，比较两种方法的优劣，间接反映出理论的正确性，说明张仲景胸痹阳微阴弦理论揭示了胸痹发生发展及治疗机理的本质。

十一、阳微阴弦理论指导下的温通法是冠心病治疗的重要方法

张仲景胸痹阳微阴弦理论对胸痹的病机概括，揭示了胸痹病的本质，并为立法提供依据，因此在临证治疗时以扶正祛邪为原则，要谨守"阳微阴弦"的病机，重在辨清标本缓急，标实证以"通"为主，本虚证则以"补"为要。虚实夹杂证，

则应通补兼施，标本兼顾。同时，注重整体调节，补虚勿忘邪实，祛实勿忘本虚，注重补中寓通，通中寓补，通补兼施。"缓则治其本"，胸痹的本虚以心、脾、肾阳气亏虚为病之本，故通常治以"温阳益气"，阳气复，则可寒去、痰可化、血可行，故脉络自通；"急则治其标"，胸痹发作时以标实为主，应抓住寒、痰、瘀病邪的主要病理变化，给予散寒、化痰、祛瘀，痰浊、瘀血得去，阳气则得展。目前临床中对于胸痹的治疗多应用活血化瘀法，突出了"阴弦"，而对"阳微"关注不足，活血化瘀法或许对于急性冠脉综合征的病人是相对适宜的，但对大多数的稳定性心绞痛的病人，未必是好的治疗策略。阳微是本，是指心气血阴阳的不足；阴弦是标，是指痰浊瘀血气滞等不同的病理因素。治标可以迅速改善症状，治本方能祛除疾病。因此，从张仲景胸痹阳微阴弦理论上分析，在胸痹的治疗中要重视阳微阴弦两个方面，对阳微要有温补，对阴弦要有通，心的生理特点就是要通。因此，对胸痹来讲，温是补气补阳，通是通过祛邪来恢复心功能的正常发挥，是以通为补。从张仲景胸痹阳微阴弦理论分析，温通法最能体现这一理论的治疗方法，也是临床常用治法之一，阳微阴弦作为总的病机，温是针对阳微，通是针对阴弦，温通法包含了总病机在内的各个环节，温通法作为总的治法，可以全面的概括各种具体的针对不同阶段主要矛盾的治法。温阳在补虚方面包括心肾同温和温阳健脾，肾为先天之本，藏人体之元阴元阳，肾阳虚则不能鼓动五脏之阳，引起心阳不足，血脉鼓动无力而痹阻不通，心阳不足，久病及肾，肾阳亦不足。两者相互影响，脾为后天之本，脾阳不足，运化不能，气血乏源，心失所养，形成心气心阳不足，进一步心脾两虚并现。温通法在祛邪方面包括温阳散寒、活血化瘀、通阳化痰等，寒为阴邪，易伤阳气，又容易侵犯阳虚之人，更伤阳气，故寒凝心脉时临床多有阳虚之象，治疗时祛寒同时一定要温补阳气，不可一味辛散寒邪，以免再伤阳气。心者为阳中之阳，心阳足则瘀血、痰浊可化。因此，温补阳气而通血脉都是至关重要的。从阴阳失衡的角度考虑，要恢复阴阳的平衡，首当"扶阳"。

第四节　从脾胃论治胸痹研究

一、从脾胃论治胸痹的理论渊源

胸痹是由于年老体衰，阴阳失调，脏腑功能虚损，尤其是后天之本脾胃功能损伤失调，使中焦运化失健，气机升降失常，致痰浊、水湿内生，气滞血瘀，胸阳不振，心脉痹阻所致。调理脾胃治疗胸痹，最早见于《内经》，如《灵枢·杂病》云"心痛，腹胀啬啬然，大便不利，取足太阴"，《灵枢·厥病》"胃心痛，取之大都、太白"，即通过针刺脾胃经脉的输穴，调节脾胃经气，达到治愈因脾胃失调而导致的胸痹心痛的目的。汉代张仲景开辟了运用药物从脾胃论治胸痹的先河，如《金匮要略·胸痹心痛短气病脉证并治》中指出："胸痹，心中痞气，留气结在胸，胸满，胁下逆抢心，枳实薤白桂枝汤主之，人参汤亦主之"；"胸痹，胸中气塞，短气，茯苓杏仁甘草汤主之，橘枳姜汤亦主之。"人参汤、橘枳姜汤等方，即是从中焦脾胃论治，前者温补中阳，散寒祛湿，后者温胃散痞，行气消食。中医学认为，人体是一个有机的整体，各脏腑组织之间有着密切的联系，生理上相互生养制约，病理上互相乘侮影响，脾胃与心的密切相关。其一，经脉关系：脾胃与心，经脉相通。《灵枢·经脉》言："脾足太阴之脉，其支者，复从胃，别上膈，注心中。"《素问·平人气象论》说："胃之大络，名曰虚里。贯膈络肺，出于左乳下，其动应衣，脉宗气也。"脾胃与心亦通过经别、经筋以及其他经相连接，如《灵枢·经别》："足阳明之正……属胃，散之脾，上通于心。"《灵枢·经筋》记载："足太阴之筋……结于肋，散于胸中。"脾胃与心，脏腑相关，经脉相连，因此脾胃失调可以导致心病，发生胸痹。其二，五行关系：心属火，脾属土，心脾乃母子之脏，子病可及母，脾气虚弱，子盗母气则病及心。其三，气化关系：脾胃主受纳、运化水谷，乃多气多血之脏腑，为气血生化之源。心脏血脉中气血之盈亏，实由脾之盛衰决定。其四，气机升级方面：脾胃为气机升降之枢纽。脾脏主升，胃腑主降，二者互为表里，升降相因。若脾胃枢机不利，可致肾水不升心火不降，水火不济，心肾不交，心肾俱病。综上所述，脾胃与心的联系是全方位的，而且十分紧密脾胃失调可影响心脏，导致心脏的病变。

二、从脾胃论治胸痹的病因病机

胸痹的基本病机特点为本虚标实，脾胃损伤为病机关键，其根本原因在于脾胃功能失调，饮食不节、情志失调、脏腑失和可导致脾胃功能失调引起冠心病的发生。饮食失节，暴饮暴食，克伤中土，运化失司，聚湿成痰，痰瘀交阻阻滞气机，气血运行不畅，心脉不通，发为胸痹心痛。思虑劳倦过度，致使脾胃内伤，健运失常，宗气生成匮乏，心脉为之不利而成。脏腑失和导致脾胃气机不利，引起气血的运行失常，血液瘀结于心脉导致本病的发生。饮食失调导致脾胃损伤是冠心病发生的关键因素，脾胃损伤，一方面使气血津液生化乏源，中气衰弱则心气亦因之不足，心气不足则无力推动血运，致脉道不畅，气虚不能自护则心悸动而不宁；气虚日久，可致心阳虚弱，阳虚则寒邪易乘；津血不足则不能上奉心脉，使心血虚少，久则脉络瘀阻。另一方面，脾主运化，脾胃损伤则运化迟滞，氤氲生湿，湿浊弥漫，上蒙胸阳致胸阳不展，胸闷、气短乃作；湿浊凝聚为痰，痰浊上犯，阻痹胸阳，闭塞心脉则胸痹疼痛乃生。现代西医学指出，冠心病多发于肥胖、血脂增高且伴血压、血糖增高的中老年人。"肥人多痰湿"，中老年人往往脾胃亏虚，消化吸收功能有不同程度障碍，加之体形肥胖，更易引起体内脂质代谢紊乱，脂质沉积而促进动脉粥样硬化的形成，因而冠心病的形成与痰浊内生（脂代谢紊乱）密切相关，脾胃功能失调不仅生痰，也可生瘀，痰瘀共同构成冠心病的病理基础。故脾胃功能失调为辨识冠心病基本病理变化不可忽视的环节。

三、从脾胃论治胸痹的治疗方法

脾胃损伤是胸痹发病的关键因素，调理脾胃法是治本之道。脾运健旺则气血化生，脾运一行则痰、湿自化，瘀血消而脉道畅，胸阳展而痹自除。调理脾胃治疗胸痹主要有以下6法：

1. 益气健脾，濡养心血法

适用于气血不足型胸痹。症见心痛隐隐，反复发作，少气乏力，眩晕心悸，多因劳累而发，面色无华，舌质淡暗，苔薄白，脉沉细。方用归脾汤加减，方中用黄芪、党参、白术、甘草、大枣益气健脾，理气和胃，使气旺血充，血脉通畅。

2. 健脾除湿，化痰通络法

适用于脾虚湿阻型胸痹。症见胸闷憋气，纳呆便溏，恶心欲吐，四肢困重，舌质淡胖，苔白腻，脉滑。方用参苓白术散加减，药用党参、白术、山药、莲子肉、茯苓、核桃仁、扁豆、陈皮、半夏、砂仁、桔梗等。

3. 温中散寒，通络止痛法

适用于中阳虚寒型胸痹。症见胸部猝然疼痛，因感受寒冷而发或加重，其痛如绞，兼见形寒肢冷，心悸气短，脘腹冷痛，大便稀溏，小便清长，舌淡暗苔白，脉沉迟。方投附子理中汤加味，药用党参、白术、干姜、桂枝、小茴香、高良姜、半夏、甘草等。

4. 温运脾阳，通利水湿法

适用于阳虚水泛型胸痹。症见心悸，水肿，腰以下为甚，按之凹陷不易恢复，神疲肢冷，纳减便溏，舌质淡，苔白滑，脉沉缓。方用实脾饮合参附汤加减，药用干姜、草果、白术、茯苓、桂枝、厚朴、术香、大腹皮、木瓜、红参、附子等。

5. 健脾助运，理气行滞法

适用于脾虚气滞型胸痹。症见胸中闷室，脘腹胀满，不思饮食等，舌质淡，苔薄白，脉弦。方用香砂六君子汤加减，药用党参、白木、茯苓、甘草、陈皮、半夏、木香、砂仁等。

6. 益气化痰，活血通络法

适用于气虚痰瘀型胸痹。主证见胸闷、胸痛，胀痛彻背，动则尤甚。次证为心悸，气短，脘痞，纳呆，神疲乏力，面色晦暗。舌脉象见舌质暗紫或有瘀斑，脉弦滑或涩、结代。方用调脾通络方加减，药用党参、黄芪、白术、茯苓、法半夏、丹参、红花、川芎、全瓜蒌、薤白、麦冬、当归、赤芍、炙甘草。

讨论：临床应用上述治疗法则治疗胸痹，取得了理想的治疗效果。

第五节　历代胸痹治法研究

针对"胸痹"阳微阴弦的病机，历代确立的治法主要有"活血化瘀""芳香温通""理气解郁""化痰逐饮""益气养阴"、"补肾固本"和"清热解毒"七种。

一、活血化瘀法

活血化瘀法是以活血行血、破瘀化瘀的中药组成单方或复方，用于治疗"胸痹"以血瘀为主的证候。《内经》中虽无"瘀血"证名，但已首创活血化瘀治法，如《素问·阴阳应象大论》曰："血实宜决之。"汉代张仲景在《内经》瘀血理论的基础上，立"瘀血"病名并在《伤寒论》太阳、阳明病篇中阐述了"蓄血证"的证治，创制"桂枝茯苓丸""下瘀血汤""桃核承气汤""抵当汤"等活血化瘀效方，后世亦有医者化裁应用此类方药治疗"胸痹心痛"血瘀证获效者。直至晋代葛洪的《肘后备急方》治疗卒心痛中才首次应用活血化瘀药。唐代《普济方》更明确记载治疗心痛宜当归汤，药用当归、桃仁、芍药等，至此，"胸痹心痛"采用活血化瘀法才初见端倪。宋代开始活血化瘀法治疗"胸痹心痛"方被广泛应用，如《太平圣惠方》治胸痹心背痛、卒心痛诸方中选用丹参、川芎、当归、莪术等。《和剂局方》治心痛除应用破血逐瘀的三棱、莪术、没药、血竭外，还佐以芳香温通和理气行滞以增活血之力，如阿胶丸，方中用阿胶、莪术、白芍破血逐瘀，配青皮等理气，茵陈、肉桂等温通。《圣济总录》治疗厥心痛的高良姜散中，以芳香温中的高良姜、乌药、桂枝、沉香、麝香等合以活血化瘀的三棱、当归、桃仁、丹参等相得益彰。可见宋代应用活血化瘀非但广泛，而且同芳香温通等法伍用使之逐渐完善。

明代继承前人经验，产生大量活血化瘀方剂。如《普济方》中载有牡丹丸、赤芍丸、蓬莪术丸、桃红丸等。《医方类聚》更明确指出："心痛无如没药良。"清代是应用活血化瘀法的全盛时期，代表医家有三位，首先王清任著《医林改错》成为活血化瘀法的专著，列举50多种血瘀证，立方22首，代表方有膈下、血府、少腹三大逐瘀汤，以及通窍活血汤和补阳还五汤。在立法上提出"补气活血"和"逐瘀活血"两大法，特别提出突发胸痛投木金散、瓜蒌薤白汤不效时，可服血府逐瘀汤。其次唐容川著《血证论》，认为"瘀血证"应分阶段采用止血、消瘀、宁血、补血四大法则，提出"心瘀血"，"急宜去瘀为要'，应用归芍失笑散，加琥珀、朱砂、乳香治之，或归芍汤、血竭、乳香末亦佳。再次叶天士著《温热论》主张虫类通络为活血化瘀法用药之要，常用地龙、土鳖、水蛭之类，对后世治"胸痹心痛"颇有启迪。

二、芳香温通法

芳香温通法是以芳香走窜、温经定痛的药物组成单方或复方，用以治疗"胸痹心痛"因寒凝阻络为主的证候。汉代以前，凡治疗胸痹心痛，多以芳香温通为主。1972年长沙马王堆汉墓出土女尸的资料得知，死者生前患有严重的冠状动脉粥样硬化、冠心病和胆石症，使用张仲景胸痹阳微阴弦理论及温通法的基础与临床研究原因，可能为胆绞痛引起冠心病发作的急死，而随墓出土中有不少芳香温通的药物，如木香、辛夷、良姜、花椒、干姜等。《素问·调经论》曰："血气者……寒则泣不能流，温则消而去之。"《灵枢·五味篇》曰"心痛宜食薤"是文献中最早用薤白治疗心痛之例。《金匮要略》继承《内经》的温通法则，创制多种以薤白为主药的名方，如瓜蒌薤白白酒汤、瓜蒌薤白半夏汤、枳实薤白桂枝汤，尤其认为"心痛彻背，背痛彻心，乌头赤石脂丸主之"，方中乌头、附子辛热回阳，蜀椒、干姜辛温散寒，赤石脂固涩以防阳脱，亦以芳香温通立法。晋代葛洪著《肘后备急方》治卒心痛多以桂心、干姜、吴茱萸、麝香等芳香温通之品，其中更具备急症特点的有桂心散方，以桂枝、干姜末温酒送服方寸匕，和用麝香末入鸡汁苦酒珍珠汤中。唐代《外台秘要》中收载多条治心痛芳香温通效方，如茱萸丸、当归汤、蜀椒丸、麝香散等，诸方中普遍使用芳香温通的药物，特别是麝香、木香。唐代《千金方》记载了五辛散治心腹冷痛，细辛散、蜀椒散治胸痛达背，熨背散治胸背疼痛而闷等，均广泛运用了芳香温通药。到了宋代有关以芳香温通法治心痛的记载更为丰富，《太平圣惠方》中治卒心痛方，多选良姜、附子、桂心、乌头等辛热药与麝香、木香等芳香药物。《圣济总录》以乌头丸、吴茱萸汤等治疗卒心痛，以桂心丸、沉香丸、丁香汤治疗久心痛，都是以芳香温通为主的方剂。《和剂局方》用苏合香丸治卒心痛，内含大量芳香之品，如木香、香附子、橘香、安息香、丁香、麝香、龙脑（樟脑）、苏合香油、熏陆香等。明清的《奇效良方》记载了以芳香温通、养血活血药物组成却痛散治疗心气冷痛不可忍者，又以神捷丸治急心痛不可忍，浑身手足厥逆，呕吐冷沫，用温经定痛药物为主的芳香温通之剂。《医门法律》提出："诸经心痛，宜急温其经，诸腑心痛，宜急温其腑，厥心痛。急以术附汤温之。"《临证指南医案》载："脾厥心痛者用良姜、姜黄、苍术、丁香、草果、厚朴治之，以其脾寒气厥，病在脉络为之辛香开通也。"并有胸背引痛，痛久入血络采用温通活血法及"胸痹心痛"用温阳定痛药物治疗的案例。芳香温通药物大多含有挥发油，具有用量小、起效快的特点，有利于速效制剂的研究，如冠心苏合丸、苏冰滴丸、宽胸丸、宽胸气雾剂、麝香保心丸、活心丹、环心丹、营心丹等，在临床上应用很广，而且也取得了较好的疗效。

三、理气解郁法

理气解郁法是疏肝理气、解郁止痛的药物组成单方或复方，用于治疗"胸痹心痛"以气滞为主的证候。《内经》首先提出"百病生于气"的观点，七情气郁同样是"胸痹心痛"的重要病因，如《灵枢·口问篇》曰："忧思则心系急，心系急则气道约，约则不利。"但《内经》未曾提出方药。汉代《金匮要略》开始使用理气解郁法治疗"胸痹心痛"，如"胸痹，胸中气塞，短气，茯苓杏仁甘草汤主之，橘枳姜汤亦主之"。其中橘皮、枳实均是理气解郁之上品，可见仲景是此法的开创者。宋代《太平圣惠方》广泛使用理气解郁法，在大量治疗"胸痹心痛"方中均有青皮、枳壳、木香、陈皮、柴胡之品，如"胸痹疼痛痰逆，心膈不利方"用瓜蒌、薤白、枳实、半夏、生姜等理气宣痹药，青橘皮丸用青橘皮、枳壳、木香、槟榔、萝卜子、白术、桂心等治心中痹痛、饮食不得。《圣济总录》收载宋及宋代以前治疗"胸痹心痛"的秘方、验方，其中许多方药亦是以理气解郁法为主，如香桂丸，以丁香、枳壳、槟榔、厚朴理气，佐以温通的肉桂、炮姜，活血的川芎、当归、桃仁。明清两代在广泛应用活血化瘀法的基础上也常常合用理气解郁之品，如《普济方》中的木香散，既用青橘皮、木香、槟榔理气解郁，又用当归、丹皮、莪术活血化瘀。历代医家遵循"七情之由作心痛"的观点，故理气解郁法在"胸痹心痛"的治疗中常常必不可缺，行之有效，特别是同温通、活血伍用则疗效更佳。

四、化痰逐饮法

化痰逐饮法是以祛痰开胸、健脾燥湿的药物组成单方或复方，用于治疗"胸痹心痛"以痰浊为主的证候。《内经》虽然已把痰饮列作"胸痹"的病因，如《素问·至真要大论》曰"民病饮积心痛"，但未见治疗方药。直至《金匮要略》才正式创制化痰逐饮的方药，如至今仍沿用的效方"瓜蒌薤白半夏汤""桂枝生姜枳实汤"等。唐代《千金方》立"前胡汤"

治疗"胸中逆气，心痛彻背，少气不得食"，其中以前胡、半夏、生姜等化痰逐饮，配桂心温通，人参扶正而相得益彰。宋代《太平圣惠方》在"胸痹疼痛，痰逆心膈不利方"中既继承仲景瓜蒌薤白半夏汤方意又增入生姜、枳实温化痰饮之品，化痰逐饮之力大为加强。明清两代亦广泛应用化痰逐饮治疗"胸痹"而奏效，特别是强调要分辨虚实，伍用化瘀。如《张氏医通》把"痰积胸痹"分为实痰、虚痰两类，提出"一病二治'。《继自堂医案》认为"此病不惟痰浊，且有瘀血交阻隔间"，采用痰瘀同治的方法，这些观点至今仍有临床价值。

五、益气养阴法

益气养阴法是以健脾补气、生血养阴的药物组成单方或复方用于治疗"胸痹"以气阴两虚为主的证候，早在《素问·五常政大论》就提出了"虚者补之""损者益之"的治疗原则，心气的常用中药炙甘草、人参，养心阴的麦冬、生地、阿胶等著名的补益药物，这些方药对后世影响很大。宋金时代的李杲在学术上重视脾胃作用，指出内伤疾病的形成是脾胃受损，耗伤元气的结果，治疗上提出"其治肝、心、脾、肾有余不足……惟脾胃之药为切"的论述，对后世医学运用补气药治疗"胸痹心痛"产生了一定的影响。明代张介宾治疗"胸痹心痛"非常重视补益肝肾之精，不但为后世补肾治疗"胸痹心痛"奠定了理论基础，而且在益气养阴法中以"补肾气益肾阴"而独树一帜。清代喻昌在《医门法律》中进一步强调益气养阴法对"胸痹心痛"的治疗作用，提出了"心痛者……骇为心虚，而用地黄白术补之"的具体方药，补足了历代重视补气而忽视养阴，或张仲景胸痹阳微阴弦理论及温通法的基础与临床研究重予养阴而略于补气的缺点，从而使益气养阴治疗"胸痹"的论述更加完善。新中国成立后，"益气养阴法"治疗"胸痹"日益为医学界所重视，在临床应用和实验研究方面都获得了较大的进展，中医的传统方剂"生脉散"，因其可使"气充脉复，故名生脉"而被运用于冠心病、心力衰竭等心血管疾病的治疗，并在传统中医理论指导下改革剂型，制成了生脉注射液，非但提高了临床疗效，而且更适合急诊用药。

六、补肾固本法

补肾固本法是以温肾壮阳、滋肾补阴的药物组成单方或复方，用于治疗"胸痹心痛"以肾亏体衰为主的证候。《内经》虽然提出"肾病者……虚则胸中痛"的病机观点，强调肾亏体衰在"胸痹心痛"发病中的地位，但未曾出方立药。汉《金匮要略》擅长温阳宣痹，立乌头赤石脂方，以壮心肾阳气，开创温肾阳之先例，唯忽略滋肾阴之调补，造成补肾固本法中的局限性。嗣后医家均未超此范围，只图温阳，如唐代《外台秘要》曰"阳虚阴厥，亦令心痛"，疗心痛诸方均以附子为君温补肾阳。明代《景岳全书》曰："凡房劳过度，肾虚羸弱之人，多有胸肋间隐隐作痛，此肝肾精虚不能化气，气虚不能生血而然，凡人之气血犹源泉也，盛则流畅，少则壅滞，故气血不虚则不滞，虚则无有不滞者，倘于此症不知培气血，而但知行滞通经，则愈行愈虚，鲜不殆也。惟宜左归饮、小营煎及大补元煎之类主之。"突破前人单纯温肾的局限，主张调整肾之阴阳，既温阳又滋阴，奠定了补肾固本治疗"胸痹心痛"的理论基础。

七、清热解毒法

清热解毒中药历来在临床应用相当广泛，不仅仅局限于外感疾患的治疗，内外之邪侵袭人体，均可成毒，毒存体内，变证多端，治宜清热解毒。宋《圣济总录》指出"其久心痛者，是心之别络，为风邪冷热所乘痛也"，阐明风寒风热等外邪皆可致病。《本草再新》中论及金银花可以"治心虚火旺，补气宽中"。《药品本义》曰："连翘，总治一切血结气聚，无不条达而通畅也。"清热解毒法无论从单味中药到复方研究，都有一定的进展，刘氏等采用自拟夏枯草汤（夏枯草、元参、黄芪、龙齿、珍珠母、生地等）治疗一二级高血压40例，对照组35例服用牛黄降压丸。结果：治疗组总有效率92.5%，对照组总有效率71.4%，有显著性差异，说明了以清肝降火、通脉活络为立法的夏枯草汤治疗肝火上炎、络脉郁滞型的高血压患者，具有较好的降低血压的及脉压的效果，还可改善患者的内皮功能，延缓动脉粥样硬化的发展。

综上所述，胸痹病位在心，为本虚标实之证，主要病机为心脉痹阻，发作时标实为主，以血瘀为突出；缓解期主要有心脾肾气血阴阳亏虚，其中又以心气虚最常见。临床上本病多表现为本虚标实，虚实夹杂，阳微阴弦的病机伴随胸痹病的始终，因而针对阳微阴弦病机的温通法成为治疗胸痹的根本大法。

第六节　胸痹的现代研究

一、病因病机

现代认为胸痹心痛主要是由外邪侵袭、内伤七情、饮食不节、脏气虚衰等引起，然必先有脏腑虚损、阴阳失调、气血不足，致痰浊、水饮、瘀血等病理产物内生、气血失和，或致经脉失荣，或致经脉阻滞，兼之寒温失宜、厚味饱食、情欲不制、劳作不适等诱发，则胸痹、心痛由是而作。目前一般认为本虚标实为基本病机：本虚可分为阳虚、气虚、阴虚、血虚，又有阴损及阳者、阳损及阴者，可见气阴不足、气血两亏、阴阳两虚甚或阳微阴竭、虚阳外越；标实有气滞、血瘀、痰饮、水湿之不同，同时又有兼寒兼热的区别。痰、瘀、气滞往往相互影响，痰浊壅塞可以加重气滞、血瘀，痰瘀又可相兼为患；阴虚多与痰热互见，痰热蕴蓄往往易致阴伤；寒痰、寒饮又易损伤阳气，可见其病机复杂而多变，临证须详察细辨。

二、辨证分型

辨证分型是中医诊疗的特点和指导思想，是确立治法和用药能否准确的关键。这些标准的制定与颁布，对冠心病的规范化研究和中医治疗起到了积极的促进作用。临床上，各医家大多以此为准绳，依据中医辨证论治的同时，结合临床实践经验，总结提出各自的辨证要点。

1. （1980 年）冠心病辨证论治研讨会将冠心病按标本分为标实证和本虚证两大类，标实证包括：血瘀、气滞、寒凝、痰浊（偏寒、偏热），本虚证包括：阴虚（心阴虚、肝肾阴虚）、阳虚（心阳虚、脾阳虚、肾阳虚）、气虚（心气虚、肾气虚）、阳脱等。

2. （1987 年）全国中医急症会议确定了胸痹心痛诊断标准，分为气阴两虚、心阳不振、心血亏损、痰浊痹阻、心血瘀阻、寒凝气滞等 6 个类型。

3. （1990 年）中国中西医结合学会心血管学会修订冠心病中医辨证标准：标实证即痰浊（偏寒、偏热）、血瘀、气滞、寒凝，本虚证包括气虚（心气虚、脾气虚、肾气虚）、阳虚（心阳虚、肾阳虚）、阴虚（心阴虚、肝肾阴虚）、阳脱两类 13 个证型。

4. （1994 年）国家中医药管理局发布《中医病证诊断疗

效标准》，将胸痹心痛证候分类为心血瘀阻、寒凝心脉、痰浊内阻、心气虚弱、心肾阴虚、心肾阳虚6类。

5.（2002年）国家药监局发布《中药新药临床研究指导原则》（2002试行）中医证型标26准：分为心血瘀阻证、气虚血瘀证、气滞血瘀证、痰阻心脉证、阴寒凝滞证、气阴两虚证、心肾阴虚证、阳气虚衰证8种。

随着对冠心病的认识和研究的深入，冠心病的辨证分型出现了百花齐放的局面。现代中医对冠心病心绞痛的辨证分型是立足于胸痹心痛及其与冠心病心绞痛的相关性进行划分的。其分类、分型有较大出入。有按八纲辨证，标本分型，也有在此基础上结合脏腑辨证分型，有按证候，有痛无痛，辨病与辨证结合分型的。

1. 按标本分型

（1）根据胸痹心痛之"本虚标实"的病机特点，李幼勋等将该病分为心气不足、气虚血瘀、气虚痰阻、气阴两虚四大证型。

（2）张敏州在研究中将心绞痛分为气虚气滞、气虚痰浊、气虚血瘀、寒凝心脉、气滞心胸、痰浊闭阻、瘀血闭阻、心气虚、心阴亏损、心阳不振等10个证型。

（3）徐瑛将本病分为两型：气阴两虚、心血瘀阻型和心阳不振、痰阻心脉型。

（4）梁秀香则结合"心"与"肾"的关系，辨证分型为心血瘀阻、寒凝心脉、痰浊内阻、气血虚弱、心肾阳虚、心肾阴虚6个证型。

（5）王左陶将胸痹心痛辨证分为三虚三实，即：痰浊内阻型、寒凝血滞型、气滞血瘀型、心气不足型、心阴亏虚型、心阳虚衰型。

（6）康路景只以八纲辨证分为：气阴两虚、气滞血瘀、阴虚阳亢 3 型。路志正辨证分为：中气不足、痰浊壅塞、湿浊痹阻 3 型。

（7）旷惠桃通过对 2432 例冠心病心绞痛临床证型分析，认为临床常见证型为：心血瘀阻、寒凝心脉、气阴两虚、心阳不振、痰浊闭塞、气滞心胸等 6 种证型。以实证者居多，虚证次之，从而认为冠心病心绞痛发作期实证表现突出。

（8）李祥等临证将冠心病分为寒凝血脉、痰浊闭阻、心血瘀阻和心肾阳虚 4 型。

（9）马长生等根据八纲辨证将冠心病分为气虚血瘀、阴虚血瘀、阳虚血滞、阳虚寒凝和痰瘀型 5 型。

（10）林晓忠等根据虚实及疼痛性质，将冠心病分为寒凝心脉、痰浊壅塞、心脉瘀阻、心肾阳虚、气阴两虚、阳气虚衰 6 型，与五版中医内科学相符。

（11）殷氏根据疼痛性质及八纲辨证将心痛分痰浊壅阻、胸阳不展，心脉瘀阻、气滞血瘀，阳气虚衰、阴寒凝滞，气阴两虚、血行不畅 4 型。

（12）周雪忠将冠心病分为：阳虚夹瘀血型、阳虚夹痰浊型、阴虚夹瘀血型、阴阳俱虚夹瘀血型、阴虚夹痰浊型、阴阳俱虚夹痰浊型、气滞血瘀型、痰浊瘀阻型 8 型。

2. 辨证与辨病相结合分型

（1）崔尚志提出辨证分型应分为主证和兼证，主证分为：气虚血瘀和气滞血瘀型，兼证分为阴虚阳亢、心脾两虚、心肺气虚、心肾阳虚、气阴两虚、痰浊内阻、肾虚、心阳虚脱八型。

（2）沈绍功于 80 年代初提出了病证相配组合式分类辨证诊断法的新思路，就是把胸痹病分为：心气虚损、心阴不足、心阳不振、痰浊闭塞、心血瘀阻和寒凝气滞 6 个证类单元，每个单元确立必备的主症和兼症及舌、脉，然后根据临床灵活多

变的交叉错杂表现，实行病证相配，组合式分类辨证，如胸痹
心痛、气阴两虚兼心血瘀阻证。

（3）鲍延熙通过对 43 例冠心病心绞痛患者的中医辨证分
型的观察发现：劳累性心绞痛患者在血证组中占 66%，明显
多于气证组；而自发性心绞痛，不典型心绞痛患者在气证组中
均分别占 36%，明显多于血证组。

（4）吴启富分析 30 例变异型心绞痛辨证特点时发现，其
证型以阳虚、寒凝为多，而气虚型较少。

（5）何熹延的研究结果与吴氏相似，但他还发现，自发
性心绞痛与变异性心绞痛各中医证型均无显著差异。

（6）张瑞华则根据更年期患者的龄体质特点，辨证从
"郁""阴"入手，分为肾虚肝郁、心肾阴虚、肝肾阴虚、阴
阳两虚，据此遣方用药取得满意疗效。

3. 按痛与不痛分期分型

田芬兰将疼痛分为痰浊痹阻及气滞血瘀，无痛期分为肝脾
两虚、肝肾阴虚、阴阳两虚进行辨证论治。

纵观以上辨证分型的多样性，可以看出冠心病临床表现的
复杂性，但是心血瘀阻型、寒凝心脉型、气阴两虚型占绝大多
数，说明血瘀、气虚、寒凝是本病发生的关键。

三、辨证论治

《素问·通评虚实论》言"邪气盛则实，精气夺则虚"。
中医认为冠心病的发展过程，即是正气与邪气相互斗争的过
程，其治疗应考虑到正气与邪气的消长盛衰，"补不足，损有
余"，以利疾病恢复。根据病因、病机及症状表现，主要采用
下列辨证论治方法，临床上多见几个治法相兼为用。

（一）活血化瘀法

冠心病心绞痛的临床特点是胸骨后或心前区疼痛，"不通

则痛"，据此中医辨证的一个主要证候是心血瘀阻证——瘀血阻络、滞而不通，故而导致疼痛。活血化瘀法即是针对此而立，活血化瘀，疏通脉络，使"不通则痛"向"通则不痛"转化。活血化瘀法是治疗血瘀的总则，临床还应审察病因病机具体辨证施治。

1. 益气活血法

活血益气方药的处方依据《灵枢·经脉》谓"手少阴（心）气绝，则脉不通，脉不通，则血不流"，这提示气虚血瘀是胸痹心痛的重要病机。大量的临床实践证实，"本虚标实"、气虚血瘀是冠心病的基本病机，廖家祯于 1972 年至 1976 年与首都医院协作共同观察了 70 例急性心肌梗死患者舌、脉、证的演变规律，其中属于气虚血瘀者占 70% 以上，之后先后分别观察了临床病例，研究探讨了益气法、活血法、益气活血法在临床治疗冠心病的疗效以及作用的机理，取得了如下结果。

（1）益气或益气活血可以明显增加左心室的收缩功能，而单纯活血对左心室功能无明显作用，其正性肌力作用的机理可能于抑制心肌细胞膜 ATP 酶有关；

（2）益气或益气活血可以明显增加心肌营养性血流量；

（3）益气或益气活血可以明显改善血液的黏稠状态；

（4）益气可以增加血红蛋白的含量等，并认为单纯的活血，或者单纯的益气对微血管的新生效果不如活血益气方药显著。

冠心病心绞痛多发于中老年，《经》云"年过四十，阴气自半"，患者多有正气亏虚的表现，气虚则无以鼓运营血荣养心脉，"不荣则痛"，而发此症，故临床多应用益气活血法治疗此病。刘鲁明等用补阳还五汤治疗冠心病心绞痛 76 例，以口服心痛（10mg，3 次/日）及阿司匹林（100mg，1 次/日）

治疗为对照，结果试验组在减少心绞痛发作、改变异常心电图方面优于对照（P < 0.05），心肌耗氧量也明显减少（P < 0.05）。王阶等采用益气养阴、活血通脉法自拟方药治疗冠心病心绞痛气虚血瘀证 108 例，结果治疗后心绞痛疗效显效率 36.7%，总有效率 58.3%，心电图显示疗效显效率 26.7%，总有效率 60%，治疗前后 NST（ST 段下移导联数）、EST（ST 段下移总和）有显著性差异（P < 0.01），LVEF 较前改善（P < 0.05）。

2. 行气活血法

气与血之关系甚为密切，"气为血帅"，气对血有推动、导引、疏通等功能，气行则血行，气滞则血瘀。《直指附遗方论·血营气卫论》云"气有一息之不运，则血有一息之不行"，《杂病源流犀烛·跌仆闪挫源流》云"气运乎血，气凝则血亦凝矣"，可见气机失调可致滞而生瘀，故多数活血化瘀方剂中配以行气药以增强活血之功。王妍用血府逐瘀胶囊配合常规西药治疗冠心病心绞痛，以单用常规西药治疗为对照，结果心绞痛总有效率分别为 73.5%、70.4%，心电图总有效率分别为 41.2%、37.0%，ET - 1 浓度下降，降钙基因相关肽（CGRP）上升，两组比较均有显著性差异。

3. 温经活血法

血具有"寒则涩而不流，温则消而去之"的特性，故对于因寒冷诱发或加重的冠心病心绞痛，患者出现手足发凉、畏寒喜暖、得热痛减等症时，在活血化瘀治疗的同时多伍用温经散寒药以温经通脉、助血运行。李哲采用温阳活血法治疗冠心病心绞痛 18 例，方选苓桂术甘汤加减，结果心绞痛疗效总有效率为 94.4%。

4. 补肾活血法

有医家认为冠心病的发生发展与肾气盛衰有密切关系，在

《内经》中即有"肾心痛"之说。肾为先天之本，内育元阴元阳，是机体生命活动的原动力。肾气亏虚，人体机能衰退，血运不畅而产生此病。老年患者多见有腰膝酸软、耳鸣等肾虚表现，宜活血化瘀同时配伍补肾药物。沈丽采用补肾活血法为主自拟方药治疗冠心病心绞痛 62 例，结果心绞痛疗效总有效率为 90.3%。

5. 活血解痉法

《难经·二十二难》云"气主煦之，血主濡之"。气血充实则血运通畅、筋脉得养，气血亏虚则血脉瘀滞、筋脉失养而致痉，又瘀血阻于脉道，心络失去气血之温养以致痉挛拘急而发心痛。此类患者多在冠状动脉粥样硬化基础上有痉挛发生，治疗应以活血化瘀配合通络解痉为法，多使用地龙、全蝎等虫类药物。夏中伟用通心络胶囊辅助治疗冠心病心绞痛气虚血瘀证，对照组单纯益气活血治疗，结果显示心绞痛疗效两组总有效率分别为 96.7%、85.0%，心电图疗效两组总有效率分别为 70.0%、51.7%，差异均有显著性意义（$P < 0.01$）。

6. 祛痰活血法

痰浊、瘀血多相互影响，二者多相兼为患，故治疗时痰瘀并治并用往往收到较好效果。吴勇宏用冠心康（5 粒，3 次/日）治疗冠心病心绞痛痰瘀证，对照组服用地奥心血康（3 粒，3 次/日），观察两组治疗后症状疗效及血脂状况，结果显示心绞痛疗效总有效率分别为 88%、70%，降脂总有效率分别为 65%、47.4%，均有显著性差异（$P < 0.05$）。李艳娟采用泄浊豁痰活血法治疗冠心病心绞痛痰浊内阻证，方用瓜蒌薤白半夏汤加减，以服用复方丹参片治疗作对照。结果心绞痛疗效比较试验组明显优于对照组（$P < 0.01$），心电图疗效比较试验组明显优于对照组）。

7. 活血利水法

"血不利则为水"，瘀血阻滞脉道，气机不利，气化失常，水液不能正常输布代谢而停聚为水湿，治当活血化瘀兼行气利水。刘爱萍等应用益气活血利湿方药治疗冠心病心绞痛，结果显示治疗前 TXB_2、ET 值明显增高，经治疗后心绞痛症状改善，TXB_2、ET 明显降低（$P < 0.01$）。

8. 清热活血法

血瘀因于寒者居多，但也有因热致瘀者，《金匮要略》云"热之所过，血为之凝滞"。《圣济总录·伤寒统论》云"毒热内瘀，则变为瘀血"，《医林改错》云"血受热则煎熬成块"，可见热邪内蕴，煎熬血液，也可致瘀。另血瘀于内，瘀而化热，可成瘀热交结之势，治宜活血化瘀、清热解毒。马彪等采用解毒祛瘀中药方剂治疗冠心病心绞痛 30 例，结果症状疗效总有效率 90%。王颖等采用大调中汤加用野菊花、金银花、连翘、白花蛇舌草等治疗冠心病心绞痛气虚瘀毒阻络证，以单纯用大调中汤治疗为对照，结果症状显效率试验组为 76.5%，对照组为 42.1%，两组比较有显著性差异。

9. 养阴活血

除外淫邪热可致瘀外，阴虚内热致瘀也不容忽视。《医学衷中参西录》指出"因劳瘵而成瘀血者，其瘀多在经络"，临床上也可见到内生瘀热所致冠心病心绞痛者，治宜活血化瘀基础上伍用养阴药物。洪永敦等采用心脉Ⅰ号养阴活血法治疗冠心病心绞痛，选取服用复方丹参滴丸治疗（10 粒，3 次/日）为对照，结果显示心绞痛疗效总有效率试验组 93.33%，对照组 83.33%，二者有显著性差异（$P < 0.05$）；心电图疗效总有效率试验组 60.00%，对照组 56.67%，二者无差异，改善血液流变学方面试验组优于对照组。

10. 活血通络法

吴以岭教授认为冠心病心绞痛病位在心之络脉，主要病机为心气虚乏、络脉瘀阻、绌急而痛，制定了补益心气、活血通络、解痉止痛的治疗大法，并组成通心络胶囊，用于治疗冠心病心绞痛获得显著疗效。

11. 解毒化瘀法

郭家娟认为毒邪易与火热痰瘀胶结，壅滞气血，损伤心络，络虚毒伏，发为心痛，治疗上应祛瘀通络、清热解毒、利尿通便，药物可用黄连、黄芩、栀子、大黄、连翘等；针对络脉损伤宜调和营卫、养血和络，药物可选玄参、丹皮、赤芍、白芍、丹参；针对正虚则需调补脏腑阴阳气血。本方解、通、调相结合，使瘀毒去络脉和而病解。

（二）宣痹通阳法

汉代张仲景《金匮要略·胸痹心痛短气病脉证并治》在论胸痹病机时提出"阳微阴弦今阳虚知其在上焦，所以胸痹心痛者，以其阴弦故也"，认为阳虚于上，痰湿等阴邪上乘阳位而发胸痹，在治疗上创立了宣痹通阳法。帅元明等拟宣阳通痹汤治疗冠心病心绞痛患者 48 例，结果治疗后心绞痛症状总有效率为 89.5%。

（三）芳香温通法

寒凝血脉是血瘀形成的主要原因之一。《素问·八正神明论》云"天寒日阴，则入血凝泣而卫气沉"。《灵枢·痈疽》云"寒邪客于经脉之中则血涩，血涩则脉不通"。《诸病源候论》指出"寒则血结"。由此可见，寒邪凝滞是导致冠心病心绞痛的常见病机。宋代《和剂局方》载苏合香丸芳香开窍、温通经脉治疗卒心痛，现今此法仍在临床广泛应用。吕仁和采用温阳通脉、散寒活血法自拟方药治疗冠心病心绞痛寒凝心脉证170例，结果心绞痛疗效总有效率90%。

（四）调理脾胃法

中焦为气机升降之枢纽，脾胃功能失常可导致气血津液失调，进而影响及心产生胸痹心痛诸症。汉代张仲景《金匮要略·胸痹心痛短气病脉证并治》中言及"胸痹，心中痞气，气结在胸，胁下逆抢心，枳实薤白桂枝汤主之，人参汤亦主之"，即开创从中焦脾胃论治胸痹先河。所言人参汤，即是理中汤，取其温中益气以达到振奋中阳、调理气机治疗胸痹的目的。赵益业拟人参芍药汤加减治疗冠心病心绞痛108例，结果心绞痛疗效总有效率86.6%。郭仁旭用自拟健脾调肝汤治疗冠心病心绞痛78例，结果心绞痛疗效总有效率94.87%。

（五）疏泄肝胆法

肝失疏泄、气机失调为冠心病心绞痛的始动因素之一。肝主疏泄功能是全身气机调畅的重要环节，胆者少阳春升之气，为表里气机之枢纽。若肝胆枢机转运失常，则气机不利，或津液停聚、痰浊内生，或滞而生瘀，阻于心脉以成本病。依据病机衍化阶段不同，疏泄肝胆法又分为疏肝理气法、疏肝活血法、疏散肝经风热法。郑志明采用柴胡疏肝散加减从肝论治冠心病心绞痛30例，结果心绞痛疗效总有效率为93.33%，心电图总有效率为73.33%。宁珺等采用自拟疏肝解郁止痛汤治疗冠心病心绞痛90例，结果症状疗效总有效率92.22%。胡氏通过自拟疏肝通络散治疗冠心病心绞痛32例，结果症状疗效总有效率为84.4%。

（六）补肾固本法

冠心病属本虚标实证，其本在肾，肾气虚衰和失调是其主要病因。肾阴上济于心，心阳下交于肾，如此水火既济以维持心肾及整体平衡。若肾精亏虚则无以上济于心，心失所养，

"不荣则痛";精血同源,精亏累及血虚,肝失所养,以致肝气郁滞而成气滞血瘀;命火衰微,累及心阳,心阳不振则心血鼓动无力而成瘀;肾阳虚衰,日久及脾,脾肾阳虚,阴寒内盛,痰浊阻滞;阴虚火旺,炼液灼津为痰,痹阻脉络,"不通则痛",由此可见肾虚在冠心病发病中占有重要地位,补肾固本法是治疗本病的根本方法。吴焕林等补肾为主治疗冠心病心绞痛48例,基本方为金匮肾气丸,观察结果示对心绞痛总有效率89.59%,心电图改善总有效率56.25%。林坚等用补肾法治疗冠心病心绞痛,以服用单硝酸异山梨醋(20mg,3次/日)作为对照,观察对冠心病心绞痛患者NO、一氧化氮合酶N(NOS)、超氧化物歧化酶(SOD)的影响,结果补肾中药治疗后NO、NOS、SOD明显升高,对心绞痛总有效率为95%,心电图改善总有效率为70%,动态心电图缺血性ST～T改变的时间(min)明显减少,与对照组相比均有明显差异。

第七节　《金匮》胸痹、心痛合篇意义

《金匮》胸痹、心痛合篇,除因二者病机均是阳虚阴盛,主症皆为痛外,还由于脾胃与心肺胸部位置相邻,经络相通,关系密切,发生病变易互相影响。

一、脾胃与心生理密切相关

1.部位相邻,经络相通。心肺居膈上胸中,脾胃居于膈下,与心胸相邻;食管由咽喉经胸下行连胃,脾胃与心胸部位相邻、相通。《素问·平人气象论》曰:"胃之大络,名曰虚里,贯膈络肺,出于左乳下,其动应衣(手),脉宗气也。"以上论述,说明了脾胃与心经络互相沟通,联系密切。

2.生理功能密切相关。脾胃生理对心的影响主要表现在

以下两个方面：一是气血的生成，心主血脉，脾胃主运化为气血生化之源。二是气血的运行，脾气主升，胃气主降，脾胃为整体气机升降之枢纽；气为血之帅，气行则血行；脾胃之气的正常升降，对保证整体气机升降乃至心经气血的正常运行具重要意义。

二、脾胃病变易影响心

1. 胃气失于和降，心胸气血不畅。寒邪入胃、饮食所伤等使胃气失于和降，不仅出现胃痛等脾胃病症状，亦常影响上焦而致心经气血不畅，出现心痛等症状。明代秦景明《症因脉治》曰："胸痹之症，即胃痹也。胸前满闷，凝结不行，食入即痛，不得下咽，或时作呕，此胸痹之症也。"认为胸痹实为胃气不得下达的食管病与胃病而引起的胸痛。

2. 现代医学认为，食管与心脏的神经支配一致，故当食管黏膜上皮的化学、物理或温度感受器受刺激时，可以引起类似心绞痛样的胸痛。由于胸痛刺激迷走神经，可反射性引起冠状动脉供血不足，心电图出现心肌缺血性改变，称为食管—冠状动脉综合征，此病可诱发或加重心绞痛。临床上食管裂孔疝、食管贲门失驰缓症等引起的食管源性胸痛，极易误诊为心绞痛。冠心病病人若饮食过饱，食滞胃脘，膈肌上抬，易增加心脏负担，易诱发心绞痛，也是胃气不降影响心经气血运行之明证。

三、脾胃运化失常，痰湿内阻血脉

《灵枢·决气》曰"中焦受气取汁，变化而赤，是谓血"。人体纳入之饮食，通过脾胃的运化，精微物质变化和调，入脉为血。脾胃强健，血液化生充盛、和调是心血运行正常的重要保证。若脾胃运化失常，可致水湿内停，化生痰浊，瘀阻血脉，影响心血运行。《灵枢·逆顺肥瘦》中即有"肥人……血黑而浊，气涩以迟"的论述。胖人多脾虚、多痰湿，血黑而浊，气涩以迟即指痰湿内阻，血液失和，成分改变，以致气血运行迟滞。《金匮》曰："所以胸痹、心痛者，以其阴弦故也。"从仲景治疗用药看，阴弦也主要指寒饮痰湿。临床中冠心病患者的证候特点，证实痰瘀同病是冠心病中最常见的证候，并贯穿其始终。现代医学认为，高血脂是冠心病主要危险因素之一。高胆固醇血症患者促凝物质含量增高，血小板聚集能力增强，凝血时间缩短，有促发血栓形成的高度危险性；高血脂患者，白细胞活化率明显增高，更易黏附于血管内皮，形成白细胞栓子，从而阻塞血流。

近代中医认为痰湿与血脂升高有关，有人提出高脂血症的标证首先是痰浊，由痰浊进而血瘀；临床研究证实甘油三酯含量增高是形成冠心病痰浊的主要生化物质基础，红细胞高聚集性和血浆高黏滞性是冠心病痰证病人的主要血液理化基础；根据冠心病痰湿中阻的临床表现，应以脾实论之。当然，也有脾胃气虚生化功能失常，以致痰浊内阻的本虚标实情况。

四、脾虚生化乏源，心胸气血痹阻

心血的运行赖于心气推动，心气又赖脾胃之气化生。《素问·平人气象论》指出胃之大络虚里出于左乳下（实为心尖搏动处），诊其处可察宗气盛衰，说明了脾胃与宗气、心脏搏动的密切关系。宗气由脾胃运化的水谷精气与肺吸入的清气结合而成，聚于胸中，贯心脉而行呼吸。脾虚生化乏源，可致宗气不足，不能助心行血，引起血行瘀滞，如《灵枢·刺节真邪》所说"宗气不下，脉中之血，凝而留止"。有人对脾气虚证血液流变学的初步研究表明，脾气虚者多有心气虚并存，临床可见心绞痛或慢性心功能不全的发生。

《素问·经脉别论》曰："食气入胃，浊气归心，淫精于脉。"说明心血及脉均赖脾胃运化水谷精微充养。脾虚失运，气血生化不足，可影响血中成分及血脉功能，以致心血运行失常，血脉瘀滞。《灵枢·天年》曰"血气虚，脉不通"，近代研究文献报告，脾气虚弱则 ET（血管收缩肽）、TXB$_2$（一种具有强烈促进血管收缩和血小板聚集的生物活性物质的代谢产物）升高，证明了这一点。

五、调理脾胃治疗心病

由于脾胃与心胸部位相邻，经络相通，脾胃病变易影响心胸，故调理脾胃是治疗心胸病变的重要手段，《金匮》对胸痹、心痛的治疗从以下几个方面充分体现这一点。

1. **和胃降逆** 脾胃是气机升降的枢纽。胃失和降，气机壅滞，可影响上焦气机，以致胸中气血痹阻，如临床上冠心病常在饱餐后发作心绞痛或餐后规律性发生各种心律失常，以及食管源性胸痛等。治疗此类病证，均应注意和胃气，宣畅中焦、上焦气机。《金匮》中治胸痹的橘枳姜汤及枳实薤白桂枝汤等即提示这一点，方中陈皮、生姜、枳实、厚朴等均是临床和胃降逆、调理气机的常用药物。

2. **祛痰健脾** 痰浊内阻、血脉壅滞是胸痹心痛的重要病机。《金匮》瓜蒌薤白白酒汤、瓜蒌薤白半夏汤等治胸痹方药具祛痰浊、通血脉之用，近代药理研究表明其具有降血脂、抗血小板聚集等作用，临床常用于治疗痰浊壅盛型胸痹心痛取得良效。

中医认为痰湿与血脂升高有关，脾为生痰之源，脾虚失运易致痰湿内生，故健脾对治疗此类病证亦具重要意义。

3. **温胃散寒** 胃络通于心，寒邪入胃可影响心胸而生胸痹心痛。秦伯未《谦斋医学讲稿》中指出胸痹实际上是胃寒证，因胃中受寒而影响胸中阳气郁滞。《金匮要略·胸痹》中"寸口脉沉而迟，关上小紧"，"阳微阴弦，即胸痹而痛"等说明了这一病机，温中焦、散寒邪成为胸痹心痛的重要治法，所出桂枝生姜枳实汤即体现了这一治法。用于阴寒痼结重证的乌头赤石脂丸方中乌头、附子、干姜、蜀椒均有温胃散寒之功，赤石脂性收涩而入胃肠，使诸温药留于胃肠以温中上，并可防辛散太过、耗伤阳气之弊。此外，治疗胸痹的主药薤白入心肺胃肠经，散寒邪，温通中上二焦气机，亦为临床常用。

4. 补脾温中 脾胃为气血生化之源，脾胃虚弱，气血生化乏源，可致胸中气血因虚而痹阻，治当补脾胃以助心经气血运行，《金匮》治疗胸痹心痛有人参汤，本方又名理中汤，由人参、干姜、白术、甘草组成，补脾益气、温中祛寒，用治中焦虚寒而致胸痹者。后世据此将补脾做为治疗胸痹心痛的重要方法，不少当代名医对冠心病治疗提出补脾益气，有人认为"本虚"是冠心病的基本病因，治病必求本，采用健脾调气汤（党参、黄芪、白术、茯苓、川芎、葛根）健运脾胃、调理气血治疗冠心病取得良效。

《金匮》所论胸痹为阳虚阴盛、胸阳痹阻之病证，包括心、肺、食管、胸膈等病变；心痛病机亦为阳虚阴盛，包括心痛、胃痛等。《金匮》胸痹、心痛合篇提示脾胃与心胸关系密切，脾胃生理、病变可影响心胸，调理脾胃对心病治疗具重要意义。保定市第一中医院心血管科在临床中对冠心病心胃同治，从脾胃论治等可谓深得《金匮》胸痹、心痛篇真谛，当然，必须注意以下几点。

（1）胸痹的临床特征为胸闷痛，甚则胸痛彻背、短气、喘息，不得安卧。

（2）将心痛与胃脘痛等区分开来。

（3）病因与寒邪内侵、饮食失调、情志失节、劳倦内伤、年迈体虚等有关，病位在心，与肝、脾、肾有关。病机总属于本虚标实，发作期以标实为主，缓解期以本虚为主，本虚为阴阳气血的亏虚，标实为瘀血、寒凝、痰浊、气滞交互为患，辨证当分清标本虚实。

（4）本着补其不足，泻其有余原则，实证宜用活血化瘀、辛温散寒、泄浊豁痰、振通心阳等法，虚证宜以补养扶正为主，益气通脉、滋阴益肾、益气温阳等法。但临证所见，多虚实夹杂，故必须严密观察病情，灵活掌握，辨证论治，按虚实主次缓急而兼顾同治，并配合运用有效的中成药，可取得较好的效果。

第八节 总 结

一、药物归纳

单一证候因素用药情况：

血瘀：郁金、丹参、三七、元胡、牛膝；

气虚：黄芪、党参、生白术；

肝旺：天麻、羚羊角粉、石决明；

阴虚：麦冬、石斛、黄精、沙参；

肾虚：生熟地、女贞子、旱莲草、枸杞子、阿胶；

三焦不畅：柴胡、黄芩、桂枝、赤芍、白芍；

络阳：全蝎、地龙、蕲蛇肉；

肺胃蕴邪：苏子梗、前胡、杏仁、桔梗；

外感风寒：荆芥、白芷、苏叶；

湿热：霍香、佩兰、姜半夏、厚朴、瓜蒌、黄连、黄芩；

气滞：柴胡、黄芩、元胡、川楝子、香附；

肝郁化火：炒山栀、丹皮、黄芩、黄连、吴茱萸；

阳虚：紫河车、生麦芽、功劳叶；

痰热：瓜蒌、黄连、姜半夏、竹茹；

痰浊：陈皮、姜半夏、旋覆花、苏子梗；

肝胃不和：柴胡、黄芩、枳壳、枳实、赤芍、白芍；

表里不和：柴胡、黄芩、桂枝、赤芍、白芍；

大气下陷：黄芪、升麻、桔梗、知母；

心肾不交：黄连、阿胶、鸡子黄。

二、胸痹特点及证治归纳

1. **主症**：胸闷，胸痛不适，气短。

2. **次症**：乏力，头晕耳鸣，眠差，咽干咽痛，咳嗽咳痰，头胀头痛，大便干，心烦易怒，心慌，纳差。

3. **舌脉**：舌暗红苔薄白，或者舌红苔黄腻，脉弦，或滑，或者脉弦滑或弦细。

4. **证候**：气虚血瘀、肾虚肝旺。

5. **基本处方**：瓜蒌、枳壳、枳实、郁金、赤芍、白芍、丹参、旋覆花、全蝎、黄芩、天麻、三七、熟大黄、麦冬、羚羊粉、柴胡、黄芪、葛根。

6. **方解**：上方中丹参性味苦、微寒，归心、心包、肝经，活血调经、化瘀止痛；郁金性味辛苦寒，归肝胆、心经，活血止痛、行气解郁；赤芍性味苦、微寒，归肝经，清热凉血、散瘀止痛；三七性味甘、微苦、温，归肝胃经，活血定痛；葛根性味甘、辛、凉，归脾胃经，能改善微循环。这5味药共奏活血化瘀之功。黄芪性味甘微温，归脾肺经，健脾补中、升阳举陷，擅长于补肺脾之气，通过补宗气而达到"贯心脉行呼吸"的作用。旋覆花性味苦辛咸，微温，归肺胃经，降气化痰行水，降逆止呕，与郁金相伍，行气活血，化瘀止痛。羚羊角粉性味咸寒，归肝、心经，清肝平肝，散血解毒；天麻性味甘平，归肝经，平肝阳，祛风通络；二者平肝阳，清肝火。瓜蒌性味甘微苦、寒，归肺、胃、大肠经，清化痰热，宽胸散结，润肠通便；枳实性味苦辛酸温，归脾胃大肠经，破气除痞，化痰消积。二者相合有清化痰热、除痞满之效。柴胡性味苦辛、微寒，归肝胆经，疏肝解郁；黄芩性味苦寒，归肺、胆、脾胃、大肠、小肠经，清热燥湿、泻火解毒、止血、安胎，二者相伍疏利气机、通调三焦。全蝎性味辛平，有毒，归肝经，通络止痛、熄风止痉、解毒散结，加强通络之效。全方以活血益气、清肝平肝、清化痰热、疏利气机、通络为法，构成治疗胸痹心痛的基本方剂。

7. 加减变化：兼有痰浊者，加姜半夏、杏仁、厚朴，兼有湿热者加姜半夏、芦根、杏仁、猪茯苓、牛蒡子、厚朴、藿香、佩兰等，兼有肾虚者加紫河车、生麦芽、功劳叶、仙鹤草，兼有便秘者加熟大黄、芒硝，兼有表证者加荆芥、白芷，兼有久病入络者加地龙、蛇肉、穿山甲，兼有心烦急躁等心肝火旺的表现者加栀子、丹皮、珍珠粉，兼有气滞者加川芎、香附、元胡、川楝子，兼有肾阴不足者加女贞子、旱莲草。

8. 适用范围：本方适用于中老年冠心病患者属于气虚血瘀、肾虚肝旺证型者。

三、病例分析

1. 冠心病的发生年龄多在 40 岁以上，以中老年人为主。"人始生，先成精，精成而脑髓生，骨为干，脉为营"，血脉的生成与"肾主生长发育"的功能密不可分。年过 40 岁，肾气大衰，气血阴阳渐亏，影响到"心主血脉"的功能，所以极易导致胸痹的发生。

2. 89% 胸痹患者具有多系统内伤的基础，这种具有多系统内伤基础的胸痹的诊治比普通的胸痹更加复杂棘手，其中病机的虚虚实实、寒热错杂、正邪的孰多孰少、是否兼有外感等都是动态的、极其微妙的。

3. 临床分析

（1）主诉为胸闷、气短、胸部不适、痛势不剧。

（2）症状多表现为胸闷、乏力、头晕耳鸣、胸痛气短、眠差、咽干咽痛、咳嗽咳痰、头胀头痛、大便干、心烦易怒、尿频、胸部不适、心慌、纳差、腹胀等，说明胸痹的发生和患者的基础状态和基础病变相互影响，临床治疗胸痹须考虑内伤因素。

（3）舌质以暗红舌、舌红为主，二者在所以病例的舌象里占到69.3%。舌暗红提示瘀血，或郁热。另外，"营分、血分看舌质"，舌红也是有热，随着舌红的程度的不同，也会出现血分有郁热的表现，所以舌红也提示血运不畅的问题。舌暗红、舌红暗示着大部分患者体质偏于热，而不是寒，治疗应兼以甘寒养阴。

（4）薄白苔占27%，黄腻苔占19%，薄黄苔占18%，白腻苔占13%，薄白苔、黄腻苔、薄黄苔、白腻苔共占77%，具有代表性。黄腻苔和白腻苔共32%，说明这100例患者中有1/3的患者有湿邪阻滞气机的病机存在。

（5）单一脉象里，弦脉和滑脉共77.8%；复合脉象里，弦滑脉32%，弦细脉31%，加上沉细脉14%，三者共占到77%，说明患者的脉象主要以弦滑、弦细、沉细为主。弦脉为气血不和，属于少阳胆与三焦的气机不畅的脉象，弦滑多为痰热、肝旺，弦细多为气机不畅而兼有正虚，沉细主里虚，但是具体的脉象主病还需要结合舌象和病情综合判断，不可偏执。

（6）单一的证候因素以血瘀、气虚、肝旺、阴伤、肾虚、三焦不畅、络阻、肺胃蕴邪、外感风寒、湿热内阻为主，复合的证候因素有：气虚血瘀，肾虚肝旺兼有阴伤，湿热内阻，外感风寒、肺胃蕴垫等证型，说明胸痹患者出现气虚血瘀证的同时，常常兼有其他证型，如肾虚肝旺兼有阴伤，湿热内阻，外感风寒，肺胃蕴邪等。

（7）病机具有多重性，一般以三四个病机为多，譬如"瘀血内阻、肾虚肝旺"的证型出现的次数最多，在通常辩证的同时也重视患者体质状态的特殊性。

（8）药物使用频次在前18名的依次是：瓜蒌、枳壳、枳实、郁金、赤芍、白芍、丹参、旋覆花、全蝎、黄芩、天麻、三七、熟大黄、麦冬、羚羊粉、柴胡、黄芪、葛根，其中，郁金、赤芍、白芍、丹参、旋覆花、三七、葛根、黄芪等药体现出活血益气的治法，羚羊角粉、黄芩、天麻清肝平肝，柴胡、黄芩疏利三焦气机，瓜蒌、枳壳、枳实化痰热、导滞，这前16味药物体现出的治法和气虚血瘀、肾虚肝旺证型相符合。

（9）所用药物的种类很广泛，在以理血药、理气药为主的同时，还选用了不同种类的药物中大量的具有通降作用的药物，如牛蒡子、杏仁、苏子、苏梗、虎杖、前胡等。重视通降是临床的一大特点，也体现了导师"通则不病""通则病减"的思想。

通过分析可以看出，胸痹心痛不仅仅是心气不足、心脉痹阻的问题，也与其他脏腑气血密切相关，尤其对于具有一定内伤基础的中老年冠心病患者而言，其病机更具有复杂性。从通论治也不仅仅是通心脉、补心气的意思，从脏腑而言，心属于五脏六腑之一，心脉的通畅与否，与其他脏腑功能的协调密不可分；从经脉而言，心脉属于人体十二经脉之一，作为运行气血的经脉，首尾相连"如环无端"，心脉是否通畅必然受着其他经脉通畅程度的影响；从气血来看，心气与肺脾之气、肝气、肾气密切联系，心血与脾胃、肝血、肾精之间既有独立性又不可分割，所以从通论治不仅重视着心脉痹阻、心气不足的局部问题，更着眼于人体的整体性而言，强调全身气机的通畅运行，"气为血帅"，气行则血行。

四、各医家治疗胸痹的特点

1. 全面的把握患者的完整病机

胸痹的发生，其基本病机是气虚血瘀，但常常是多种病机在不同层次上交织在一起的，这些病机常常会在不同程度上对基本病机造成影响，或使之迁延难愈，或使之程度加剧。已全面研究的 111 例胸痹患者在基本病机气虚血瘀之外，大部分还具有不同程度的肾虚肝旺、湿热内蕴、风寒外袭、痰热壅肺、气阴两伤、三焦不畅等，需完整地把握患者的状态，要善于解读患者表现出来的有意义的信息，只有从总体上把握患者的完整的病机，并且能从不同层次上加以区分病机，这才是诊治的关键，正如《素问·至真要大论》所说的"谨守病机，各司其属，有者求之，无者求之，盛者责之，虚者责之，必先五胜，疏其血气，令其调达，而致和平，此之谓也"。

2. "通"脉是治疗胸痹的大法

"通"的含义大体上包括 3 个方面。

（1）通畅气血常用郁金、旋覆花、三七、元胡等药气血并调，加上全蝎、地龙通络散结滞，针对气血不通的根本矛盾入手。

（2）畅三焦气机常用柴胡、黄芩、枳壳、枳实、赤芍、白芍、桂枝等药调畅三焦气机，疏表和里、宣通上下，从整体上保证气血的流通，为治疗局部的心脉痹阻创造有利条件。所谓"三焦通，则内外左右上下皆通也，其于周身，灌体，和内调外，荣左养右，导上宣下，莫大于此也"，认为"少阳主枢，在表里之间，可出人表里，通达上下，调理升降，犹如枢机。枢机运转，则气、血、津液敷布适宜，脏腑气机升降如常"。

（3）通腑气常用的药物有瓜蒌、牛蒡子、苏子、苏梗、枳壳、枳实、虎杖、姜半夏等，所谓"大关一通，百关皆通也"。《素问·五脏别论》说："夫胃、大肠、小肠、三焦、膀胱，此五者天气之所生也，其气象天，故泻而不藏，此受五脏浊气，名曰传化之府，此不能久留，输泻者也。魄门亦为五脏使，水谷不得久藏。"六腑受承着五脏的浊气，小肠承受着心的浊气，通过魄门而排出，所以通腑可以泄五脏之浊气，对心而言，通腑有利于排泄心的浊气，能更好地发挥"心主血脉"的作用。

3. 清肝平肝

胸痹多发生在中老年人身上，研究发现，大部分胸痹患者存在着肝阳上亢的病机，肝阳亢，肝火会传至心火，从而加重痹阻的心脉中的郁热。不平潜肝阳的话，补气反而会加剧心肝之火，所以治疗胸痹心痛要注意清肝平肝的问题。

4. 从脏腑论治

（1）赵永强认为，由于患者体质不同，反应不同，往往各脏腑的症状同时出现。治疗时不仅要重视引起疼痛的直接原因，更应分析与脏腑的关系，提出心肝同治、心肾同治、心脾同治、心肺同治的观点。

（2）从肝论治方面。巢元方曰"心脉急者，为心痛引背。"精神紧张是冠心病患者的重要诱因，故以自拟养心疏肝汤治疗该病 94 例，药用柴胡 10g，香附 10g，川芎 15g，栀子 10g，党参 30g，五味子 12g，麦冬 15g，赤芍 15g，蒲黄 10g，酸枣仁 30g，山楂 15g；对照组 39 例口服复方丹参片，结果治疗组总有效率（90.6%），优于对照组（78%）。本病发无定时、起病急骤的特点符合"善行数变"的风邪特征，且病位在心，与肝肾相关。

（3）孙氏从肝风论治冠心病心绞痛 45 例，采用平肝熄风、化痰活血法，予自拟息风化痰活血汤（天麻 12g，钩藤 20g，僵蚕 12g，蜈蚣 2 条，瓜蒌 30g，法半夏 10g，茯苓 20g，陈皮 12g，丹参 30g，蒲黄 10g），总有效率 70.1%。

（4）从肾论治方面，《素问·脏气法时论》谓"肾病者虚则胸中痛"。肾阳不足，心阳失助，心脉瘀滞发为胸痹心痛，因此老年冠心病阳衰气虚致瘀为病机关键。沈氏从肾论治老年冠心病心绞痛 62 例，以自拟补肾益气活血汤（黄芩、党参、菟丝子、淫羊藿、当归、丹参、桂枝、麦冬），用药 3 个月后总有效率达 90.3%。

（5）林坚等应用补肾法治疗冠心病心绞痛 60 例，根据肾阴虚、肾阳虚、肾气虚，分别予左归丸、右归丸和大补元煎，结果上述三方能够明显提高血清 NO、NOS、SOD 水平，作用明显优于对照组。

（6）从肺论治方面，生理上心与肺的关系主要是心主血、肺主气的关系，即血与气的关系；病理上心与肺相互影响，即所谓"心痹者脉不通"。刘桂廷以此为据，从肺论治本病，辨证突出肺虚、血瘀、痰浊三方面，具体应用温肺益气法、宣肺祛痰法、泻肺行水法。《灵枢·邪客》指出："宗气积于胸中，出于喉咙，以贯心脉，而行呼吸焉。"老年人脏腑功能衰减，宗气虚表现为心肺功能下降。

（7）张万义认为宗气下陷是老年冠心病的主要病机，治疗以升补宗气，兼顾活血化瘀。

（8）从脾论治方面，方军从脾论治无症状性心肌缺血，认为脾为后天之本，脾虚则心脉失养；脾不运化，则痰从中生，阻闭心脉，发为胸痹，治疗选用六君子汤、温胆汤、桂附理中汤、补阳还五汤等随症加减，多获良效。

（9）从腑论治方面，朱有银认为，年长者则求之于腑，从腑论治即缓下通腑，以通为补，可使肠中常清，肠中无滓。

（10）朱光辉对胸痹心痛气虚血瘀，痰浊血瘀者，常施通腑化瘀、益气温阳豁痰法，善使调味承气汤合理中汤、桂枝茯苓丸获效。

5. 从络论治

心为君主之官，主血脉，而血脉瘀阻的先导为气虚，正如王清任云："元气即虚，必不能达于血管，血管无气，血液在血管运行势必迟缓乃至瘀阻。"因此，吴氏从中医络病学说观点出发，认为其病位在心之络脉。心气虚乏、运行无力是经脉痹阻之基础，其病机为络脉瘀阻绌急而痛，乃确立补益心气、活血通络、解痉止痛的治疗大法，在补益心气的同时，以虫类药活血通络，拟订"通心络胶囊"，用以治疗冠心病心绞痛，疗效显著。

6. 从痰瘀论治

（1）韩学杰、沈绍功认为，痰浊为脂质代谢紊乱，瘀血为微循环功能障碍，痰瘀并损可导致动脉粥样硬化、血管内皮损伤等，痰瘀相随最终导致冠心病心绞痛发作，并提出，对痰浊证、瘀血证、痰瘀互结证，不仅要活血化瘀，还应祛痰化湿，治痰浊瘀血化而消之，湿邪利而去之。

（2）张页用补气祛痰法治疗冠心病心绞痛气虚痰浊证100例，药用黄芪、黄精、茯苓、全瓜蒌、薤白，其心绞痛缓解率为86.67%，优于单用补气或祛痰法者。

7. 辨证分型治疗

（1）周琼治疗本病128例，心血瘀阻型48例方选血府逐瘀汤，阴寒凝滞型32例方选当归四逆汤加味，痰浊壅塞型2例方选瓜蒌薤白半夏汤加味，阳气虚衰型16例方选参附汤加味，阴虚肾亏型10例方选左归饮和生脉饮，结果显效率60.17%，好转率35.15%，无效率4.68%，总有效率95.32%。

（2）李贵才总结出治疗冠心病心绞痛的四法：理气祛痰

法，予血府逐瘀汤加减；宣痹通阳法，予自拟人参、三七、琥珀末（药量配比为 2∶2∶1）；益气调营法，予自拟琥珀镇心散（人参、当归、鸡血藤、血竭、郁金、琥珀、石菖蒲、远志、香附、茯神）；芳香温通法，予自拟五香汤（藿香、檀香、青木香、制乳香、沉香、党参、法半夏、石菖蒲、远志、炒酸枣仁、藏红花、肉桂），结果取得较好疗效。

第九节　冠心病的西医研究进展

一、冠心病（缺血性心脏病）的西医研究概况

缺血性心脏病又称冠状动脉硬化性心脏病，简称冠心病，是由于冠状动脉功能或器质性病变，导致冠脉供血和心肌需求之间不平衡所致的心肌损害，大多数冠心病是由冠状动脉粥样硬化所致，少数是冠状动脉痉挛所致。美国每年冠心病患者约600万，发生心脏事件约 150 万例次，用于冠心病开支为 500 亿美元。国内冠心病发病率 10 年来增加 2～3 倍，急性心肌梗塞 10 年来增加 2 倍以上，我国发病总趋势是北方高于南方，冠心病致死率位肿瘤、脑血管意外后第三位。通过流行病学和实验研究，一般认为下列因素对产生动脉粥样硬化有关：

1. 男性多于女性，且男性发病平均年龄较低；

2. 高血压，不论性别，收缩压或者舒张压升高都有同样的危险；

3. 血脂异常；

4. 吸烟；

5. 糖耐量异常；

6. A 型性格行为；

7. 长期坐着的职业，缺乏体力活动；

8. 遗传因素。

流行病学近年来报道纤维蛋白原、白细胞以及血液黏稠度异常也是本病的危险因素，其中主要是糖尿病、血脂异常、吸烟、大量饮酒、肥胖、体力运动缺乏、心血管病家族史等。王吉云认为应早期识别冠心病危险因素，建议评估常见的 CHD 危险因素，计算 CHD 的绝对危险水平，对 CHD 高危患者进行积极的一级预防；CHD 事件不仅是由于动脉粥样硬化在进展，重要的是斑块不稳定、破裂、血管收缩和局部血栓形成，导致部分或全部血管阻塞，多数患者是由于斑块纤维帽变薄、破裂，多发生在巨噬细胞聚集处和细胞凋亡发生的部位；颈动脉内膜至中膜厚度（CIMT）与已知的心血管病的危险因素、心血管疾病和其他动脉系统的疾病相关，尤其与中老年人未来发生冠心病和脑血管疾病强烈相关，在校正了其他心血管危险因素后，CIMT 仍有预测价值，表明 CIMT 可作为心血管患病率和死亡率的合适的终点和替代终点和研究的观察指标。徐伟仙认为职业紧张已经成为重要的职业健康问题，并且成为经济损伤的重要原因。职业紧张很可能是冠心病的一个新的危险因素，对于职业紧张引起心血管疾病的机制可归结为 2 个方面。

1. 直接机制：紧张刺激可使交感神经兴奋，肾上腺髓质分泌增加；另一方面，紧张刺激通过下丘脑垂体肾上腺皮质系统，使肾上腺皮质激素、儿茶酚胺、皮质醇水平增高，从而使高血压、高血脂、动脉硬化和心律失常的危险增加；

2. 间接机制：长期处于紧张状态可引发一些不利于健康的行为，如吸烟、饮酒、高脂饮食和缺乏体育锻炼等。

冠心病的主要表现是心绞痛，心绞痛可分为原发性和继发性两类。继发性心绞痛是典型的心绞痛，有继发于动脉粥样硬化的高度固定的冠状动脉阻塞，常有动脉血压和心率的改变。1979 年 WHO "缺血性心脏病的命名法及诊断标准" 将其分为五型：1. 心绞痛，劳力心绞痛和自发性心绞痛；2. 心肌梗死，急性心肌梗死和陈旧性心肌梗死；3. 心力衰竭；4. 心律失常；5. 猝死。

第 5 版内科学教科书中所列冠心病分型标准：根据冠状动脉病变的部位、范围、血管阻塞程度和心肌供血不足的发展速度、范围和程度的不同，将本病分为五种临床表现：①无症状型冠心病；②心绞痛；③心肌梗死；④缺血性心肌病型冠心病；⑤猝死型冠心病。

目前目前以第 5 版内科学教科书为准。

二、冠心病研究进展

1. 冠心病的诊断进展

冠心病的诊断应具备两个条件：（1）冠状动脉血流减少；（2）心肌缺血、缺氧，甚至坏死而引起的心脏病。对于第 1 个条件，临床检测有一定难度，目前常通过检测冠状动脉管腔狭窄来判断血流的减少。如果冠状动脉管腔狭窄达到一定程度，尽管伴有血流速度的增快，却表现为血流量减少，但没有冠状动脉狭窄，并不意味着血流量不减少。有些冠状动脉扩张的患者，冠脉血流相当缓慢，也发现血流量减少。临床上识别冠状动脉管腔狭窄的方法有冠状动脉造影和 CT 冠状动脉三维重建。对于第 2 个条件，在临床上识别心肌缺血、缺氧、坏死主要根据心绞痛的症状、心电图心肌缺血的表现、心电图心肌坏死的表现、核素心肌显像、超声检测心肌缺血坏死导致的心脏运动异常等。WHO 建议的诊断标准有三条：（1）典型的胸痛的病史。（2）心电图（ECG）异常改变，出现 Q 波或 QS 波，持续 1 天以上。（3）持续的酶测定值的异常或先升高后降低，这种变化与酶的特性以及发病时间相符合，至少符合其中两条即可诊断 AMI。美国临床生化科学院建议，WHO 对

AMI 的定义应扩展，包括使用某些生化标志物而不仅仅是酶的检测。必须强调的是，做出排除 AMI 的诊断绝不能仅仅依靠一次血液标本。当应用非常特异的心肌标志物时，一次血标本测定值的异常就可以明确心肌损伤的诊断。AMI 的诊断应遵循 WHO 的标准，但以"cT 或 cTn 持续的明显改变"作为主要生化标志物，代替目前 WHO 标准中"酶持续的明显改变"。

2. 心绞痛的临床表现

患者在发病前数日有乏力，胸部不适，活动时心悸、气急、烦躁、心绞痛等前驱症状，其中以新发心绞痛或原有心绞痛加重为最突出。心绞痛发作较以往频繁、性质较持续较久、硝酸甘油疗效差，诱发因素不明显。

疼痛是心肌梗死最早出现的症状，多发生于清晨，疼痛部位和性质与心绞痛相同，但是诱因不明显，且常常发生于安静时，程度较重，持续时间较长，可达数小时或者更长，休息和含化硝酸甘油疗效差，常伴烦躁不安、出汗、恐惧、或者有濒死感。少数患者无疼痛，一开始即表现为休克或者急性心力衰竭。部分患者疼痛部位在上腹部，被误认为胃穿孔、急性胰腺炎等急腹症。李延辉认为，应注意以下几点：（1）典型的心绞痛表现是诊断冠心病的重要依据；（2）要重视心绞痛的"不典型"临床表现，如患者运动时出现的气促或头晕，这可能是心肌缺血的表现，并且往往提示冠状动脉病变十分严重；（3）对于教科书上经常提到的心绞痛特点，如运动时发作，休息后缓解，疼痛部位、性质、持续时间、放射部位等亦十分重要，并且不同的患者表述方式不同；（4）并不是所有的心绞痛都由冠心病引起（如肥厚梗阻型心肌病、主动脉瓣狭窄等患者可出现心绞痛），一定要注意鉴别；（5）没有心绞痛并不等于除外冠心病，有些冠心病患者可以没有心绞痛，甚至一些病变十分严重的冠心病患者也可以没有心绞痛。另外，患者一般也会伴有全身症状（如发热、心动过速等），胃肠道症状（疼痛剧烈时会伴有频繁的恶心、呕吐和上腹胀痛，重症者可见呃逆），心律失常，低血压和休克，心力衰竭等。

3. 心电图

在冠心病诊断中，心电图是最常用的一种物理诊断方法，对冠心病的筛查有重要价值，其机制是当心肌缺血、缺氧或坏死时，心肌细胞的除极和（或）复极发生改变。相邻两个以上导联 ST 段抬高 >0.1mV 的患者，90% 以上可以肯定 AMI 诊断；ST 段压低则被诊断为非综述三冠心病的西医研究进展 ST 抬高型心肌梗死，认为这类患者的冠脉造影多显示有血栓形成的复杂病变。研究认为两者之间最重要的区别在于血液中是否检测到心肌坏死标记物，NSTEMI 患者中，进一步演变为 Q 波型心肌梗死。需要说明的是，有些患者即使心电图正常也不能排除冠心病。

4. 心肌标志物

心肌细胞损伤后因膜的完整性和通透性改变，导致细胞内的大分子生物化学物质逸出，称为心肌标志物，其中最有价值的是肌钙蛋白 T（cTnT）、肌钙蛋白 I（cTnl）和肌酸激酶（CK – MB）。

临床常同时检查具有更高价值。美国临床生化科学院建议选用敏感和特异的心肌标志物，如 cTnT 或 cTnl 时应考虑两种决定水平。低的异常水平表明存在心肌损伤，高的异常水平则表明存在 AMI。肌酸激酶（creatinekinase，CK）及其同工酶肌酸激酶 CK 是一种由 M 和 B 两个亚基组成的二聚体，包括 CK – MM、CK – MB 和 CK – BB 同工酶。CK – BB 存在于脑组织中，CK – MM 和 CK – MB 存在各种肌肉组织中，不同肌肉二者的比例不同。骨骼肌中 95% ~99% 是 CK，1% ~2% 是 CK – MB，而心肌 80% 左右是 CK，20% 左右是 CK – MB，心肌 CK – MB

含量较高而有相对的特异性。CK 和 CK - MB 在 AMI 后 4 ~ 6h 即可超过正常上限，24h 达峰值，CK 半衰期 10 ~ 12h，48 ~ 72h 回复正常。诊断窗口期为 AMI 后 5 ~ 72h，目前多用 CK - MB 质量测定作为心肌损伤的常规检查项目之一。AMI 发作后 6 ~ 36h 内，CK - MB 敏感性为 92%，在 ECG 阴性 AM 工患者敏感性 79.7%。检查 CK - MB 能较早期准确诊断 AMI，是当今应用最广的心肌损伤标志物，其浓度和梗死面积有一定的相关，可大致判断梗死范围，AlpertJsl 认为还可用于诊断再梗死及检测再灌注。溶栓成功后几小时内，CK - MB 还会继续升高，称"冲洗现象"，此后即下降。但 CK - MB 检测也存在一定缺点，Panteghini 研究发现其特异性较差，特别难以和骨骼肌疾病、损伤鉴别。在 AMI 发作 6h 以前和 36h 以后敏感度较低，对心肌微小损伤不敏感等。邓红艳等对 42 例 AMI 患者研究显示，AMI 发病后 4hcTn 即升高，阳性率达到 59.5%，高于 CK - MB，说明其敏感度高于 CK - MB。心肌肌钙蛋白（eardiaetroponin，eTn）肌钙蛋白存在于各种横纹肌胞浆细肌丝中，由钙介导调节肌肉收缩。肌钙蛋白经电泳后可分离出三种组分：（1）与钙结合的组分称肌钙蛋白 C（TnC）。（2）含抑制因子部分称肌钙蛋白工（Tnl）。（3）原肌球蛋白结合部分称为肌钙蛋白 T（TnT）。其中 95% 的 TnT 和 Tnl 存在于 Tn 复合体内，约 6% ~ 8% 以游离形式存在于胞浆内，cTn 在心肌中的含量高于 CK - MB、Mb。AM 工患者。Tn 升高时相略迟于 cKZMB，二者均晚于肌红蛋白。AMI 发生后 4h，CK、cTnT 在血清中浓度超过决定值，这是细胞浆中的 cTn 释放所致。但其升高持续时间（窗口期）长，cTn 一旦升高往往持续 4 ~ 10d，甚至可达 3 周。和 CK - MB 比较，cTn 具高度心肌特异性，并且正常人血清中几乎测不到。心肌肌钙蛋白 T（cTnT）在 AMI 发作后 3 ~ 6h 内，cTnT 的敏感性只有 50% ~ 60%，但随着时间的延长，其敏感性逐步提高，至 6h 后 cTnT 的敏感性达 90% ~95% 以上，而且维持这一高敏感性直到 5d 以上。cTnT 用于评估溶栓疗法，溶栓成功的病例 TnT 呈双峰，第二个峰低于第一个峰。诊断心肌炎，84% 心肌炎患者 cTnT 升高，但是 cTnT 阴性仍不能排除心肌炎的存在，cTnT 对于诊断不稳定型心绞痛的灶性心肌梗死和微小心肌损伤以及判断急性心肌梗死面积都有参考价值。心肌肌钙蛋白工（cTnI）在血清中主要以复合物形式存在，其中 90% 是 eTnI - eTnC 复合物，约 5% 为 eTnI - eTnT 复合物。虽然 eTnI 比 cTnT 分子量小，在心肌损伤时更易漏出，但二者在血中升高时间并无差异，在诊断效能和临床用途上也相同，只是其窗口期更长，可达 14d。由于某些骨骼肌疾患时亦可表达 cTnT，故认为 cTnI 更具心肌特异性。对 119 例轻度可疑的 AMI 患者在发病后 24h 内检测 cTnI 和 CK - MB 活性，在发病后 6h、12h 和 24h 内 cTnI 检测 AMI 的敏感性分别为 37.8%、84.4% 和 95.2%，特异性为 100 例；在发病后 6h 和 24h 内，CK - MB 活性检测 AMI 的敏感性分别为 70.0% 和 76.7%，cTnI 检测较 CK - MB 测定具有更高的敏感性和更强的特异性。吕军等对 131 例 cTnI 和 CK - MB 早期诊断 AMI 价值的 ROC 曲线分析表明，认为 cTnI 早期诊断效能优于 CK - MB，并以 AMI 发作后的 cTnI 敏感性最高，特异性最好，且对 34 例发生 AMI 患者观察发现，12 例（3506）发生了再梗死，这 12 例患者在首次 AMI10h 时 cTnI 浓度均 > 20.1g/L，而未发生再梗死的 22 例患者中，首次 AMI10h 时 cTnI 浓度均 < 20.1g/L，由此可见，首次 AMI10h 时 cTnI 高浓度可能预示着心肌有再梗死的风险。

5. CRP 水平

郭战军等对国外的医学研究后表明 CRP 水平还可以用来反映冠心病患者的病情和冠状动脉病变的程度，被认为是新的

冠心病独立的危险因素，对心血管事件有良好的预测价值

6. 超敏 C 反应蛋白 hypersensitive C – reactive protein，hs – CRP

超敏 C 反应蛋白为目前较公认的心血管炎症病变标志物，hs – CRP 可作为动脉粥样硬化等心血管炎性疾病的独立危险因素。Hs – CRP 可作为预测急性冠心病的指标，报道了在 31 例具有严重不稳定的心绞痛患者缺乏心衰的证据，cTnT 也无明显变化，只有 hs – CRP > 3. 0mg/L。hs – CRP 必须用高灵敏检测方法（最低检测限 < 0. 3mg/L）测定两次无其他炎性疾病时的 CRP 血浆水平，以其均值判断。当 hs – CRP < 1. 0mg/L 心血管炎症病变发生为低危险性，hs – CRP 介于 1. 0 – 3. 0mg/L 病变发生为中度危险性，hs – CRP > 3. 0mg/L 病变发生为高度危险性，hs – CRP > 10. 0mg/L 多存在其他急性炎性疾病，应待其控制后再检查。

王付力等对 25 例 AMI 患者的研究显示，CRP 阳性率为 92%，随着病程的发展，血清中 CRP 水平高，CRP > 100mg/L 时，发生猝死率增高，其原因可能与 CRP 参与急性期反应、促进冠状动脉血栓的形成和粥样斑块的破坏有关。CRP 水平还可以用来反映冠心病患者的病情和冠状动脉病变的程度，被认为是新的冠心病独立的危险因素，对心血管事件有良好的预测价值。

7. B 型钠尿肽 (Brain natriuretic peptide，BNP)

B 型钠尿肽是钠尿肽类的一种肽类激素，1988 年从猪脑中分离出来，通过肾脏发挥利尿利钠作用、扩张血管、抑制肾素—血管紧张素—醛固酮系统以及交感神经系统的活性，有利于心力衰竭患者症状和体征的缓解，实际上是心衰患者的一种自我保护性调节。2001 年欧洲心脏病协会提出的最新心衰指南第一次将血清中的 BNP 水平作为诊断心力衰竭的一个客观

指标，研究发现 BNP 在 AMI 时的阳性率高，其值越大发生不良心脏事件的概率越高，在检测过程中有 4 例 BNP 值大于 2000Pg/ml 的患者均死亡，表明心肌梗死后监测 BNP 浓度对预后有非常重要的意义。随着研究的深入，BNP 测定很有可能作为评估心功能的一项重要补充。

张术华等总结了医学界对心脏标志物应用取得了以下共识：

（1）以心肌肌钙蛋白（cTnT 或 cTnl）取代 CK－MB 成为心肌损伤的首选确定性标志。

（2）临床检验中只需要开展 cTnT 或者 cTn 任一项测定，如已进行一项心脏肌钙蛋白测定，就不必同时进行 CK－MB 质量测定。

（3）放弃所谓的心肌酶学测定，即不再将 LD 及其同工酶、AST、CK－MB 活性用于诊断急性冠状动脉综合征（ACS）。如果暂不能开展测定，可以保留 CK 活性和 CK－MB 质量测定诊断急性冠状动脉综合征。

（4）将 Mb 列为常规早期心脏标志物。考虑到其诊断特异性不高，因此 Mb 主要供早期溶栓治疗决策和除外 AMI 诊断。

（5）如果患者已有典型的可确诊 AMI 的 ECG 变化，应立即进行针对 AMI 的治疗，而不要等待心肌损伤标志物检查。对这些患者进行心脏标志物的检查有助于进一步确认 AMI 诊断，判断梗死部位的大小，检查有无并发症如再梗死或者梗死扩展。

（6）将心肌损伤标志物分作早期标志（Mb、GPBB、FABP）和确诊性标志（cTnT、cTnl）。对那些发病 6h 后就诊者，不需要检测早期标志物，只需测定确诊性标志物如 cTnT 或 cTnl。

8. 冠状动脉造影

冠状动脉造影是近年应用于临床的、有创的冠心病诊断方法，并且被认为是冠心病诊断的"金标准"。冠状动脉造影判断的是冠状动脉有无狭窄，以及狭窄的部位和程度，并不能直接判别心肌有无缺血或坏死。Levin Dc 等研究认为结合左心室造影、冠状动脉造影可以揭示冠状动脉狭窄或阻塞性病变的程度、分布、某些粥样硬化病变的特征、侧支循环状态以及左室整体和节段性运动功能等，为冠心病和冠状动脉病变疑难病例的确诊、介入和（或）搭桥手术治疗适应证的选择、疗效验证等提供确切的诊断依据，但冠状动脉造影属有创性检查，可能产生一定的并发症，严重者可以死亡，因而临床应用时应严格掌握适应证。

9. 多层螺旋 CT 冠状动脉三维重建

多层螺旋 CT 通过注射造影剂形成人工对比、用心电门控技术和计算机断层成像技术对冠状动脉进行三维重建，是一种准确性较高的无创冠心病诊断方法，但须心律齐且心率不快。王照谦等采用 16 层 CT 对 55 例冠心病患者的冠脉进行评价，结果表明，对于能够满足诊断要求的冠脉节段，16 层 CT 显示中度或中度以上狭窄的敏感度、特异度、阳性和阴性预测值分别为 87.5%、97.2%、82.4%、98.1%。Nieman K 等研究发现患者心率的快慢对冠状动脉成像效果的影响至关重要，心率过快和心脏本身搏动都会造成冠脉血管的模糊，16 层 CT 检查时心率控制在 65 次/min 以内为最佳。杜秋波等认为病人在扫描过程中憋气不好，对冠脉图像会产生阶梯状伪影，影响对冠脉管腔的评估，所以检查前，要训练好病人憋气。

10. 运动负荷试验

运动负荷试验主要是判断患者在运动时有无心肌缺血的临床表现和心电图变化。李延辉认为其主要用于：（1）冠心病的诊断；（2）冠心病患者的危险分层及预后判断；（3）冠心病患者的运动能力评价及康复运动指导。在冠心病诊断中，运动负荷试验不用于冠心病风险低的人群筛查。根据 Bayer 原理，在冠心病风险低的人群中，其假阳性率升高，不稳定型心绞痛患者应视为禁忌。一般认为，急性心肌梗死早期（7 天）进行运动负荷试验是安全的。

三、治疗新进展

1. 降脂药物

目前，降低 LDL－C 仍是降脂治疗的首要目标，大规模临床试验以令人信服的证据表明：他汀类药物不但可明显降低 TC 和 LDL－C，而且对于冠心病的一级和二级预防有明显作用，可显著减少致命或非致命心肌梗死、心血管死亡、对 PCI 与以 BG 的需要及脑卒中，降低总病死率，且无论用药前基线 TC/LDL 浓度多少均有效。以冠状动脉造影和颈动脉超声为评价手段的斑块消退试验显示，他汀降脂的强化干预能够减慢甚至逆转动脉粥样硬化斑块的进展。

2. 抗栓药物

斑块破裂基础上的血栓形成是导致冠心病事件的最终环节。血小板的活化启动了血栓形成的初始阶段，凝血系统的激活也贯穿了急性事件整个过程，抗血小板和抗凝治疗对预防和治疗动脉粥样硬化血栓性疾病的重要作用已经完全确立。如果没有禁忌证，所有慢性稳定性冠心病患者均应终生服用阿司匹林，每天 75～150mg，高危患者每天可以超过 150mg；如果有禁忌证，可用氯吡格雷作为替代。对于经过选择的高危患者，可以慎重地联合应用阿司匹林和氯吡格雷，但应定期监测血小板和粒细胞。CAPRIE 研究证实，动脉粥样硬化的患者长期服用氯比格雷，对降低缺血性卒中、心肌梗死或血管性死亡的总危险性，较阿司匹林更有效。噻吩吡啶类药物的抗血小板作用滞后，但给予负荷量后抗血小板作用迅速出现。

3. 血管紧张素转换酶抑制剂（ACEI）

对于高血压病、糖尿病、心功能不全或心肌梗死的患者，均应服用 ACEI 类药物。EURO 以研究的一项亚组 PEETINENT 研究观察到培哚普利降压的抗动脉粥样硬化作用，可能与该药对血管内皮的有益作用相关。

4. β 受体阻滞药

在没有禁忌证时 β 受体阻滞药几乎可应用于所有慢性稳定性冠心病患者，在控制心绞痛时 β 受体阻滞药应作为首选。严重的窦性心动过缓、高度房室传导阻滞、病态窦房结综合征、严重失代偿的心力衰竭、支气管哮喘发作期，以及严重的慢性阻塞性肺病都是 β 受体阻滞药应用的禁忌证；严重抑郁、有症状的周围血管病及支气管哮喘稳定期，是应用 β 受体阻滞药的相对禁忌证。

5. 钙离子拮抗药

钙离子拮抗药仅用于 β 受体阻滞药禁忌或不能控制的心绞痛患者，以及变异型心绞痛患者。心率快的患者宜选用非二氢吡啶类钙离子拮抗药，心率慢的可以选用二氢吡啶类钙离子拮抗药。若与 β 受体阻滞药合用，一般选用二氢吡啶类钙离子拮抗药。β 受体阻滞药和非二氢吡啶类钙离子拮抗药合用应慎重，应注意负性肌力和过缓性心律失常及传导阻滞。

6. 外科治疗

冠状动脉旁路移植术能够改善严重冠心病患者的远期预后，手术 5 年后，60% 以上的患者可以完全没有症状。该移植术的早期死亡率要高于经皮冠状动脉介入治疗（PCI），围手术期心肌梗死的危险程度也较高，其主要并发症为脑功能受损、切口感染、肾功能不全等。对于双侧颈动脉狭窄 >75% 的患者，宜在手术麻醉后体外循环之前进行颈动脉内膜剥脱术。以 BG 的绝对适应证：（1）左主干严重狭窄的慢性稳定性冠心病患者；（2）左主干等同病变的慢性稳定性冠心病患者；（3）3支血管病变患者；（4）左前降支近段严重狭窄的2支血管病变，并且射血分数<40%或显示心肌缺血的稳定性心绞痛患者；（5）左前降支近段没有严重狭窄的1或2支血管病变，但显示大面积心肌缺血的稳定性心绞痛患者。对于合并室壁瘤的患者，可以同时进行室壁瘤切除综述三冠心病的西医研究进展术；对于心脏严重扩大、心力衰竭难以纠正的患者，可以同时进行心室减容术；对于合并恶性室性心律失常的患者，可以同时进行心内膜切除术。

7. 介入治疗（PCI）

PCI 的目的是采用物理方法使狭窄或闭塞的冠状动脉内腔扩大。成功 PCI 的直接益处是即刻增加该冠状动脉血流通过能力，其直接的损害是经皮经腔冠状动脉成形术（PTCA）造成冠状动脉损伤，支架作为异物存在于冠状动脉内导致冠状动脉修复反应和血液流变学改变，有时粥样物质也可以栓塞远端的血管床。国外认为，PCI 是 ST 段抬高的心肌梗死的最佳选择。与溶栓不同，发病 12h 内的心肌梗死，如果没有休克，PCI 的早晚与 1 个月和 6 个月的病死率无关。对于起病 12h 后的心肌梗死，PCI 可以延期进行，目的主要是减少左室重构和室壁瘤的形成。

8. 溶栓治疗

对 STEMI 患者，在无条件进行 PCI 治疗的医院，溶栓仍是首选。在 AMI 发病 3h 内行溶栓治疗，梗死相关血管的再通率高，死亡率明显降低，其临床疗效与直接介入治疗相当；在 AMI 发病 3 ~ 12h 内行溶栓治疗，虽然其疗效不如直接 PCI，但仍能获益，发病 12h 后进行溶栓治疗则无临床益处。链激酶、尿激酶和 t - PA 三者的血管再通率分别为 55%、60%、80%。TIMIIIB、1515 - 2 和 Glssll 试验均提示，溶栓治疗不主

张应用于以 NSTEMI、正后壁 MI 或新发左束支传导阻滞的
ACS 患者。适应症：两个或以上相邻导联 ST 段抬高（胸导
联≥0.2mV，肢体导联＞0.1mV），或提示急性心肌梗塞伴左
束支传导阻滞（影响 ST 段分析），起病时间＜12h，年龄＜75
岁；ST 段抬高，年龄＞75 岁。对这类患者，无论是否溶栓治
疗，AMI 死亡的危险性均很大。尽管研究表明，对年龄＞75
岁的患者溶栓治疗降低死亡率的程度低于 75 岁以下患者，治
疗相对益处降低，但对年龄＞75 岁的 AMI 患者溶栓治疗每
1000 例患者仍可多挽救 10 人生命，因此，慎重权衡利弊后仍
可考虑溶栓治疗；ST 段抬高，发病时间 12~24h，溶栓治疗收
益不大，但在有进行性缺血性胸痛和广泛 ST 段抬高并经过选
择的患者，仍可考虑溶栓治疗高危 MI，就诊时 SBP 大于
180mmHg 和（或）DBP 大于 110mmHg，这类患者颅内出血的
危险性较大，应认真权衡溶栓治疗的益处与出血性卒中的危险
性。对这些患者首先应镇痛、降低血压（如应用硝酸甘油静
脉滴注、β 受体阻滞剂等），将血压降至 150/90mmHg 时再行
溶栓治疗，但是否能降低颅内出血的危险性尚未得到证实。对
这类患者若有条件应考虑直接 PCI 起病时间＞24h，缺血性胸
痛已消失者或仅有 ST 段压低者不主张溶栓治疗。急性心肌梗
死溶栓治疗的禁忌证：既往任何时候的出血性卒中，1 年内的
其他卒中或脑血管事件；已知的颅内肿瘤；近期（2~4 周）
活动性内脏出血（月经除外），可疑的主动脉夹层，入院时严
重并且不能控制的高血压（大于 180/100mmHg），既往脑血管
意外病史或已知脑内疾病，目前在使用治疗剂量的抗凝药
（INRZ－3），已知的出血倾向；近期创伤（2~4 周），包括头
外伤，或创伤性 CPR 或较长时间（大于 10min）的 CPR 或外
科大手术（小于 3 周），不能压迫的血管穿刺（小于 2 周），
近期（2~4 周）脏器出血，曾使用（尤其在 5 天~2 年）链

激酶/阿可尼普酶或曾对其过敏，妊娠，活动性消化性溃疡，慢性严重高血压病史。

四、并发症的治疗

1. 消除心律失常

发生室颤或持续性多形室性心动过速，尽快采用非同步或同步直流电除颤或复律；一旦发生室性期前收缩或者室性心动过速，立即用利多卡因 50～100mmg 静脉注射，每 5～10 分钟重复一次；如果室性心律失常反复者可以使用胺碘酮，对缓慢性心律失常可以用阿托品 0.2mmg 肌肉注射，室上性心动过速常用维拉帕米、地尔硫卓、美托洛尔、洋地黄制剂、胺碘酮等不能控制时，可以考虑考虑同步直流电转复治疗。

2. 控制休克

包括补充血容量、应用升压药、应用血管扩张剂，其他如纠正酸中毒、保护肾脏等。

第二章 心痛篇

第一节 胸痹心痛的概念

一、病名文献记载

"心痛"病名的出现早于"胸痹",最早见于马王堆汉墓出土的《足臂十一脉灸经》:"足少阴温(脉)……其病:病足热……肝痛,心痛,烦心。"在《难经》等书中也载有"心痛"一名,但首次较详细论述该病证则在《黄帝内经》,《内经》中的"心痛"既是症状,又是病名。《素问·五常政大论》:"风行于地……心痛,胃脘痛,隔不通。"《素问·标本病传论》有"心病先心痛"之说。《灵枢·厥病篇》将心痛严重,病情凶险者称为"真心痛",曰"真心痛,手足青至节,心痛甚,旦发夕死,夕发旦死"。至隋代,巢元方《诸病源候论》对心痛的认识有了进一步发展,巢氏认为心痛是"心病"的证候,心痛分为虚实两类。宋元时期,各医家开始对心痛的内涵进行探讨。宋代窦材《扁鹊心书》认为心痛"乃心之包络痛与脾痛、胃痛、膈痛耳",脾痛、胃痛、膈痛也属心痛。宋代陈无择《三因极一病证方论·九痛叙论》中认为"心痛……以其痛在中脘,故总而言之曰心痛,其实非心痛也。……方中所载者,乃心主包络经也"。认为心痛痛在中脘,而病位在心包络经。宋代王璆《是斋百一选方》卷八将心疾、脾疾于同篇介绍，含混不清。

总之，此段时期心痛的内涵多为广义的心痛，包括心包络痛和脾痛、胃痛等。多数医家认为心痛除真心痛外，均是胃脘痛。

《丹溪心法·心脾痛》至明清，心痛和胃脘痛的开始有了区分。《古今医统大全》云："大抵人病胸膈心腹疼痛，……脾受之而作心痛，此脾痛也，非心也。"明代张景岳《景岳全书》云："凡病心腹痛者，有上中下三焦之别。上焦者痛在膈上，此即胃脘痛也，《内经》所讲胃脘当心而痛者即此。时人以此为心痛，不知心不可痛也，若病真心痛者，必手足冷至节，爪甲青，且发夕死，夕发旦死，不可治也。"明代虞抟称九种心痛皆在胃脘，而实不在于心也。但是不少医家认为心痛、胃痛应有明确区分，王肯堂明确提出心痛与胃脘痛有别，纠正了"心痛即胃脘痛"的错误，《证治准绳》云："或问丹溪，言心痛即胃脘痛，然乎？曰：心与胃各一脏，其病位不同，因胃脘痛处在心下，故有当心而痛之名，岂胃脘痛即心痛者哉。历代方论将二者混同叙于一门，误自此始。"戴元礼、李用粹、何梦瑶等分别在《秘传证治要诀及类方》《证治汇补》《医碥》等著作中将心痛、胃痛加以区分。直至清代，医家的看法才基本统一，即心痛与胃脘痛当区分开来，"心痛"可分为"真心痛""厥心痛""卒心痛"与"久心痛"。

1. 真心痛

真心痛之名，首见于《灵枢·厥病》"真心痛，手足青至节，且发夕死，夕发旦死"。《难经·第六十难》云："其五脏气相干。"《金匮要略·五脏风寒积聚病脉证治》云："心中寒者，其人苦病心如啖蒜状，剧者心痛彻背，背痛彻心，譬如蛊注。"可见寒凝血瘀为真心痛发作病因。古代一直认为"真心痛"不可救治，直至明代，方隅在《医林绳墨》中通过临床观察认识到"真心痛，手脚青不至节，或冷未至厥，此病未深，犹有可救"。《奇效良方》为治疗"真心痛"立"术附汤"等治法，并建议用大辛大温之剂以温通经脉，回阳救逆，为后世治疗真心痛确立了治则。从论述可见，真心痛与现代医学的急性心肌梗塞并发心源性休克非常相似。

2. 厥心痛

最早出自《灵枢·厥病》，对于厥心痛的主要有四种说法，亦为厥心病的四种发病原因。

（1）五脏有病的观点，认为五脏有病之后，病气逆于心而致心痛。《难经·六十难》："其五脏相干，名厥心痛。"杨玄操注："诸经络皆属于心，若一经有病，其脉逆行，逆则乘心，乘心则心痛，故曰厥心痛。"

（2）阳虚致病的观点，阳虚而心经气逆所致心痛。《圣济总录》卷五十五："少阴，心主经也。心为阳中之阳，诸阳之所会合。若诸阳气虚，少阴之经气逆，则阳虚而阴厥，致令心痛，是为厥心痛。症见心腹连季胁胀满疼痛，冷气上攻，面色青黑；甚则呕逆、目直视、气闷绝……治宜高良姜散、吴茱萸丸、当归散等方。"

（3）因寒、因热所致心痛的观点。《医门法律》卷二："厥心痛，乃中寒发厥而心痛。症见手足厥冷而周身出冷汗，便溺清利而不渴，属寒逆心包，须与真心痛相鉴别，治宜温阳救逆。方用术附汤、真武汤。另有因胃有蕴热，复受寒郁而致之心痛，症见身热足冷、额汗出、脉多洪大。"吴坤安主张灸太溪、昆仑，内服金铃子散等方。

（4）指内外邪犯心包或他脏之邪犯心之支脉所致之心痛的观点。《医学入门》卷五："厥心痛，因内外邪犯心包络，或他脏邪犯心之支脉。谓之心厥。诸痛皆少阴、厥阴气逆上冲，又痛极则发厥也。新者身既受寒，后又伤冷，郁遏元阳，宜草豆蔻丸、鸡舌香散温散之，或神保丸温利之。"

3. "卒心痛"

最早见于《黄帝内经》。该书中"卒心痛"仅出现两次，"心热病者……热争则卒心痛"（《素问·刺热》）和"邪客于足少阴之络，令人卒心痛"（《素问·缪刺论》），书中只有"卒心痛"而无"久心痛"与之相对，"卒"是修饰"心痛"的副词，强调发病快，突然作痛。

4. "久心痛"一名

首见于晋代葛洪《肘后备急方》，另外该书中列专篇记载治疗卒心痛的方药。隋代巢元方认为"久心痛"是指真心痛以外的胸痹心痛，其心痛"乍间乍甚，发作有时，经久不瘥"，不像真心痛会很快导致死亡。本病病在"包络"，病机为"心有支别之络脉为风邪冷热所乘"，但书中未见有"卒心痛"的记载。至宋代《圣济总录》中始将卒心痛、久心痛加以区别：认为卒心痛"本于脏腑虚弱，寒气客然使之"，其用药皆散寒行气之品。久心痛"由风冷邪气，乘于心之支别络，停滞不去，发作有时，故经久不差也"。

总之，历代文献对本病命名多以简明的解剖知识、疼痛程度和疼痛性质冠以不同的名称，对其病变所属的脏腑及概念范围亦认识不一。因此，1987 年 8 月全国中医急症研讨会提出：沿用"胸痹心痛"的病名来命名心系本身的急痛病变，并将胸痹心痛的内涵定在冠心病心绞痛的范围内，此一观点目前已经获得了业界的广泛认可。病名的统一，为中医研究胸痹心痛确立了目标，才能使其便于深化而更富有中医特色，这是胸痹心痛病证研究的一大进步。

二、《金匮》胸痹心痛的概念

胸痹，胸痹以病位、病机命名，胸为病位，痹言病机。

《灵枢·本脏篇》云:"肺大则多饮,善病胸痹,喉痹,逆气。"说明胸痹与肺脏形态增大和饮邪停聚有关。《金匮》第九篇曰"阳微阴弦,即胸痹而痛",说明胸痹的病机是阳虚阴盛、胸阳痹阻,本篇还指出胸痹主症为"喘息咳唾,胸背痛,短气",并可见"不得卧、心痛彻背、心中痞、胸满、胁下逆抢心、胸中气塞"等症。中医认为,心肺居膈上胸中,肺主气司呼吸,肺气壅滞、宣降失常可见胸满或胸背痛、喘息咳唾、短气,甚者不得卧;心主血脉,心血瘀阻可见胸闷、胸背痛、口唇紫绀、心悸等。脾胃、肝胆居于膈下,与心胸相邻,脾胃气滞可见胃脘痞塞等,肝胆病变可见胁下气逆等。根据《金匮》所论胸痹的病机及临床表现,结合中医对脏腑经络生理病理的认识,《金匮》所论胸痹指胸阳痹阻之病证,涉及肺、心、脾胃等脏病变。对于心血瘀阻所致胸满、心悸等,《金匮》另有第十六篇瘀血胸满论述。

现代医学认为,胸背痛伴喘息咳唾、短气等症,多为呼吸系统疾病,呼吸困难严重者可见端坐呼吸、不能平卧;食管、胃病也可出现胸背痛,伴见食入疼痛、胃脘痞塞或疼痛等,食管裂孔疝所致胸背痛多在平卧时发作,饱餐后平卧犹易发生;心病引起的胸痛也可见喘息、短气等,但较少见咳唾。根据《金匮》所论胸痹的临床表现,与西医诊断的呼吸系统疾病关系密切,也可见于心、胃等脏病变。

三、心痛

心痛以病位、主症命名,心言病位,痛为主症。心之所指,古今不尽相同。古代所言之心包括现在所说之心、胃,如《素问·至真要大论》曰:"寒厥入胃,则内生心痛","热客于胃,烦心心痛,目赤欲呕,呕酸善饥","心痛支满,两胁里急,饮食不下,膈咽不通,食呕吐,腹胀善噫,得后与气,则快然如衰"。《金匮》第十一篇曰"心中风者……心中饥，食欲呕吐"，等等，上述文中之"心"有些实应为胃或心胃同病。胃脘何以混称为心，主要是因其所处部位。东汉许慎《说文解字》曰心"在身之中"，认为心在身体的中心。由于身体躯干的中心实为胃脘部位，即俗称心窝、心口，故古代心胃混称的情况比较普遍，如宋代陈无择在《三因极一病证方论》中指出古代所论心痛以其痛在中脘故曰心痛，其实非心痛也，《丹溪心法》直呼心痛即胃脘痛。直到清代，吴谦《杂病心法要诀》中仍称歧骨陷处痛为心痛。《金匮》第九篇指出心痛可见心中痞、诸逆心悬痛、心痛彻背、背痛彻心等症；第十一篇曰"心中寒者，其人苦病心如啖蒜状，剧者心痛彻背，背痛彻心，譬如蛊注。其脉浮者，自吐乃愈"；第十九篇指出"蛔虫之为病，令人吐涎，心痛发作有时"，所述心痛症状既包括心绞痛，也包括胃、胆等病导致的胃脘、腹部疼痛等。

现代医学认为中上腹部的疼痛除常见于胃痛外，还见于急性心肌梗死、心包炎、胆囊病变等。临床上《金匮》所出治疗心痛的方药可用于治疗心、胃、胆病之痛，其所论心痛实包括心、胃及胆病之痛等。古人虽心胃混称，但早已发现同为"心痛"，病情、预后不同，故又有真心痛、厥心痛、九种心痛等多种有关心痛的病名。由于心胃混称不利于临床诊治，后世中医逐渐将真正的心痛与胃脘痛等区分开来。

第二节　《金匮》原文及释义

本篇篇名虽有胸痹、心痛、短气三病，但实则论述胸痹与心痛两病的病因、病机和证治，其中又以胸痹为主。胸痹是以病位和病机命名，"胸"指胸膺部，"痹"是闭塞不通之意，不通则痛，故胸痹是以胸膺部满闷窒塞，甚则疼痛为主症；心痛是以病位和症状命名，病情比较复杂。本篇所述之心痛，主要是指心窝部的疼痛。短气是指呼吸迫促，在本篇中仅作为胸的一种症状来叙述。胸痹和心痛两病，均有疼痛症状，发病部位相邻近；病因病机亦有所相同，且可相互影响，合并发生，而短气又是胸痹病的常见症状，故合为一篇讨论。

第1条："师曰：夫脉当取太过不及，阳微阴弦，即胸痹而痛，所以然者，责其极虚也。今阳虚知在上焦，所以胸痹、心痛者，以其阴弦故也。"本条以脉论胸痹、心痛之机，太过、不及为脉之阴阳，能反映疾病邪盛与正虚二种基本性质。阳微阴弦，即是正气不足，而邪气盛实的典型脉象，反映了胸痹、心痛的病机：上焦阳气不足，下部阴寒内盛，阴乘阳位，痹阻胸阳。心痛者，以其病位近于胸，界于中上二焦，其病机亦然，此本虚标病也。

第2条："平人无寒热，短气不足以息者，实也。"与上条对照，云"实也"，补出阳气未虚，饮阻气机，出入受阻之纯实无虚的短气证。无寒热，言无外感之邪也。

第3条："胸痹之病，喘息咳唾，胸背痛，短气，寸口脉沉而迟，关上小紧数，栝蒌薤白白酒汤主之。栝蒌薤白白酒汤：栝蒌实1枚（捣），薤白半斤，白酒七升。上三味，同煮，取二升，分温再服。"

"喘息、咳唾，胸背痛，短气"，是胸痹的症状特点。由于胸阳不振，饮邪上乘，闭阻胸中气机，故有胸背疼痛、短气，是胸痹之辨证要点；气闭于胸中，肺失宣降，则喘息、咳唾，又是胸痹病中所常有也。寸口脉沉而迟，为上焦阳虚，胸阳不振之象；关上小紧数，主中焦停饮，阴寒内盛，正是"阳微阴弦"之谓。治用通阳散结，豁痰下气之法，用薤白、白酒温行阳气，栝蒌实下痰宽胸。白酒，用米酒。

第4条："胸痹不得卧，心痛彻背者，栝蒌薤白半夏汤主之。栝蒌薤白半夏汤方：栝蒌实1枚（捣），薤白三两，半夏半升，白酒一斗上四味，同煮，取四升，温服一升，日三服。"

此证阴寒痰浊，阻痹胸中阳气，闭郁心下，以其痰涎盛，故其证除胸痹不得卧外，还有心痛彻背，较上条症状，反映病位病情都有所增加。所以，在治疗上，仍用原法，通阳散结，豁痰下气，加半夏一味，温化痰饮，辛散开结。

第5条："胸痹心中痞，留气结在胸，胸满，胁下逆抢心，枳实薤白桂枝汤主之。人参汤亦主之。枳实薤白桂枝汤方：枳实四枚，薤白半升，桂枝一两，厚朴四两，栝蒌实一枚，捣上五味，以水五升，先煮枳实、厚朴，取二升，去滓，内诸药，煮数沸，分温三服。人参汤方：人参、甘草、干姜、白术各三两。上四味，以水八升，煮取三升，温服一升，日三服。"

本条胸痹主证，是以心中痞，胸满，胁下逆抢心为特点，病变范围已由胸膺部扩至胁下及腹，其病机虽然是"阳微阴弦"，但有虚实之异，必须辨别。其属实者，乃由胸阳不振，胁下阴寒之气乘虚上逆所致。病势急，临证尚可见：腹胀、大便不通、脉象弦紧，治宜通阳开结，泄满降逆。用枳实薤白桂枝汤，枳实、厚朴，下气除满，桂枝，温降寒逆之气，全栝蒌、薤白宽胸宣痹，除痰降逆。其属虚者，系中焦阳虚，虚寒之气上逆，使胸中大气不转所致，其病势较缓，临证还可见到倦怠少气、便溏、舌淡、脉弱，治宜温中益气培本，温散寒气。方用人参汤，以人参、白术、炙甘草补益中气，干姜温中散寒。用汤剂。为增强药物疗效，温养中焦，服药后14～15分钟，则啜热粥以温复取暖，即"此饮热粥，欲其助药力以内温"是也。

第6条："胸痹，胸中气塞，短气，茯苓杏仁甘草汤主之；橘枳姜汤亦主之。茯苓杏仁甘草汤方：茯苓三两，杏仁五十

个，甘草一两。上三味，以水一斗，煮取五升，温服一升，日
三服。不差，更服。橘枳姜汤方：橘皮一斤，枳实三两，生姜
半斤。上三味，以水五升，煮取二升，分温再服。"

　　本条但言"胸中气塞，短气"，说明为胸痹轻证，气塞、
短气为饮阻气滞所致，但在病情上有偏于饮盛与气滞之别，病
位有在肺在胃之异。若饮邪偏盛，上乘于肺，除胸中气塞、短
气外，尚可见咳嗽，吐痰、小便不利等症。治用茯苓杏仁甘草
汤，宣肺利水。若气滞饮停，胃失和降者，除见胸中气塞、短
气外，还可见心下痞满，呕吐不食之证，治以橘枳姜汤、温胃
散饮。

　　第7条："胸痹缓急者，薏苡附子散主之。薏苡附子散方：
薏苡仁十五两，大附子十枚，炮上二味，杵为散，服方寸匕，
日三服。"

　　本条既云胸痹，又言"缓急"者，知其病情急重，胸痛
剧烈。究其病机，乃由寒湿上乘，胸阳痹阻，上焦气血凝滞。
故其疼痛重，病势急。治疗以温通止痛，散寒除湿，缓急之
法，方用薏苡附子散。以炮附子辛温气雄，温通力强，以散寒
邪，通阳气而止痹痛。薏苡仁除湿宣痹，缓解拘急。药以散
用，备急义也。

　　第8条："心中痞，诸逆心悬痛，桂枝生姜枳实汤主之。
桂枝生姜枳实汤方：桂枝、生姜各三两，枳实五枚。上三味，
以水六升，煮取三升，分温三服。"

　　痰饮、寒浊停聚心下，以致痞闷不舒而痛。寒阻中焦，胃
失和降，寒饮随之上逆，故其证见胸口至胸中牵引作痛，谓之
心悬痛，治以桂枝生姜枳实汤，温散寒饮，下气降逆而止痛。

　　本证以心痛为主，病位在于中焦而及于上，其治以桂枝、
生姜温化水饮，枳实降气消满，治胃邪也。

　　第9条："心痛彻背，背痛彻心，乌头赤石脂丸主之。乌

头赤石脂丸方：乌头一分，炮蜀椒干姜各一两，附子半两，赤石脂一两。上五味，末之，蜜丸如桐子大，先食服一丸，日三服。不知，稍加服。"

"心痛彻背，背痛彻心"，系指心窝与背部相互牵引作痛，痛势剧烈而无休止，并伴有四肢厥冷、脉象沉紧等。其病乃因胃气虚冷，阴寒痼结，至感寒或饮冷而发。乌头赤石脂丸，集大辛大热之品于一方，用乌头、附子、蜀椒、干姜，温通胃阳，逐寒止痛力强。赤石脂温摄守中，固涩阳气，并防止诸药辛散太过。峻药缓治，用蜜做丸，既可缓药之峻，又使之药力持久。

九痛丸：治九种心痛。附子三两，炮生狼牙、巴豆（去皮，熬，研如膏）、干姜、吴茱萸、人参各一两。上六味，末之，炼蜜丸如梧子大，酒下。强人初服三丸，日三服，弱者二丸，兼治卒中恶，腹胀，口不能言。又治连年积冷流注，心胸痛；并冷冲上气，落马坠车血疾等，皆主之，忌口如常法。

小结：胸痹与心痛，在病因上皆为上焦阳虚，阴乘阳位所致。其区别在于，病变部位略有差异，如阳虚邪痹于胸者，为胸痹；寒饮乘于心下者，为心痛。胸痹以胸膺部症状为主，如"胸痹之病，喘息咳喘、胸背痛、短气、寸脉沉而起，关脉小紧生数者，栝蒌薤白白酒汤主之。"等；而心痛则以心窝部症状为主，如"心中痞，诸逆心悬痛"或"心痛彻背、背痛彻心"等。但胸痹与心痛，有时可以同时发作，难以截然分开。

胸痹、心痛总的病机为"阳微阴弦"，本虚标实，故在治疗上，应以扶正祛邪，"急则治标，缓则治本"为原则。由于病邪有兼挟，病情有轻重，体质在差异，病位在胸、在胃之别，故具体治疗亦当有所不同，充分体现了仲景依证立法，证变治变，随证治之的辨证施治思想。如胸痹典型证，治宜宣痹通阳，豁痰利气，栝蒌薤白白酒汤为主方；若寒饮内乘，心痛彻背，不得卧者，于本方中再加半夏以降逆逐饮；若胸痹，心中痞气，气结在胸，胸满，胁下逆抢心，审其阴盛邪实，气滞不通者，用枳实薤白桂枝汤宣痹通阳，泄满降逆；若阳虚正衰，大气不运者，用人参汤补中助阳，振奋阳气；若胸痹心中气塞短，偏于水饮在肺，治用茯苓杏仁甘草汤宣肺利气而化饮；偏于寒气在胃，治用橘枳姜汤温胃理气而散结；如胸痹急证，治以薏苡附子散温经止痛，散寒除湿。心痛轻证，由于阴盛阳衰，心痛彻背，背痛彻心者，用乌头赤石脂丸，温阳散寒，峻逐阴邪。

《金匮要略》第九篇对胸痹心痛的症状描述，参考古代文献，其所论胸痹为阳虚阴盛、胸阳痹阻之病证，涉及肺、心、脾胃等脏病变；心痛病机亦为阳虚阴盛，包括心痛、胃痛等。《金匮》胸痹、心痛合篇的意义主要在于强调脾胃与心生理关系密切，病变易互相影响，调理脾胃对心病治疗具重要意义，《金匮》胸痹心痛篇方药体现了和胃降逆、祛痰健脾、温胃散寒、补脾温中等治法。

在中医古代文献中，胸痹与心痛是两个病名，《金匮要略》（简称《金匮》）第九篇将胸痹、心痛合为一篇，篇中二者既有分论，又有合论。本文试对《金匮》胸痹心痛的概念及合篇意义进行发掘整理。

第三节 历代中医文献对冠心病心绞痛的论述

一、先秦两汉时期

先秦时期是中国医学基础的奠基时期，殷墟出土的甲骨文有多种疾病的记载，而且此时也出现了多种医学著作。这一时代的医学巨著《黄帝内经》比较系统和全面地反映了春秋战国时期医学理论和丰富经验，标志着从生理解剖、病理、诊断、治则、养生、预防等方面以及阴阳五行、整体观念为特点的中医学诞生了，是我国现有理论比较完整的医学著作。这期间医学取得了重大发展，其中如张仲景《伤寒杂病论》等医家的贡献，使《内经》所确立的中医学理论与临床实践有机地结合和发展起来。此时，历代医家奉为经典的四部医籍已经完成，确立了中医学独特的理论体系。

1. 《黄帝内经》

《黄帝内经》是中医理论的经典著作，大约成书于战国至汉时期。该书中并无"胸痹心痛"这一病名，其内容散见于和本病有关的"心痛""胸痹""心痹""卒心痛""厥心痛""真心痛"之中。"心痛"是以部位和症状命名，即心前区疼痛的病证，既是症状，又是病名，相当于现代医学中的冠心病、主动脉瓣关闭不全等心系疾病。《黄帝内经》中的心痛为狭义心痛，不包括胃脘痛。如"邪在心，则病心痛、喜悲时眩仆。"（《灵枢·五邪》），"胃胀者，腹满，胃脘痛，鼻闻焦臭，妨于食，大便难。"（《灵枢·胀论》），两条文明确指出，邪在脾胃或胃胀则出现腹满或胃脘痛，而邪在心或心病则导致心痛。另外，《素问·五常政大论》："大暑以行，咳嚏、鼽衄，鼻窒曰疡，寒热胕肿。风行于地，坐沙飞扬，心痛、胃脘痛，厥逆膈不通，其主暴速。"在同一条经文中心痛与胃脘痛并行，说明此所言心痛不包括胃脘痛。厥心痛与真心痛五脏病变影响于心而致"厥心痛"，病邪直犯心脉则发"真心痛"。从《灵枢·厥病》篇对厥心痛的描述来看，该病相似于现代医学的冠心病心绞痛，以及其他病变如高血压性心脏病、风湿性心脏病等引发的心绞痛，甚至有些消化道的急痛放射至胸膺也可包含其中。真心痛乃厥心痛之重证，与心肌梗死、重度心绞痛相似，认为死不可治。《黄帝内经》中"卒心痛"仅出现两次："心热病者，先不乐，数日乃热，热争则卒心痛，烦闷善呕，头痛、面赤、无汗。"（《素问·刺热》）和"邪客于足少阴之络，令人卒心痛，暴胀，胸胁支满无积者，刺然骨之前出血，如食顷而已；不已，左取右，右取左，病新发者，取五日已。"（《素问·缪刺论》），其中"卒心痛"之"卒"强调发病速度之快。《黄帝内经》对于心脏、血脉生理活动的描述已初具轮廓，《素问·痿论》云："心主身之血脉。"《素问·脉要精微论》："夫脉者，血之府也。" 《灵枢·经水》篇："经脉者，受血而营之。"《灵枢·决气》篇："壅遏营气，令无所避，是谓脉。"总而言之，心、血、脉共为一个系统，关系密切。《内经》中引起心痛的病因比较复杂，外来时令异常可以致病，饮食不节、七情内伤、血瘀、痰浊、血虚也可引发，他经、他脏传变也可致病，而疼痛的机理有不通作痛和牵引作痛两种。《素问·举痛论》云"帝曰：五脏卒痛，何气使然？岐伯对曰：经脉流行不止，环周不休，寒气入经而稽迟，泣而不行，客于脉外则血少，客于脉中则气不通。故卒然而痛。"此虽非专指心痛而论，但结合同篇"心痹者，脉不通"之说，可以认为本病与寒邪有关。寒邪是导致心痛的重要病因，《内经》中有多处提及。如《素问·至真要大论》"太阳司天，寒淫所胜，则寒气反至，水且冰，血变脉中，发为痈疡。民病厥心痛，呕血血泄鼽衄，善悲，时眩仆，运火炎烈，雨暴乃雹，胸腹满，手热肘挛掖肿，心澹澹大动，胸胁胃脘不安，面赤目黄，善噫、嗌干，甚则色焰，渴而欲饮，病本于心"；同篇"太阳之胜、凝溧且至，非时水冰，羽乃后化，痔疟发，寒厥入胃，则内生心痛，阴中乃疡，隐曲不利，互引阴股，筋肉拘苛，血脉凝泣，络满色变，成为血泄，皮肤否肿，腹满食减，热反上行，头项囟脑户中痛，目如脱，寒入下焦，传为濡泻。"《素问·六元正纪大论》："水郁之发，阳气乃辟，阴气暴举，大寒乃至，川泽严凝，寒结为霜雪，甚则黄黑昏翳，流行气交，乃为霜杀，水乃见祥。故民病寒客心痛，腰椎痛，大关节不利，屈伸不便，善厥逆，痞坚腹满。"《素问·调经论》："寒气积于胸中而不泻，不泻则温气去，寒独留则血凝泣，凝则脉不通。"说明由于寒邪入侵，凝于脉中，心脉痹阻而发为心痛的病机。寒邪引发心痛的病理机制，除了上述的寒凝导致经脉痹阻，不通而痛，还有一种为寒邪收引血脉，使络脉拘急，牵引而痛。如《素问·举痛论》："寒气客于脉外则脉寒，脉寒则缩蜷，缩蜷则脉绌急，绌急则引小络，故卒然而痛。"这比西医学 1972 年首次揭示冠脉挛急是心绞痛真正原因早两千多年。在《素问·刺热》云："心热病者，先不乐，数日乃热，热争则卒心痛。"其所言即指情志不舒，郁而化热，热甚则邪正相争故引起心痛。心脏热盛，也可导致心痛。如《素问·刺热》云："心热病者，先不乐，数日乃热，热争则卒心痛，烦闷善呕头痛、面赤、无汗……"即指心脏有热，邪正相争故引起心痛。不只是内生之热，外来的热邪也可引起心痛。如《素问·气交变大论》中，"岁金不及，炎火乃行，生气乃用，长气专胜，庶物以茂，燥铄以行，上应荧惑星。民病肩背瞀重，鼽嚏血，便注下，收气乃后，上应太白星，其谷坚芒。复则寒雨暴至，乃零冰雹，霜雪杀物。阴厥且格，阳反上行，头脑户痛，延及囟顶发热，上应辰星，丹谷不成，民病口疮，甚则心痛。"《素问·至真要大论》中云"少阳在泉，主胜，则热反上行，而客于心，心痛发热，恪中而呕"等，都提示热邪是心痛的病因之一。《素问·生气通天论》曰："味过于甘，则心气喘满，色黑，肾气不衡。"《素问·五脏生成论》："多食咸，则脉凝涩而变色。"饮食偏嗜，尤其偏嗜咸食则脉涩，气血不通而发生心痛。《素问·五脏生成论》云："赤脉之至也，喘而坚，诊曰有积气在中，时实于食，名曰心痹，得之外疾思虑而心虚，故邪从之。"指出过于思虑损伤心气，病邪趁虚而入的病机。《素问·血气形志篇》："形乐志苦，病生于脉。"王冰注："志谓心志。细而言之则七神殊守，通而论之则约形志以为中外尔。形乐谓不甚劳役，志苦谓结虑深思。"亦言思虑过重则气滞血凝，病生于心脉。《素问·痹论》云：痹"在于脉则血凝而不流"。"凝而不流"即血瘀，同篇"心痹者，脉不通"，又"涩则心痛"（《素问·脉要精微论》），指出血脉瘀涩也可发生心痛。血虚则脉中血少而致脉收敛，脉络相引而痛。如《素问·举痛论》曰："脉泣则血虚，血虚则痛，其俞注于心，故相引而痛。"指出心痛的发作，与背俞之脉血液凝泣、供血不足有关。脏腑之间有密切联系，病理上可以互相影响，其他脏腑病变在一定条件下可累及心脏而引发心痛。如《素问·至真要大论》中"寒厥入胃，则内生心痛"，也是胃病及心而致心痛。十二经脉与各脏腑有直接的络属关系，并且各脏腑经络之间也相互联系，所以经脉之气厥逆均可通过传导影响到心或心包络而发生心痛。"心手少阴之脉起于心中，出属心系，下膈络小肠；其支者，从心系上挟咽，系目系；其直者，复从心系却上肺，下出腋下，下循内后廉，行手太阴心主之后，下肘内，循臂内后廉，抵掌后锐骨之端，入掌内后廉，循小指之内出其端。是动则病嗌干心痛，渴而欲饮，是为臂厥。"（《灵枢·经脉》）。此为与心直接相联系的经脉之气发生厥逆而引发心痛。如果是间接络属于心和心包络的经脉发生病变时，也会出现心痛，如《素问·缪刺论》曰："邪客于足少阴之络，令人卒心痛，暴胀，胸胁支满，无积者，刺然骨之前出血，如食顷而已。不已，左取右，右取左。病新发者，取五日，已。"《黄帝内经》是记载心痛临床表现最早的中医典籍，该书对心痛的部位、特点、伴随症状等均有描述，如《素问·藏气法时论》云："心病者，胸中痛，胁支满，胁下痛，膺背肩甲间痛，两臂内痛。"指出心痛发作的部位特点，痛在胸中，胸下并扩散到肩甲间甚至两臂内侧，其原理与心经小肠经的循行部位有关。兼证有"脉不通，烦则心下鼓，暴上气而喘"，"心下鼓"为虚里跳动而应衣，心悸不宁，"暴上气而喘"，为突然作喘，此为心病及肺所致之症。胸痹心痛的严重阶段为"真心痛"，《灵枢·厥病篇》："真心痛，手足青至节，心痛甚，旦发夕死，夕发旦死。"这种描述与现代急性心肌梗塞并发心源性休克的临床症候极为相似，指出了真心痛三大特点：伴发休克（手足青至节），痛的程度严重，短期内死亡。另外，《内经》中认识到心痛的发病有其时间特点，《素问·脏气法时论》对于患有心脏病病人，提出"病在心，愈在长夏，长夏不愈，甚于冬，冬不死，持于春，起于夏，禁温食热衣；心病者，愈在戊己，戊己不愈，加于壬癸，壬癸不死，持于甲乙，起于丙丁；心病者，日中慧，夜半甚，平旦静。"；《素问·金匮真言论》也指出"冬善病痹厥"，这和临床上胸痹心痛病人的发病情况是非常一致的，在冬天，痹证和各种厥证，特别是厥心痛的发病率高，并且心梗病人夜间的死亡率明显高于白天，本病的诊断可根据其主要临床表现。而心之苗为舌，在色为赤，望诊的依据有"心病者，舌卷短，颧赤……"（《灵枢·五阅五使》）。心痛重证为"手足青至节"，"赤色出两颧大如拇指者，病虽小愈必卒死"（《灵枢·五色》）。心痛之脉有涩脉、急脉等。《素问·脉要精微论》云"涩则心痛"，涩指涩脉，脉涩主气滞血瘀，血少。另外，《灵枢·邪气脏腑病形》篇云："心脉缓急为心痛引背，食不下。"《类经》中注："急者，弦之类，急主风寒，心主血脉，故心脉急甚则为瘛。筋脉引急曰瘛，弛长曰。弦急之脉多主痛，故微急为心痛引背。"对于心痛的治疗，《内经》中确立了一些治疗原则，但具体方药论述较少，

而是以针灸为治疗该病的主要方法。《素问·举痛论》言心痛
"得炅则痛止"。"炅"即热也，提示可以用温通散寒法治疗心
痛，《灵枢·五味》曰"心病宜食薤"，这是文献中最早用薤
白治疗心病的记载，薤白为辛温之品，为后世创立有关方药奠
定了基础。《素问·阴阳应象大论》曰："血实宜决之。"《素
问·至真要大论》："故《大要》曰：谨守病机，各司其属，
有者求之，无者求之，盛者责之，虚者责之，必先五胜，疏其
血气，令其调达，而致和平，此之谓也。"用行气活血之法疏
导气血的运行，《内经》中已有了心痛从瘀治疗即活血化瘀治
法的思想雏形。"心脉急甚者为瘛疭，微急为心痛引背，食不
下"，即指心络拘急，导致心痛。而"微急"在中医学中属
"风"之表现，这种"微急"与西医认为"冠状动脉痉挛"
所致之心绞痛相类似。由此推测，冠心病心绞痛从发病特点及
临床表现来说属风邪致病范畴。

综上所述，虽然《内经》对心痛病证有些还处于初步认
识阶段，但基本上已经对本病做出了较为全面的论述，尤其是
提出的一些基本思路和治疗原则，为后世论治本病奠定了
基础。

2.《神农本草经》

《神农本草经》是现存最古的本草著作，言简意赅，药效
确实，被后世奉为中药经典之作。其在治疗心痛的用药方面，
补充了《内经》之不足，其中记叙了许多治疗心脏疾病的药
物，如菖蒲"开心孔，补五脏，通九窍"，百合"治邪气腹
胀，心痛，补中益气"，茯苓"治胸胁逆气，心下结痛"，赤
石脂"主养心气"，半夏"治心下坚，胸胀"等。提倡饮茶，
认为"久服安心益气"。

3.《金匮要略》

《金匮要略》系我国现存最早的一部理、法、方、药具备

的经典医籍，它集前人杂病证治之大成，创脏腑辨证之体系，对于中医学的发展产生了深远影响。张仲景在《金匮要略》一书中，将胸痹心痛设专篇详论，为胸痹心痛的证治奠定了基础，所言治疗胸痹心痛之法，至今仍具重要的指导意义。《胸痹心痛短气病脉证治》中胸痹是以病位和病机命名，其病位在胸，病机为闭塞不通，胸痹的症状乃"喘息咳唾，胸背痛，短气，寸口脉沉而迟，关上小紧数"，"胸痹不得卧，心痛彻背"，"背痛彻心"。从所列方药及症状分析，胸闷痞塞与疼痛并存是本病的特征，从其所述的临床表现来看酷似冠心病，包括我们现今临床的心绞痛及心肌梗死，而且临床许多心脏疾病都可致气血运行不畅，胸阳痹阻，出现胸部满闷，甚或疼痛等症。这些心脏疾病，在其临床特点符合胸痹病机时，亦当属胸痹范畴。《金匮要略·胸痹心痛短气病脉证治》开篇即云："夫脉当取太过不及，阳微阴弦即胸痹而痛，所以然者，责其极虚也，今阳虚知在上焦，所以胸痹心痛者，以其阴弦故也。""阳微阴弦"是对胸痹心痛病因病机的高度概括，即指脉的太过不及，关前为阳，阳微为不及，主阳气虚损，即胸阳不振，关后为阴，阴弦为太过，主阴盛，"阴"，一般指寒邪、水饮及痰涎之邪浊。由于阳虚阴盛，阴盛之邪，上乘阳虚之胸，邪正相搏，寒凝气滞，痹阻胸阳，"即胸痹而痛"。由此可知，阳虚与阴盛，仅有其一，都不致发病，阳微正虚是发病的根本，阴邪干犯是发病的重要条件。张仲景在明确胸痹病机的基础上，就其辨证论治做了系统阐述，治疗上以温通散寒，宣痹宽胸为法，制定了药简效宏的栝蒌薤白白酒汤等近十首经典方剂。如"胸痹之病，喘息咳唾，胸背痛，短气，寸口脉沉而迟，关上小紧数，栝蒌薤白白酒汤主之"。"胸痹不得卧，心痛彻背者，栝蒌薤白半夏汤主之"。"心痛彻背，背痛彻心，乌头赤石脂丸主之"。综上所述，仲景论治胸痹心痛，运用了逐化痰饮、散寒补虚等治法，讨论了属"阳微阴弦"这种病机的部分证候。后世医家在此基础上，认识到脏腑内虚和邪气发病二者互为因果的关系，发展了通补兼施的方法；对邪实病因的认识有所扩展，出现了芳香温通、活血化瘀及理气解郁等治法，丰富了本病的临床治疗。

二、魏晋隋唐时期

魏晋尤其是隋唐时期，经济、文化空前繁荣，与此同时医药学术亦获得了显著的成就。这一时期对胸痹心痛病因的认识更加丰富，对临床观察更加细致，对治疗方法也进行多方面的探索。

1.《华氏中藏经》

《华氏中藏经》对于心痛的论述分两部分，第一部分为上卷的第二十四篇"论心脏虚实寒热生死逆顺脉证之法"，主要指出心胸疼痛是心脏为患的主要症状，心气实和心气虚均可导致心痛。如心"虚则多惊悸，胸腹及腰背引痛"，"心气实，胸腹中苦痛"，并且强调"思虑过多则怵惕，怵惕则伤心"，思虑过度会损伤心神，心病患者要少思不要忧虑。第二部分为下卷"疗诸病药方六十道"中治疗心胸疼痛的 4 首方剂：由木香、莪术、干漆组成的治"心痛不可忍"方，治疗"卒心腹痛"的安息香丸，"治诸气不通，胸背痛，结塞闷乱"的通气阿魏丸，治"卒痛者，心腹之间，或左右胁下，痛不可忍，俗谓鬼箭者是。"的"尸厥卒痛方"（雄黄、朱砂等组成）。从用药上看，《华氏中藏经》治疗心痛多用木香、沉香等芳香温通之品，以及朱砂等以镇静安神。"尸厥者，谓忽如醉状，肢厥而不省人事也。卒痛者，心腹之间，或左右胁下，痛不可忍，俗谓鬼箭者是。"，从症状描述上看，与现代心肌梗塞发作伴有休克的表现比较相近。

2. 王叔和《脉经》

王叔和在《内经》《难经》及仲景、华佗等有关脉学的基础上，加入自己的临床体会，全面论述了有关心痛的脉象。如"脉阴弦，为心痛。心脉微急为痛，微大为心痹引背。短而数心痛，涩则心痛。脉浮大弦长者死，沉细者生。寸口沉，胸中痛引背。关上沉，心痛，上吞酸。寸口伏，胸中有逆气。寸口滑，胸满逆。心腹痛，痛不得息，脉细小迟者，生。坚大疾者，死"。这些论述为后世脉学发展奠定了基础，其影响直至明清。

3. 皇甫谧《针灸甲乙经》

该书首次明确地将"胸痹心痛"作为一个病名来论述，如卷九："胸痹心痛，肩肉麻木，天井主之。""胸痹心痛，不得息，痛无常处，临泣主之。"病因方面，首次明确指出瘀血可致胸膈满痛，该书十一卷第七节："胸中瘀血，胸胁榰满，膈痛。"对于胸痹心痛的针灸取穴，既有手厥阴心包经代心以治，如"卒心中痛，瘛疭互相引肘内廉痛，心敖敖然"，间使主之；"胸痹引背时寒"，也是取手心主的间使穴治之。也有随心痛牵扯部位以及伴随症状之不同，取手太阴、足少阳等各经腧穴治疗。治疗心胸满痛，皇甫谧尤其重视足少阴肾经和任脉取穴。任脉为奇经八脉之一，起于中极之下，循腹里，上关元，起着调节溢蓄正经脉气的作用。后世清代医家叶桂将奇经理论发扬广大，擅奇经用药，对今天临床仍有启发。

4. 葛洪《肘后备急方》

该书论述胸痹心痛分两部分，第一部分为"治卒心痛方第八"，第二部分为"治卒患胸痹痛方第二十九"。作者言"卒心痛"而非似第二十九节"卒患胸痹"，可见此时"卒心痛"与《内经》相比已经是比较固定的病名了。在"治卒心痛方第八"中，葛洪记载了40余条治方，有热熨法、灸法、按摩以及散剂、丸剂、汤剂等多种剂型，并多用酒作为溶剂送服丸散，或直接以酒煮取药汁。葛氏的验方简便易行，后世广为流传，如"卒心痛，以布裹盐如弹丸，烧令赤，置酒中消服之"等等。在第二部分"治卒患胸痹痛方第二十九"篇中，首次详尽细致地描写了胸痹的证候："胸痹之病，令人心中坚痞忽痛，肌中苦痹，绞急如刺，不得俯仰，其胸前皮皆痛，不得手犯，胸满短气，咳嗽引痛，烦闷自汗出，或彻引背膂"，对于病情的严重性指出"不即治之，数日害人"，对于描述的胸痹"不得俯仰""胸满短气""彻引背膂"这些症状非常类似于心绞痛时胸背部位疼痛、气闷气短的情况，此段对胸痹证候的描述被后世广为引用。《肘后备急方》中葛氏治疗胸痹复发者，用韭根五斤，捣绞取汁，饮之。韭根温散血瘀力著，这可能是最早运用活血化瘀法治疗胸痹心痛的记载。

5. 巢元方《诸病源候论》

该书对心胸疼痛病症的论述主要见于《胸痹候》和《心痛病诸候》。《心痛病诸候》又包括五论：心痛候、久心痛候、心悬急懊痛候、心痛多唾候和心痛不能饮食候。对于胸痹的病因，巢氏认为"寒气客于五脏六腑，因虚而发，上冲胸间，则胸痹"，"心痛者，风冷邪气乘于心也"。与《金匮要略》相比，更强调寒邪为患。后世《太平圣惠方》《圣济总录》等论著中亦言心痛为"风冷邪气所乘"，久心痛则"是心之支别络脉，为风邪冷热所乘痛也"。此外，在《心悬急懊痛候》中提出"因邪迫于阳气，不得宣畅，壅瘀生热"而致"心如悬而急，烦懊痛"的病机转归，认为壅瘀生热，热结可致心痛，可见在病机的阐述上，较张仲景又有所提高。巢氏还指出，饮邪上犯可令心痛，"心痛而多唾者，停饮乘心之络故也"。在卷四十一《妇人妊娠病诸候》中，更明确指出"夫心痛，多是风邪痰饮，乘心之经络"。对于胸痹的症候，巢氏在葛洪

《肘后备急方》的基础上又增加了"胸中愊愊如满，噎塞不利，习习如痒"等临床表现，观察颇为细致，其描写疼痛发作的情况，与今日临床所见是基本符合的。巢氏将心痛分为真心痛与久心痛两种不同证候，"其痛发，有死者，有不死者，有久成疹者。心为诸脏主而藏神，其正经不可伤，伤之痛为真心痛，朝发夕死，夕发旦死"。"其久心痛者，是心之支别络脉，为风邪冷热所乘痛也，故成疹不死。发作有时，经久不瘥也"。疹者疾也，是时常发作，时常间歇而缠身不愈的宿疾。以上巢氏将"久心痛"与"真心痛"做了区别，认为真心痛发病急促，病情严重，预后极差，死亡迅速；而久心痛预后较真心痛为佳，疼痛程度亦较前者略轻，发病后不致迅速死亡，但反复发作，日久不愈。形成两者不同的原因是邪伤的部位有别，真心痛邪伤于心之本脏，而久心痛为邪伤于心支别经脉，未及正经。按照今天的理解，正经可能指心脏的一些大的经脉（如冠状动脉的前降支、左旋支、后降支），瘀阻不通，故有朝发夕死之虑。支别之络脉，可以理解为指心脏经脉系统中的一些小络脉（如冠状动脉的细小分支）伤之亦令心痛，但程度较轻，预后较好。以上论述，虽然简略不详，但首次专门立论，实为临床经验之谈，确有灼见。巢氏非常重视心痛的及时救治，"诸痛之中，心痛最急，救之若赴汤火，乃可济耳"。总之，《诸病源候论》对本病主要做了四点概括：一是将真心痛以外的胸痹心痛归于"久心痛"类型，其心痛"乍间乍甚，发作有时，经久不瘥"，不像真心痛会很快导致死亡。二是指出久心痛病在"包络"，"心有支别之络脉为风邪冷热所乘"。使中医学对胸痹心痛的认识达到了新的高度，尤其是关于本病病在心包络脉的推论与现代病理解剖有所契合。三是指出"风冷邪气""阳虚阴厥"和"诸脏乘于心者，亦令心痛"，扩展了心痛的病因。四是病机转归方面，指出邪迫阳气，壅瘀生热，热结可令心痛，较前人有所提高。

6. 孙思邈《千金要方》

该书先是总体上对心脏的生理、心脉、虚实病候等方面做了较为详尽的论述，然后分论心腹痛与胸痹。病因方面《千金要方》依然强调心痛胸痹的寒邪致病作用，所叙胸痹病状在《诸病源候论》所论的基础上又增加了"时欲呕吐"等症状，该书心腹痛篇又有"心痛暴绞急绝欲死""心痛如以锥刀刺"以及"心腹绞痛"等症状的记载。从临床观察所见，急性心肌梗塞时，心绞痛程度比较剧烈，持续时间较长，常伴有恶心、呕吐、大汗等症，由此看来，孙思邈对此病有深刻的体会与认识。孙氏曾用"心痛暴绞急绝欲死"来描述痛状，文中也多次出现"卒心腹绞痛如刺""心腹绞痛"的文字，这也可能是现代医学使用心绞痛病名之所本。书中治疗心痛胸痹创制了细辛散、蜀椒散、茯苓汤、熨背散等方，其治法多为温通散寒、化痰逐饮。

7. 王焘《外台秘要》

该书对于心痛胸痹的方药分类编辑非常细致，按病性及随证之不同，心痛方分为十三类，胸痹方分为七类，收集了近百首相关方剂。值得注意的是，该书将"胸痹心痛"和"胸痛"都列入胸痹类中。《外台》所载治疗心痛胸痹方的后面，几乎都注明饮食宜忌，如忌生葱、酢物、猪肉、桃李等，或标明"无忌"，煎服方法也很讲究。王焘在《外台秘要》中引述了《开元广济方》中记载的"吃力伽丸"。"吃力伽"是白术药名的梵语译音，即初名为白术丸，至宋朝《太平惠民和剂局方》改名为苏合香丸，广泛应用于临床，治疗心病以辛香走窜、开窍通络方药盛行一时。至今，苏合香丸仍然在心病临床中经常采用，并且新药冠心苏合丸的研制也是脱胎于古代"吃力伽丸"，由此可见《外台》方剂影响深远。

三、两宋金元时期

宋金元时代有关心痛的论述较多，治疗方法也十分丰富。心痛的治疗也逐渐从辨心痛的卒、久，各种伴随症状的不同，向更为灵活实用的辨证论治转变。此一时期，活血化瘀、芳香温通法开始较广泛应用，痰瘀同治法、补益心神法、寒热并用、调和营卫等治法也开始运用，药粥、药酒等食疗方法丰富了心痛的治疗。自宋代开始，活血化瘀被广泛用于胸痹心痛的治疗，如《太平圣惠方》治疗胸痹心背痛、卒心痛的方剂中选用丹参、川芎、当归、莪术等，《太平惠民和剂局方》治心痛应用破血逐瘀的三棱、莪术、没药、血竭等，《圣济总录》治疗厥心痛的高良姜散，亦合以活血化瘀的三棱、当归、桃仁、丹参等，《儒门事亲·心痛》以失笑散治急心痛，《仁斋直指方·心疼证治》所附诸方常用五灵脂、桂枝、干姜、元胡索等药物，《是斋百一选方》卷八治疗心脾痛的名方（后被命名为手拈散），方由草果、玄胡索、五灵脂、没药这四味活血药物组成。从以上方剂可以看出，宋金元时期，活血化瘀治疗心痛的方法确实被广泛的应用。

1. 《太平圣惠方》

《太平圣惠方》多将本证的病因病机归之为脏腑虚弱、风邪冷热之气所客，正气不足，邪气偏盛。如该书卷五十认为膈气心胸中痛的病机为"经络痞涩，不得宣通"，对后世通络治痛法有所启发。该书认为"胸痹噎塞"的病因为"脏腑不和，气血虚弱"，从而风冷之邪乘之。

而饮食不节是导致心痛发生的另一原因。《素问·上古天真论》云："虚邪贼风，避之有时，真气从之，精神内守，病安从来。"反之，"精神散失"则为"邪毒之气，入于脏腑，攻击于心络"，引发心痛。情绪刺激可以促发心痹，是很有见地的。七情过激可以造成气血逆耗，心脉失调，痹而致痛。临床上也常常见到，在情绪激动时容易诱发心绞痛。《太平圣惠方》中活血药物的使用较前更为广泛，如以破血逐瘀的桃仁、没药、安息香、乳香为主药，"治心疝，心腹痛，四肢逆冷"的桃仁园方等，并且开始尝试运用痰瘀同治的思想治疗胸痹心痛。如治卒心痛，"气闷欲绝，面色青，四肢逆冷"，吴茱萸丸方中，以干漆、当归活血，槟榔、白术、桔梗化痰积，前胡散方治"心痛，满急刺痛，不可俯仰，气促，唾咳不利"，方中前胡、桔梗、槟榔化痰结，赤芍、当归养血活血，并广泛应用麝香、犀角治疗胸痹心痛，如"治胸痹壅塞，麝香丸方"，方由麝香、犀角、牛膝组成；如"治卒心痛，腹胀，去恶气"之麝香散方，由麝香、犀角、木香组成；治疗恶疰心痛的木香散、当归散、犀角散，方中均有麝香；"治中恶心痛不可忍"的犀角散方，方中也有犀角、麝香、牛黄等。麝香性味辛温，香气走窜，能通诸窍之不利，开经络之壅遏。据现代药理研究证明，麝香及其复方制剂如麝香保心丸、救心丹、珠麝消栓胶囊等，多具有显著的扩张冠状血管效果。麝香能使豚鼠、犬的冠脉流量增加，用治冠心病心绞痛有一定疗效。《太平圣惠方》首次记载了心痛的食疗方法，是书录有"治邪气攻心腹痛，桃仁粥方"等，方中桃仁，性味苦、甘、平，为破血去瘀要药，据现代研究证明，桃仁提取液可使血管扩张，具有改善血流阻滞、血行障碍等作用，并且抑制血小板的聚集，抑制红细胞凝固，有抗凝作用，另外药粥中粳米本身也有治疗心痛的作用。

2.《圣济总录》

《圣济总录·心痛门·心痛统论》开篇即曰："心痛诸候，皆由邪气客於手心主之脉。盖少阴心之经，五脏六腑君主之官也，精神所舍，诸阳所合，其脏坚固，邪气未易以伤，是以诸邪在心，多在包络者，心主之脉也。其候不一，有寒气卒客于脏腑，发卒痛者；有阳虚阴厥，痛引喉者；有心背相引，善瘛伛偻者，有腹胀归于心而痛甚者，有急痛如针锥所刺者，有其色苍苍，终日不得太息者，有卧则心间痛，动作愈甚者，有发作肿聚，往来上下，痛有休止者。……或因于饮食，或从于外风，中脏即虚，邪气客之，痞而不散，宜通而塞，故为痛也。夫真气不痛，痛即实气相搏，手足厥冷，非治药之所及，不可不辨也。"这一节论述，首先进一步明确了心之络脉痹阻不通而发为胸痹心痛之理，接着阐发了《内经》中关于心痛的脏腑分类特点，细辨心前区疼痛的性质以究病因，描写了卒心痛、厥心痛等症状的不同，又明确指出了引起胸痹心痛之病因，多为饮食不节、外风侵袭等，上述"从于外风，中脏既虚，邪气客之"的论述对后世启发很大。风邪入侵是心痛发病的重要因素，心痛发作时"乍间乍盛，休作有时"的特点，如风性"善行而数变"，亦提示心痛与风有内在联系，脉络阻滞为心绞痛的主要病机。风药一物而兼多用，所具备的升、散、温、通、行、透、窜等多种特性，不仅能直接作用于心脉，通利心络以行气血，而且能同时消除各种致病因素，针对本病的各个环节，多层次、多途径发挥综合性的治疗作用，一举多得。羌活、防风、威灵仙、细辛等风药，除具有祛风、通络、止痛作用外，尚有通脉、活血、开心窍等功效。现代有学者认为风冷邪气乘于心，致心络阻滞和心络痉挛为主要病机，并认为冠心病心绞痛的发病特点属风病。在益气活血方中伍以祛风药治疗冠心病心绞痛，可以取得良好疗效。《圣济总录》中，在治疗本病时比较广泛地运用了活血化瘀药物，如"治卒心痛不可忍，川芎汤方"（卷五十五），方由川芎、桂、当归、高良姜、厚朴组成。又如"治一切心腹痛不可忍，沉麝丸方"（卷五十七），方由沉香、麝香、没药、血竭等组成。

前方中之川芎、当归、没药、血竭等均有活血化瘀作用，沉香、厚朴等均有理气止痛作用，两种药物同处一方，活血以行气，行气以活血，相得益彰。常用药川芎，味辛性温，有活血行气、祛风止痛的功效，系一味"血中之气药"。据现代药理研究证明，川芎提取物有扩张冠脉、增加冠脉血流量、降低心肌氧耗量、抗血栓形成等作用。

3. 陈无择《三因极一病证方论》

陈氏明确提出心痛的病因为外感六淫、七情、饮食不节、劳役所伤，总结比较全面，认识到病机演变结果多为气血搏结、阻隔不通，所以当通散之。以实证为多。其后，陈氏又按照"外所因心痛证治""内所因心痛证治""不内外因心痛证"分别阐述。在"外所因心痛证治"中，叙述了诸脏经心痛证候、背输诸经心痛证候、诸腑心痛证候，认为这些"诸经、诸输、诸腑"的心痛，都是"涉邪所致，属外所因"。在"内所因心痛证治"中叙述了《内经》所叙五脏心痛和真心痛的证候，认为这两种心痛"皆脏气不平，喜怒忧郁所致，属内所因"。事实上，由于忧思恼怒、心肝之气郁滞、血脉运行不畅，确实可致心痛。这里明确认为心痛的内因为"脏气不平，喜怒忧郁所致"，使本证的病因，在认识方面又有所发展。

4. 李东垣及其著作

李东垣在《内经》理论的基础上，结合自己的医疗实践，并师张元素，摆脱了《局方》的束缚，提出了"内伤脾胃，百病由生"等独特的医学见解。在胸痹心痛论治方面李氏的贡献主要有：摆脱《局方》束缚，认为心痛可从热治；学术上重视脾胃作用，从脾胃入手治疗心痛等。李东垣指出心痛的发病是由于饮食劳役失节，中气不足，以致寒邪乘虚而入。《东垣试效方·心胃及腹中诸痛门》云："夫心胃痛及腹中诸痛，皆因劳役过甚，饮食失节，中气不足，寒邪乘虚而入客之，故卒然而作大痛。"所以治疗也可以从补益中气着手。

5. 杨士瀛《仁斋直指方》

《仁斋直指方·心气·心疼方论》云："夫心为五官之主，百骸之所以听命者也。心之正经，果为风冷邪气所干，果为气、血、痰、水所犯，则其痛掣背，胁胀胸烦，咽干，两颊赤黄，手足俱青至节，朝发而暮殂矣。"杨氏首次明确提出气血痰水这四种导致心痛的病理因素，认为真心痛的病因不仅仅是寒邪，也可由风冷邪气、气、血、痰、水所犯，只是由于邪气所犯部位为心之正经，才发真心痛，"然心之包络，与胃口相应，往往脾痛连心。或阳虚阴厥，亦令心下急痛。或他脏之邪，亦有客乘于心者，是则心之别脉受焉。"杨氏认为病在心之别脉的心痛有三种情况，还有一种脾胃痛牵连至心，这是来源于临床实践的总结。《仁斋直指方》不仅指出心痛的病因，对其治疗原则及有效方药也有精辟的总结："真心果痛，不知能愈否乎？然则治剂之法将何如？曰：热者凉之，寒者温之，感受风邪者散之，顺气调血，逐水豁痰，此其要略耳。《苏沈内翰》有方目曰沉麝丸，凡心脾疼痛，随试辄效。他如玄胡索、五灵脂、官桂、当归、乳香、没药、沉香、木香等辈，皆的对药也。临机应变，学者亦当察其微。"杨氏认为心痛大体要分寒热，热者凉之，寒者温之，同时根据所受邪气的不同，分而治之：外邪则发之；随其气血痰水所犯的不同，分别顺气、调血、逐水、豁痰以治。急则止痛治其标，杨氏又列举了临床止痛效好的药物。心痛的治疗大法尽寓其中，对后世治疗心痛有广泛的指导意义。

四、明清时期

明代医家对心痛、胃脘痛的鉴别付出了很大努力，摆脱了真心痛不可救治的成说，并结合自己的经验，创制了救治真心痛的方药，清代对胸痹心痛病的认识趋于完善。辨证论治的内容更为丰富，气血辨证、寒热辨证、虚实辨证被诸多医家广泛运用，树立了胸痹心痛的"标本"概念，也使胸痹心痛的辨证施治得以升华。

1. 李梴《医学入门》

《医学入门》对厥心痛与真心痛进行了鉴别，认为真心痛和厥心痛有邪犯心君，邪犯心包络之异，并且对厥心痛做了释名。《医学入门·心脾痛》："真心痛，因内外邪犯心君，一日即死；厥心痛，因内外邪犯心之支络，或他脏邪犯心之支脉。谓之厥者，诸痛皆少阴、厥阴气逆上冲，又痛极则发厥也。"厥心痛因邪犯心包络，痛时有手足厥冷而命名，证情较真心痛稍轻。李氏将心痛、真心痛的病因做了扩展，对心痛辨证细腻。提出了酒食停积可生热，七情内伤可化火的病因。其在《医学入门·心脾痛》云："痛甚发厥有二因，寒厥，外因阴寒客背之血脉，药力与心引痛，暴发手足厥逆，冷汗甲青，似伤寒阴厥，古姜附汤、三味玄胡散；热痛，内因酒食积热，痰郁发厥，手足虽冷而身热，甚则烦躁吐逆额汗，古玄金散、三味川楝散、莎芎散、大承气汤下之，后服枳术丸。"七情内伤，五志化火，逆犯心胞，可致心痛："厥心痛……或因七情者，始终是火。"李氏首次指出真心痛可由七情耗伤气血发展而来："悸痛，内因七情，（心气耗散，心血不荣）轻则怔忡惊悸，似痛非痛……重则两目赤黄，手足青至节，即真痛，不治。"内伤七情所致心痛，伴有怔忡惊悸症状，严重者可发展为真心痛。

2. 王肯堂《杂病证治准绳》《医镜》

王肯堂对心痛与胃痛做了明确的区别。首先他纠正了丹溪"心痛即胃脘痛"的谬误，指出从丹溪开始心痛与胃脘痛混同一门的现象越发严重。然后，王氏在《医镜·心痛》中，对心包络痛与胃脘痛从病机和症状上做了鉴别："心痛者，非真心痛也，乃心包络与胃脘痛也。然果何以知之？盖心包络护捧其心，脉络相系，位居心之四旁。火载痰而上升，碍其所居，包络为痰相轧，故脂膜紧急而作痛，遂误认以为心痛也。胃脘近心，位居心下而络于脾，饮食过多，不能克化，病根常在，略伤饮食，即闷闷作痛，误以为心痛也。大抵痛而有痰，尝觉恶心，呕去痰饮即宽者，即谓之心包络痛也。痛而作饱，时嗳气，直至饥而后缓者，谓之胃脘痛也。"心包络痛为痰火作祟，尝觉恶心，呕去痰饮则痛缓；胃脘痛因伤于饮食而痛，时常嗳气，食消后而痛缓。最后，指出胃脘痛也可以引发心痛。《杂病证治准绳·心痛胃脘痛》云"夫如是胃脘之受邪，非止其自病者多；然胃脘逼近于心，移其邪上攻于心，为心痛者亦多"，认为心痛与胃脘痛既有区别，又有联系，这种看法是符合临床实际的。王氏认为心包络痛，大多痰邪为患，"有一月一发，或两三月一发也，其发也痛极闷死，搔爬无措，涎水一涌而即苏者，乃寒痰积于心脾之间，安堵不动，一为恼怒劳倦所伤，则寒痰乘势涌起，泛溢胃口，迷塞心窍，故闷痛而欲死"。这种发病情况的论述似乎与冠状动脉硬化病人很近似，安堵不动的寒痰可以理解为粥样硬化的病理变化。另外，王氏创制了通治各种心痛的验方，以猪心作为药引，是王氏的发现，后世效法者甚众。

3. 张介宾及其著作

张介宾，号景岳，私淑薛立斋，祖绳李东垣，而又参以古代诸家学说，他治病以培养元气、温补脾肾为主，成为温补派医学宗师，著作有《类经》《景岳全书》《质疑录》等，其认为五脏心痛的治疗原则是"在气则顺之，在血则行之，郁则开之，滞则逐之。只要抓住病因根本，则必随手而应"。张氏还认为痛证当辨虚实、寒热及有形无形，对于心脾痛证的治疗，张氏重视气血虚寒者的治疗，强调吐法的运用，创滋阴降火和滋养肾精治疗胸痛的先例。

4. 陈士铎及其著作

对于真心痛的病因，陈氏则将真心痛的病因再次扩展，认为除因于气、血、水、痰、寒邪外，又提出火邪亦可导致真心痛。对寒邪犯心、火邪犯心的真心痛，陈氏都提出了具体的治疗方法，认为寒犯心者，病情较重："寒犯心者，乃直中阴经之病，猝不及防，一时感之，立刻身死。死后必有手足尽紫黑者，甚则遍身俱青。多非药食能救，以至急而不遑救也。倘家存药饵，用人参一二两，附子三钱，急煎救之，可以望生否则必死"，以参附回阳救逆，尚有生还的希望。火邪犯心的真心痛，较前证为轻，"势虽急而犹缓"。鉴别方法为"寒邪舌必滑，而热邪舌必燥"（《辨证录·心痛门》），《石室秘录》补充："心痛之症有二，一则寒气侵心而痛，二则火气焚心而痛，寒气侵心者，手足反温；火气焚心者，手足反冷，以此辨之最得。"火邪心痛，以救真汤治之。方由炒栀子二钱，炙甘草一钱，白芍一两，广木香一钱，石菖蒲一钱组成。陈氏在方后叮嘱："但痛止后须忍饥一日，断不再发。""忍饥一日"，指饮食减量，心痛病人绝对不能暴饮暴食或过饥过饱。临床上，心痛病人因饱餐而致死亡的病例，不胜枚举。

5. 叶桂《临证指南医案》

胸部位居人体之上，内有心肺，心主血，肺主气，二者相辅相承，布散气血于人体周身。如若心肺功能失常，气机不畅，或脾胃升降失职，肝胆疏泄不利，俱能造成人体气机运行障碍，影响上焦气血的宣布，脉络痹阻不通而发胸痹，此为叶氏对胸痹病机及治疗的又一重大发明。"初为气结在经，久则血伤入络"，阐述了许多疾病的病理过程，这种辨证思想和辛润通络的治法，同样体现在胸痹辨治中。《临证指南医案·胃脘痛》曰:"阳明乃十二经脉之长,其作痛之因甚多,盖胃者汇也,乃冲繁要道,为患最易,虚邪贼邪之乘机窃发,其间消长不一,习俗辛香温燥之治,断不容一例而漫施,然而是病,其要何在,所云初病在径,久痛入,以经主气,络主血,则可知其治气治血之当然也,气既久阻,血亦应病,循升之脉络自痹,而辛香理气,辛柔和血之法,实为对待必然之理。"所以初痛在经,久痛入络也可以理解为初痛在气、久痛入血。《临证指南医案·诸痛》曰:"今观各门痛证诸案,良法尽多,难以概叙,若撮其大者,则补泻寒湿,惟用辛润宣通,不用酸寒敛涩以留邪,此已切中病情,然其独得之奇,尤在平治络一法,盖久痛必入于络络中气血,虚实寒热,稍有留邪,皆能治痛,此乃古人所未及详言,而先生独能剖析明辨者。"叶桂对于痹久不愈者,有"久病入络"之说,倡用活血化瘀及虫类药物,搜剔且通络脉。络以辛为泄,"辛香可入络通血",病在络,通络是治疗大法,以辛味为主,或必佐以辛。辛味药能行气通血络,辛香走窜,叶氏多用之。如《临证指南医案·胸痹》记载:"某,痛久入血络,胸痹引痛。炒桃仁、延胡、川楝子、木防己、川桂枝、青葱管。"本案病程日久,反复不愈,符合久病入络之说。叶氏群集辛润通络之品,搜剔络脉瘀浊之邪,以求开络瘀以定胸痛。青葱管辛香中空,能通气宣发,做引经药,是叶氏常用的方法。叶氏在一些医案中非常注重应用透络的药物,如《未刻本叶氏医案》云"血瘀胸痹,恐暴涌汗泄则脱。半夏、茯苓、闽姜、延胡索",方中元胡即为辛通络脉、化瘀定痛而设。除此之外,叶氏常用通络之品还有桂枝等。

6. 沈金鳌《杂病源流犀烛》

沈氏治疗心痛病很重视七情病因,以从肝论治心痛病症为特点。《杂病源流犀烛·心病源流》言:"心痛之不同如此,总之七情之由作心痛，食积痰饮瘀血作胃痛，二语正是分明，曷言乎心痛由七情也？经云：喜则其散，怒则气上忧则气涩，思则气结，悲则气消，恐则气下，惊则气乱，除喜之气能散外，余皆足令心气郁结而为心痛也。"七情主要指喜、怒、忧、思、悲、恐、惊七情致病因素。中医学一向强调并重视超强度的、突然的或持续的长期不良情志刺激可使人体阴阳失衡，脏腑功能紊乱，气血运行失常，从而导致疾病的发生和发展，即"七情内伤"。七情异常伤及脏腑，造成脏腑功能虚损，产生瘀血痰浊停阻心脉而发病，故曰："总之七情之由作心痛。"就胸痹心痛而言，若七情太过则使肝之枢机失运，敷和失常，疏藏失度，气机逆乱，血行不畅，瘀阻脉道。《杂病源流犀烛·心病源流》曰："曲运凡机，为心之劳，其证血少，面无色，惊悸，盗汗梦遗，极则心痛。"气行则血行，气滞则血凝，气机郁滞可发为心痛。沈氏认为七情除"喜"之气能散外，余皆足令人心气郁结而为心痛。临床上往往见到，在情绪激动时容易诱发心绞痛，即是这种病因之故。沈氏对于寒性心痛病机转化也分析得相当透彻："寒气客背俞之脉，则血脉涩，血脉涩，则血虚，血虚则痛，其腧注于心，故相引而痛，桂枝四七汤。"

7. 陈修园及其著作

陈氏认为，当心之部位而痛即心包络痛，心脉之上为胸膈痛，胸膈之下、两乳中间痛为膺胸痛。依此三部，陈氏自选方剂以治："心包络痛乃心包之络，不能旁达于脉，认为是心络不通之证，宜香苏饮，加当归四钱，元胡索、木通各一钱，桂枝二钱；胸膈痛乃上焦失职，不能如雾之溉，则胸痹而痛，宜百合汤，加栝蒌皮、贝母、薤白、白蔻；膺胸痛乃肝血内虚，冲任之血不能散之而痛，宜丹参饮"。陈氏首录"《种福堂良方》有丹参一两，檀香、砂仁各一钱煎服"（《医学从众录·

心痛》），此即丹参饮，以活血化瘀治疗心腹诸痛，颇具成效。
陈氏治疗心胸疼痛，吸收了叶桂的病久入络当通络的理论，善
用通络疗法。如《时方妙用·心腹诸痛》治疗心包络痛，认
为其病机为心络不通，治疗方药以紫苏、当归、元胡索、木
通、桂枝通络活血之品为主，而且陈氏特别强调："紫苏须用
旁小梗整条，不切碎，更能通络。"再如《医学从众录·心
痛》，治疗冷痛，脉迟而微细，手足俱冷者，陈氏言："木通
一钱以通其络，痛久则入络也。"对于痰瘀交阻的胸痹病证，
陈氏以二陈汤加桃仁、红花等共奏化痰去瘀之效，如《南雅
堂医案》："心痛彻背，是名胸痹，乃阳气不宣，痰浊与瘀血
交阻于中，是以得愈则梗痛，口燥不欲饮，大便坚黑，脉形细
涩。"用二陈汤加味，半夏、茯苓、陈皮、炙甘草、薤白、栝
蒌、桃仁、红花、三七等治疗。

8. 王清任《医林改错》

在胸痹心痛治疗方面，《医林改错》总结了前人的经验，
提出因瘀血致病说，论述了活血化瘀这一治疗方法，主张以活
血化瘀法治疗本病，颇具成效。用血府逐瘀汤治疗胸痹心痛
等，为治疗胸痹开辟了广阔的途径，瘀血的别名有积血、死
血、污秽之血、久病入络之血等。王清任创立血府逐瘀汤治胸
中血瘀之证，临床用之有验，可见血瘀确是导致心痛的又一主
要病机。在王清任创立和以古方化裁的33首方剂中，用桃仁、
红花的有13方，用当归、赤芍的有10方，用川芎的有7方。
桃仁苦甘平，为蓄血证必备之药。红花辛温，为通瘀活血之要
药，"多用破留血，少用养血"。当归甘辛温，既能补血又能
活血，故有和血之功，为治血病要药，赤芍苦微寒，清血分实
热，活血散瘀之力颇佳。川芎辛温，活血行气，祛风止痛，上
行头目，下行血海，为血中之气药。据现代药理学研究，红
花、当归、赤芍、川芎能扩张冠状动脉，增加冠脉血流量，当

归、赤芍、川芎有镇静、镇痛、抗炎的作用。王氏在古方桃仁承气汤、失笑散、复元活血汤等活血化瘀方的基础上，创血府逐瘀汤、膈下逐瘀汤等，至今仍是中医临床常用之方，桃仁、红花、当归、赤芍、川芎等活血药物也是当今临床常用之药，可见其影响深远。王氏对血瘀的诊断十分灵活，即使没有色紫暗、有包块等明显血瘀的特征，在久治不愈、百方不效的情况下王氏也以活血化瘀法治之，常奏奇效。

9. 张璐《张氏医通》

张氏辨证细致，善于根据心痛患者体质之不同而施以不同治法，充分显示了因人而宜的中医特色。对于不同体质的瘀血病人，张氏活血的同时辅以不同治法："平日好饮热酒，致死血留于胃口作痛，脉必涩或芤。饮下作呃，口中作血腥气，手拈散加桔梗开提其气；胃气虚人，不能行其药力者，加人参二三钱，用相反之味，激其性以搜血也；壮盛者，代抵当汤加干漆灰；虚弱人，四物汤加桃仁、穿山甲、桂心、蓬术、赤降香煎服。"对于血瘀患者，张氏对气弱者加人参以补气活血，对壮盛者则治以逐血猛剂代抵挡丸加干漆灰，对虚弱者，以四物汤加活血药治之。这里充分显示了对于血瘀证的几种不同治疗方法，配合桔梗开提其气，补气活血、重逐瘀血、补血活血，对后世瘀血证的治疗颇有启发。

10. 程国彭《医学心悟》

程氏概括前人理论和方法，结合个人实践，对各科杂病均有阐述，《医学心悟·心痛》指出心痛有气痛、血痛、热痛、寒痛、虚痛之异，认为气痛者，气壅攻刺而痛，游走不定；血痛者，痛有定处而不移，转侧若刀锥之刺；热痛者，舌燥唇燥，溺赤便秘，喜冷畏热，其痛或作或止，脉洪大有力；寒痛者，其痛暴发，手足厥冷，喜热畏寒，其痛绵绵不休，脉沉细无力。虚痛者，心悸怔忡，以手按之则痛止。程氏指出了各型心痛的辨证要点，论述浅显易懂，比较实用。

11. 何梦瑶《医碥》

何氏认为胸痛与五脏及胆、心包络均有关系，尤其与肺的关系最为密切。《医碥·胸痛》曰："五脏及胆、心包络七经，筋脉俱至胸，是诸经之邪，皆得为胸痛。"又曰："胸者，肺之部分，则其痛尤多属肺可知，乃医书多以肝病为言，此举隅之论耳，勿泥。须知胸为清阳之分，其病也，气滞为多，实亦滞，虚亦滞。"《医碥·心痛》所论包括心包络痛和胃脘痛。对于胃痛常引起心痛的关系，认为确实是由此痛引彼痛，是心痛胃脘痛关系中认识的一大进步。该书曰："胃上脘名贲门，在脐上五寸，去骱骨三寸，而痛每相连，故世俗总以心痛呼之。"

第四节　心痛治疗

一、血瘀证

（一）血瘀证的概念

"瘀"一词最早载于《楚辞》，其中言"形销铄而瘀伤"。《说文解字》中言："瘀，积血也。"《辞海》言："瘀，积血，即瘀血，指体内血液滞于一定处所。"《中医诊断学》（六版）认为，凡离开经脉的血液，未能及时排出或消散，而停留于某一处或血液运行受阻，壅积于经脉或器官之内，呈凝滞状态，失去生理功能者，均属瘀血，由瘀血内阻而产生的证候称为血瘀证。由于瘀血的形成是一个由轻到重的过程，在非疾病状态（疾病发生前或疾病康复后的非健康状态）下，可以存在瘀血体质，表现出相应的外在征象，如肤色晦滞，唇舌爪甲紫暗或有瘀点、瘀斑，肌肤甲错，痛有定处，尤以刺痛为著，脉涩，妇女可见痛经、闭经、经色黑、经血中多凝血块等，所以，血瘀证是超越疾病范畴的一定程度瘀血征象的综合。

（二）血瘀证的渊源

血瘀证是中医辨证中的一个重要而常见的证型，中医学对于血瘀证积累了丰富的基础理论知识和临床实践经验。早在马王堆帛书《五十二病方》中就已有对胸痛、心痛等有关血瘀证的记载。自《黄帝内经》总结了气血调和的重要性和血瘀证形成的病因病机、证候表现、治则治法及方药之后，历代医家都在此基础上结合自己的临床经验对这一理论进行了发挥和创新，不断丰富和完善血瘀证及活血化瘀治法的理论和临床，并形成了较为系统的理、法、方、药诊疗体系。

《黄帝内经》对血瘀证已有相当丰富的总结，详尽论述了血脉生理及血瘀证的病因、病机、症状、治疗等，为"瘀血"及血瘀证理论的形成奠定了基础。《内经》对病因与证候也有总结，认为导致瘀血证形成的病因有损伤瘀血、寒凝瘀血、大怒瘀血、病久入深瘀血，同时总结其证候包括瘀血厥证、瘀血成痈、瘀血血枯、瘀血五脏卒痛、瘀血痹症等。

《内经》认为，血液和经脉在维持人体生命活动过程中起着重要作用，如《素问·本脏篇》云："血和则经脉流行，营复阴阳，筋骨劲强，关节清利矣。"《灵枢·经水》云："经脉者，受血而营之。"《素问·举痛论》云："经脉流行不止，环周不休。"说明血液在脉中循行，永不停留。《素问·调经论》云："五脏之道，皆出于经隧，以行血气。血气不和，百病乃变化而生。"若在各种致病因素的作用下，引起血行缓慢，血流阻滞，血液停积于脏腑经络，或离经之血停积于内而未能及时消散，即可形成瘀血。《内经》中虽无"血瘀"一词，却记载有"恶血""留血""血凝泣""恶血""衃血""留血"

"血涩""血菀""血凝涩""脉不通""血不流""血脉凝泣"等多种血瘀证名称，均寓有血行缓涩，或血瘀阻滞，或脉络不通之意，与瘀血无异，并提出了"疏其血气，令其调达"，"血实宜决之"，"菀陈则除之者，出恶血也"的观点。

1. 对血瘀证病因病机的认识

（1）寒邪致瘀 如《素问·举痛论》云："寒气客，则脉不通。"《素问·离合真邪论》云："夫邪之入于脉也，寒则血凝泣。"《素问·调经论》云："寒独留，则血凝泣，凝则脉不通。"《内经》认为寒邪是导致血瘀的主要是外邪，寒邪外侵，人体阳气受损，失去温煦推动作用，血流不畅，停为瘀血。

（2）七情致瘀 如《素问·生气通天论》云："大怒则形气绝，而血菀于上，使人薄厥。"《灵枢·五变篇》云："此人薄皮肤，而且坚固以深者，长冲直肠，其心刚刚则多怒，怒则气上逆，胸中蓄积，血气逆留，髋皮充肌，血脉不才，转而为热，热则消肌肤，故为消瘅。"《灵枢·百病始生篇》云："内伤于忧怒，则气上逆，气上逆则六俞不通，温气不行，凝血蕴里而不散，津液涩渗，著而不去。"气为血之帅，气行则血行，气止则血止，忧则气结，怒则气逆，气机不畅，帅血无力，血行不畅，发为血瘀。因而情志失调可导致血瘀的发生，其中主要为忧怒。《素问·调经论》曰"血有余则怒"，即指此而言。

（3）饮食不节 如《素问·五脏生成篇》云："是故多食咸，则脉凝泣而变色。"《灵枢·五味论》云："血与咸相得，则凝。"水谷入于胃，五味各走其脏，饮食偏嗜，咸味过度，可伤及血脉导致血瘀。

（4）年迈久病 如《灵枢·营卫生会篇》云"老者之气血衰，其肌肉枯，气道涩"，成为"年老多瘀"认识的基础。年迈脏衰，气血生化不足，血少不充，脉道凝涩，而发血瘀。

而《素问·痹论篇》云："病久入深，荣卫之行涩，经络时疏，故不通。"久病邪气羁留，伤及血络，血脉不畅，而致血瘀，这一论述为叶天士"久病入络"学说提供了理论依据。

（5）外伤致瘀　如《灵枢·邪气脏腑病形》云："有所堕坠，恶血留内。"《素问·刺腰痛篇》亦云："得之举重伤腰，衡络绝，恶血归之。"指外伤造成体内出血，离经之血未能及时排出或消散，蓄积而成血瘀。

2. 对血瘀病症的认识

（1）瘀血痛症　血瘀致痛的病机包括"不通"和"不荣"两个方面。如《素问·举痛论》曰："经脉流行不止，环周不休，寒气入经而稽迟，泣而不行，客于脉外则血少，客于脉中则气不通，故卒然而痛。"以及"寒气客于肠胃之间，膜原之下，血不得散，小络急引，故痛"。"寒气客于脉中，则血泣脉急，故胁肋与少腹相引痛矣"等，均为因不通而痛。而《素问·脉要精微论》所说"夫脉者，血之府也，长则气治，短则气病，数则烦心，大则病进，上盛则气高，下盛则气胀，代则气衰，细则气少，涩则心痛，浑浑革至如涌泉"和《素问·举痛论》所说"脉涩则血虚，血虚则痛"等，则均为不荣而痛。

（2）瘀血痹症　如《灵枢·五邪》云："恶血在内，行善掣节时脚肿。"《灵枢·邪客》云："邪气恶血，固不得住留。住留则伤筋络骨节，机关不得屈伸，故病挛也。"此由瘀血阻滞，筋脉失养所致。如《素问·痹论》曰："其不痛不仁者，病久入深，荣卫之行涩，经络时疏，故不通，皮肤不营，故为不仁。"痹者，闭也，多指闭塞不通而致的病症。

（3）瘀血癥积　如《素问·举痛论》云"寒气客于小肠膜原之间，络血之中，血泣不得注于大经，血气稽留不得行，故宿昔而成积矣"而形成小肠之积；《灵枢·百病始生篇》云

"血脉凝泣",寒气入于肠胃而形成的肠胃之积,以及《灵枢·水胀篇》曰"石瘕生于胞中,寒气客于子门,子门闭塞,气不得通,恶血当泻不泻,衄卟以留止,日以益大,状如怀子,月事不以时下。"的胞宫之积,因此,积聚之形成,多由寒而致。

(4)瘀血厥症　如《素问·五脏生成篇》曰:"血凝于肤者为痹,凝于脉者为泣,凝于足者为厥,此三者,血行而不得反其空,故为痹厥也。"此外,还有瘀血发热、瘀血出血、瘀血成痈、瘀血咳喘以及瘀血日久导致血枯等诸多病症。

3. 对血瘀证治疗的认识

如《素问·至真要大论》云:"疏其血气,令其调达,而致和平。"《灵枢·九针十二原》云"通其经络,调其气血"以及"去恶血"。《素问·阴阳应象大论》曰:"血实宜决之,血虚宜掣引之。"《素问·针解篇》云:"菀陈则除之者,出恶血也。"

以上都强调了瘀阻宜通。《内经》对血瘀证的治疗,首先强调疏通经络、调节气血。《内经》还认为消除瘀血,当用温法。如《素问·调经论》云:"血气者,喜温而恶寒,寒则泣不能流,温则消而去之。"《素问·腹中论篇》中还记载了一首活血化瘀的方剂四乌贼骨一芦茹丸,方由乌贼骨、茜草、鲍鱼汁、雀卵组成,功能温经补肾、活血散瘀,治疗血枯经闭之证。

(1)《神农本草经》

《本经》是我国最早的药学专著,全书总结了365种药物的性能功用,其中有6041种具有极为明确的活血、化瘀、破血、消瘀和攻瘀的作用。如丹参"破癥除瘕",牡丹皮"除癥坚瘀血",牛膝"逐血气",芍药"除血痹",桃仁"治瘀血、血闭,癥瘕邪气",水蛭"主逐恶血,瘀血血闭,破血瘕积聚",虻虫"主逐瘀血,破血积坚痞,癥瘕寒热,通利血脉九窍",蛴螬"主恶血",蒲黄"消瘀血",芎䓖"主妇人血闭无子",鳖甲"主心腹癥瘕坚积",乌贼骨"治血闭癥瘕",等等。

(2)《伤寒杂病论》

瘀血之名首见于张仲景的《伤寒杂病论》。《金匮要略·惊悸吐衄下血胸满瘀血病脉证并治第十六》指出:"病人胸满,唇痿舌青,口燥,但欲漱水不欲咽,无寒热,脉微大来迟,腹不满,其人言我满,为有瘀血。"对于血瘀证的病因病机,认为寒凝、热甚、气滞、久病均可致瘀。对于血瘀证的临床表现,认为疼痛是瘀血常见征象之一,其特点为刺痛、拒按、固定不移、夜间痛甚;而且瘀血上扰可以出现神志异常,如《金匮要略·妇人杂病脉证并治》载"妇人伤寒发热,经水适来,昼日明了,暮则谵语,如见鬼状,此为热入血室"。再如,对于血瘀证的外观表象,《金匮要略·脏腑经络先后病脉证》指出"色青为痛",明确指出青为血脉凝滞之象,主痛;此外皮肤黏膜瘀斑瘀点,或两目黛黑、肌肤甲错、面色青紫,或大便正黑如柏油状,或妇人经血黑而伴有血块也都是血瘀证的重要体征。对于血瘀证的诊断,认为舌脉象等具有有较大价值,如血瘀轻者舌质紫红或紫暗、有瘀斑或瘀点;重者舌质红绛或青紫、唇萎舌青,或舌下络脉青紫曲张,脉象涩滞迟缓,这些都为临床辩证提供了极为有价值的参考依据。对于血瘀证的治疗,制定了下瘀血汤、抵挡汤、抵挡丸、桃核承气汤、桂枝茯苓丸、大黄䗪虫丸、大黄牡丹皮汤、温经汤等多首活血化瘀方剂。

总之,张仲景较全面系统地总结了治疗血瘀病证的规律,拓宽了活血化瘀的临床应用,创制了一批疗效可靠的活血化瘀方剂,是血瘀理论与实践相结合的典范,为促进血瘀学说发展奠定了坚实的理论基础和丰富的临床经验，做出了重要贡献。

（3）《备急千金要方》

唐代孙思邈著《备急千金要方》，创制了数十首活血化瘀的方剂，其特点是：①所用之活血化瘀药物甚为广泛，近30种，按其使用频率之高低，依次为桃仁、虻虫、当归、大黄、水蛭等；②虫类活血化瘀药使用频率极高，如虻虫、水蛭、蛴螬、䗪虫等；③活血化瘀方剂主要集中在《妇人方》《胆腑》《备急》等篇中，尤其是《妇人方》中至少有30首活血化瘀方，如治疗不孕之朴硝荡胞汤、白薇丸；④活血化瘀方剂中常配用桂心，如在统计的40首活血化瘀方中，用桂心者多达20首，而桂心性温味辛，属于风药。此外，犀角地黄汤这一"消瘀血方"，对后世的影响极大，成为后世治疗温病血瘀、热入血分的主方。

（4）《丹溪心法》

如《丹溪心法·六郁》云："气血冲和，万病不生。一有怫郁，诸病生焉。故人生诸病，多生于郁。苍术、抚芎总解诸郁，随证加入诸药。"朱丹溪所言之"血郁"实为早期或轻症之血瘀，在《丹溪治法心要》中指出，死血内积可致心胃病、胁痛、腹痛、积瘕、水肿、肠痈、疝等病，如《丹溪治法心要·心痛》云："心痛即胃脘痛……有死血在中，桃仁承气汤下之……脉涩有死血……有瘀血留滞胃口作痛者，用破血药。"《丹溪治法心要·胁痛》云："有瘀血，当用破血行气药，留尖桃仁、香附之类。"同时，在遣方用药上朱氏还十分注重痰瘀互结的病机，认为"痰挟瘀血遂成窠囊"，如《丹溪治法心要·咳嗽》云："肺胀嗽，左右不得眠，此痰挟瘀血，碍气而病，养血以降其火，疏肝以清其痰，四物汤加桃仁、诃子、青皮、竹沥。血碍气作咳者，桃仁、大黄、姜汁为丸。"《丹溪治法心要·胁痛》云："控涎丹治一身气痛，及胁走痛，痰挟死血加桃仁泥。"《丹溪治法心要·肠痈》亦云："大肠有痰积、死血流注，用桃仁承气汤加连翘、秦艽。"

（5）《傅青主女科》

傅山在治疗妇科血瘀证方面，有非常独到的见解。对于肝郁血瘀证，并不专事行气活血，而重在养血柔肝，稍佐以疏肝解郁，达到不治瘀而瘀自消之目的，如治经水忽来或时断时疼时止之加味四物汤，郁结血崩之平肝开郁止血汤等。对于妇女胎产期血瘀证，反对盲目使用破气逐血之品，认为"寒则血块停滞，热则新血崩流"，故对大苦大寒、大辛大热之品也要谨慎用之。傅山认为"补气以生血，新血生而瘀血散"，"气旺上升，而瘀浊自降"。因此，其治疗女科血瘀证诸方多是在益气养血之基础上，佐以行血活血之品，如治妊娠跌损之安胎汤、跌闪小产之理气散瘀汤等。同时，他认为，"新血既生，则旧血难存"，"新血生而瘀难留"，故治疗产后血瘀证之时，要以养血为主，辅以活血之剂，如治正产胞衣不下之送胞汤，以及在产后篇中至今尚广泛应运用的生化汤，等等。

（6）《临证指南医案》

《临证指南医案·积聚》云"初为气结在经，久则血伤入络"，"乃由经脉继及络脉"。叶天士对发展血瘀学说方面具有特殊贡献，倡导"病久入络""久病血瘀"的观点。这种观点不但发展和丰富了血瘀学说的理论，而且拓宽了活血化瘀法的临床运用。临床实践也证明，对于久病不愈，病程较长之诸多慢性疾病虽无血瘀的症状和体征，但在治疗上酌情采用活血化瘀法治疗，往往会事半功倍。在"通络法"的运用方面，叶天士犹有独到见解，认为"邪非在表"故"散之不解"；"邪非著里"故"攻之不驱"，其通络的治疗方法如下：辛温通络法叶氏言："病在脉络，为之辛香以开通"，"浊结有形，非辛香无以入络"，常以芳香辛温之高良姜、桂枝、香附、川楝子、橘红、郁金等，配以活血通络之品如当归、桃仁等，辛香苦温，芳香走窜，开瘀通络。辛润通络法多用辛咸柔润之品以达"辛润宣通"之功，用药上多选用旋覆花、新绛、桃仁、柏子仁、杏仁、胡麻等药，以濡养络脉，宣通瘀滞。清络宣通法以咸寒之品清络脉邪热，用芳香之品透散络中之邪，常用犀角、生地、玄参、丹皮、连翘、郁金、丹参、桃红等药，配以麝香、冰片、田七、天竺黄、葛蒲等芳香之品。涤痰通络法对于"痰火阻络"之证，多用半夏、竹沥、姜汁、胆南星、枳实、菖蒲、茯苓、陈皮等药，以涤痰清火，开郁通络。补益通络法对于"下焦空虚，脉络不宣"之腰髀痛，"阴阳脉衰"的肩不举而痛，"脉芤、汗出、失血"所致之背痛，"脉细色夺，肝肾虚"而腰痛，"络虚，色脉衰夺"等络虚之证，叶氏创"络虚则痛"之说，以补益通络之法治疗，用药选用鹿角、人参、白术、当归、黄芪、杜仲、紫衣、核桃、羊肾、枸杞、牛膝、桂枝等。搜剔通络法以虫类药搜剔络中之邪，多用䗪虫、蜣螂、地龙、全蝎、穿山甲等药，并配伍以当归尾、川芎、五灵脂、桃仁等活血化瘀药。

(7)《医林改错》

王清任重视气血理论，认为气血病变最容易产生瘀血，突出了气血在瘀血病变中的重要地位。他认为气虚必致血瘀，血瘀的形成多与气虚有着密切的关系，如《论抽风不是风》篇云："元气既虚，必不能达于血管。血管无气，必停留而瘀。"故治疗血瘀证，应以补气为主，兼以活血，方"能使周身之气通而无滞，血活而不瘀，气通血活，何患疾病不除"。若"专用补气者，气愈补而血愈瘀"；单用活血药，气愈耗而血愈枯。在上述理论指导下，王清任首创补气活血法及其方药如补阳还五汤、急救回阳汤、止泻调中汤、助阳止痒汤、足卫和荣汤、古开骨散、黄芪桃仁汤、黄芪赤风汤等，均以补气为

主，活血为辅。其所创制的 22 首活血化瘀方，大致可分为 10
法，分别为补气活血法、活血行气法、通窍活血法、温经活血
法、活血祛风除湿法、活血解毒法、活血通腑法、活血化痰解
郁法、回阳救逆活血法、养阴活血法。

此外，王清任十分注重瘀血辨证。首辨脏腑经络，在其
《脏腑记叙》篇中云"夫业医诊病，当先明脏腑"，将脏腑经
络辨证作为判断瘀血之依据；次辨气血虚实，在其《通窍活
血汤所治症目》篇中云"因虚弱而致病，治当补弱而病可痊；
本不弱而生病，因病久致身弱，自当去病，病去而元气自
复"；三辨瘀血之部位，由于瘀血所着部位不同，所用药物亦
各有异；四辨瘀血之病因，瘀血病因甚多，只有消除致瘀原
因，方可达到祛除瘀血的目的。如前所述，王氏对气虚而致瘀
者用补阳还五汤类方，五辨瘀血之症，在其《气血合脉说》
篇中云："若血瘀必有血瘀之症可查"，如"凡肚腹疼痛，总
不移动，是血瘀"，"肚大坚硬成块，皆血瘀凝结而成"，"结
块者，必有形之血也"，"血瘀牙床紫，血死牙床黑"，"肚大
青筋，始终是血瘀为患"等。总之，王清任在《医林改错》
中提出了自己的独到见解，辨证用药创制了一系列疗效可靠的
活血化瘀方剂，极大地促进了血瘀学说的发展。

（8）《血证论》

关于血瘀的概念，唐容川认为离经之血是为瘀血，如
《吐血》篇云："其离经而未吐出者，是为瘀血。"《瘀血》篇
更指出："世谓血块为瘀，清血非瘀，黑色为瘀，鲜血非瘀，
此论不确，盖血初离经清血也，鲜血也。然既是离经之血，虽
清血鲜血，亦是瘀血。"关于气与血，唐容川首先认为气血是
构成和维持人体生命活动的基本物质，同时认为，气血互为
依、互为用，如《吐血》篇云："其气冲和，则气为血之帅，
血随之而运行；血为气之守，气得之而静谧。"《吐血》篇又

云"气结则血凝，气虚则血脱，气迫则血走"，"凡有所瘀，莫不壅塞气道，阻滞生机"。血瘀必碍气行，而致气滞，故祛瘀必兼调气，在活血化瘀方中多佐以枳壳、香附、柴胡等行气之品。关于瘀血与新血，唐容川认为瘀血阻滞必然影响新血之化生，只要祛除瘀血，使经脉通畅，血运旺盛，脏腑得养，自能化生新血，故《吐血》篇云"旧血不去，则新血断然不生"，"瘀血之去，乃新血日生"。同时也认识到，只有新血得生，血气旺盛，才有利于瘀血之消除，尤其是因气虚而血瘀、阴虚而血瘀、血枯而血瘀者，故《吐血》篇复云"新血日生，瘀血无处可留，迫之不得不去"；"新血生，则瘀血自去"；"知此，则知以去瘀为生新之法，并知以生新为去瘀之法"，故因瘀而致虚者，以祛瘀为主，养血为辅，瘀血去则新血生；因虚而致瘀者，养血为主，祛瘀为辅，新血生则瘀血去。关于祛瘀与止血，唐容川认为瘀血阻滞，血不归经，则致血溢。血止之后，必有留瘀，宜及时活血。如《吐血》篇云："经隧之中既有瘀血踞住，则新血不能安行无恙，终必妄走而吐溢矣，故以去瘀为治血要法。"

关于血瘀的治疗，唐容川强调按血瘀之部位选方用药，如《吐血》篇云："血瘀上焦，则见胸背肩膊疼痛麻木逆满等证，宜用血府逐瘀汤或人参泻肺汤加三七、郁金、荆芥，使上焦之瘀一并廓清；血瘀中焦，则腹中胀满，腰胁着痛，带脉绕脐一周，下连血室，女子以系胎，男子以束体，乃血之管领也，凡血证。未有带脉不病者。今瘀血滞于其分，则宜去之以安带脉，带脉在中焦脾之部分，即从脾治之，观仲景肾着汤，可知治脾即是治带，带有瘀血，宜用甲己化土汤。宜用甲己化土汤加桃仁、当归、姜黄主之；血瘀下焦，腰以下痛、小腹季胁等处胀痛是血瘀肝之部分，或积胞中血海为痛，宜归芎失笑散主之。"《瘀血》篇亦云："瘀血在里则口渴，所以然者，血与气本不相离，内有瘀血，故气不得通，不能载水津上升，是以发渴，名曰血渴，瘀血去则不渴矣。四物汤加酸枣仁、牡丹皮、蒲黄、三七、天花粉、茯苓、枳壳、甘草治之；瘀血在腠理，则荣卫不和，发热恶寒，腠理在半表半里之间，为气血往来之路，瘀血在此，伤荣气而恶寒，伤卫气而恶热，是以寒热如疟之状。柴胡汤加桃仁、红花、当归、荆芥治之；瘀血在肌肉，则翕翕发热，自汗盗汗，肌肉为阳明所主，以阳明之燥气，而瘀血和蒸郁，故其证白虎，犀角地黄汤加桃仁、红花治之，血府逐瘀汤加醋炒大黄亦可治之也。""瘀血攻心，心痛头晕，神气昏迷，不省人事，无论产妇及吐衄家，有此证者，乃为危候，急降其血，而保其心用归芎失笑散加琥珀、朱砂、麝香治之或归芎汤，调血竭乳香末亦可，瘀血乘肺，咳逆喘促，鼻起烟煤，口目色黑，用参苏饮。"

（9）《医学衷中参西录》

张锡纯对血瘀理论多有创见，在其《医学衷中参西录》174 首方中，具有活血化瘀作用的方剂 27 首，对活血化瘀法的运用颇有心得。对扶正化瘀治虚劳，张氏认为，瘀血阻滞，气化不行，可致虚劳。参照王清任活血逐瘀诸汤之法，运用扶正化瘀之剂治疗虚劳，如十全育真汤。益气活血治痿证张氏认为，"痿证之大旨，当分三端"。一因"胸中大气虚损"，加之"或风寒袭入经络，或痰涎郁塞经络，或风寒痰涎，互相凝结经络之间，以致血脉闭塞"；二因"脾胃素弱，不能化谷生液，以荣养宗筋"；三因"骨髓枯涸，肾虚不能作强"，治疗选用振颓汤。

①解毒化瘀治痈肿　张氏治疗内痈或外痈均注重解毒化瘀，如治疗肺痈之清凉华盖饮。

②化瘀消痰治瘰疬　在消瘰丸中重用牡蛎、海带"以消痰软坚"，黄芪、三棱、莪术"以善开至坚之结"，"佐以血

竭、乳香、没药，以通气活血，使气血毫无滞碍，瘰疬自易消散也"。

③活血通络治癥积　如活络效灵丹"治气血凝滞，疮癥瘀瘕，心腹疼痛，腿疼臂疼，内外疮疡，一切脏腑积聚，经络湮瘀"，近人用此方治子宫外孕症多获奇效。

④行气活血治郁证　凡气滞气郁者张氏均用行气活血法，如治"胸中大气下陷，又兼气分郁结，经络湮瘀"之理郁升陷汤，治"妇女阴挺，亦治肝气虚弱，郁结不舒"之升肝舒郁汤。

从上述文献记载可以看出"血瘀"病名定义，有狭义广义之分，狭义如《说文解字》中"瘀为积血"是代表，广义则包含除狭义外，还涉及血管的病变以及各种病因病理产物的综合性改变。

新中国成立后，血瘀证的理论研究得以进一步发展，各项研究明确阐述了血瘀证几个方面问题。

①"瘀血"的含义：为停积的血、污败的血、离开血液循环的血。

②"瘀"、"瘀血"、"血瘀"的概念不同，"瘀"的范围最广，"血瘀"其次，"瘀血"较窄。

③血瘀证可分为两大类，即血管内血瘀证与血管外血瘀证，前者的原因分心脏性、血管性、血液性3种，后者是因为血管壁器质性或生理性变化引起，两种血瘀在一定条件下可以相互转化共存。

④瘀血形成的原因有气机阻滞、寒邪凝滞、热邪壅滞、损伤堕坠、久病、出血以后、情绪和生活失宜等方面。

⑤血瘀所致的病证归纳有疼痛，出血，发热或寒热交作，咳喘，癥瘕积聚，精神症状，痈肿，经闭经痛或不孕，肢体废用，心悸怔忡，烦渴，唇、舌、鼻、指爪和皮肤改变，大小

便，脉象异常等方面。对温病血瘀的临床表现归纳有：发热夜甚，意识障碍，斑疹紫黑，固定性疼痛，舌色紫暗，牙齿结瓣，大便色黑，肢厥甲青，血液妄行，脉象芤或涩。

⑥中西医对血瘀证认识的不同方面的论述，使血瘀证理论的形成更加完善并且系统化。

至1999年，陈可冀等著《实用血瘀证学》问世，标志着血瘀证成为一门独立的学科，该书较系统总结血瘀证及活血化瘀中西医结合基础及临床研究成果。

（三）血瘀证的病因病机

血属阴，不能自行，必须在气的推动、固摄和各脏腑的协调活动下才能通过经络运行到全身各处，发挥其濡养功能。若病因影响到气、脉或血本身，或者影响到脏腑功能，就可能会形成血瘀。

1. 寒凝血瘀

寒邪侵袭是瘀血形成的主要原因之一。人身之血之所以运行不息，畅通无阻，全赖阳气的温煦和推动。若寒邪侵入人体，阳气受损，则温煦推动功能减弱，经脉气血阻滞而成瘀血。其形成机理，一是由于寒性收引，一是由于寒主凝滞，如《灵枢·痈疽》云："寒邪客于经络之中，则血泣，血泣则脉不通。"《素问·调经论》谓："寒独留，则血凝泣，凝则脉不通，其脉盛大以涩，故中寒。"

2. 热灼血瘀

吴又可《温疫论》言："邪热久羁，无由以泄，血为热搏，留于经络，败为凝血。"热邪侵犯人体，邪热内蕴，煎熬津液，使血液变稠，血行变慢，遂成瘀血。关于热灼血瘀的形成机理，《医林改错》认为"血受热，则煎熬成块"，《重订广温热论》曰："因伏火郁蒸血液，血被煎熬成瘀。"另外，热邪内蕴，灼伤脉络，血溢脉外亦可致瘀。

3. 气滞血瘀

《血证论·阴阳水火气血论》曰："运血者即是气，守气者即是血。"气为血之帅，气行则血行，气止则血止，血的运行要靠气的推动才能完成。若气机郁滞，则血液运行被阻而成瘀血，正如《血证论·吐血》所说："气为血之帅，血随之则运行，血为气之守，气得之则静谧。气结则血凝，气虚则血脱，气迫则血走，气不止而血欲止。"

4. 气虚血瘀

气为血之帅，血属阴，需要靠气的推动才能在脉中运动。当气虚无力推动血液，也即"无力帅血"，血运不畅，甚或停留时，则可形成气虚血瘀。《灵枢·经脉》云："手少阴气绝则脉不通，脉不通则血不流，血不流则色不泽，故其面黑如漆柴者，血先死。"周学海《读医随笔》云："气虚不足以推，则血必有瘀。"王清任在《医林改错》中亦说："元气既虚，必不能达于血管。血管无气，必停留而为瘀。"另外，血液的正常运行还需要气的固摄作用，若气虚不能固摄，血溢脉外，也可形成瘀血。

5. 痰湿致瘀

痰邪形成之后，可随气血而流行，内而脏腑，外而经脉，痰的黏滞和嗜动性质，必然影响气血的运行，由痰致瘀或挟瘀而病，如《丹溪心法》曰："肺胀而咳，或左或右，不得眠，此痰挟瘀血碍气而病。"张璐在《张氏医通》中也说："痰挟死血，随气攻注，流走刺痛。"湿邪黏滞，易阻气机，为病多缠绵难愈，久病入络，故湿邪为病多致瘀血。湿邪致瘀，以黄疸为多见，如《伤寒论》云："瘀热在里，身必发黄。"《张氏医通》也指出："以诸黄虽多湿热，然经脉久病，不无瘀血阻滞也。"

6. 饮食不节

《内经》认为水谷入胃，五味各走其脏，若饮食偏嗜，咸味过度，日久可伤及血脉导致血瘀，如《素问·宣明五气篇》有"咸走血，血病无多食咸"之说。

7. 情志所伤

《素问·生气通天论》所云："大怒则形气绝，而血菀于上，使人薄厥……"情志失调可导致血瘀发生，其中忧怒两种情志太过，为血瘀证发生的主要原因。气为血之帅，气行则血行，气止则血止，忧则气结，怒则气逆，气机不畅，帅血无力，血行不畅，发为血瘀。

8. 年迈久病

《灵枢·营卫生会》云："老者之气血衰，其肌肉枯，气道涩。"人过四十之后，往往肾气不足，气血亏虚，津枯血涩，血液循行无力，导致血瘀，这也成为"年老多瘀"认识的基础。

9. 出血致瘀

外伤如跌扑堕坠或热邪内蕴或气失固摄等，损伤脉络，血溢脉外，则成离经之血。《血证论》言："离经之血，与荣养周身之血，已睽绝而不合，其已入胃中者，急宜用药消除，或化从小便出，或逐从大便出，务使不留，则无余邪为患，此血在身，不能加于好血，而反阻新血之化机。"所以"离经之血，虽清血、鲜血，亦是瘀血"，正如《灵枢·邪气藏府病形》所说："有所堕坠，恶血留内。"在治疗时"总以去瘀为要"。

10. 阴虚致瘀

肾阴不足，阴津亏损，致阴虚火旺，灼伤脉络而出血，如唐容川《血证论》言："肺为娇脏，无论外感内伤，但一伤其津液，则阴虚火动，肺中为刑，全失清肃下降之令，其气上逆，嗽疾咳血。"

11. 污秽之血

污秽之血，一无营养，二对人体有害，亦属于瘀血的范畴，王肯堂在《证治准绳·杂病》中明确地提出了"污秽之血为瘀血"的观点。

关于血瘀证病机，《灵枢·本脏》中有论"血和则经脉流行"，《灵枢·经脉》中亦云"脉道以通，血气乃行"，由此可见，气血调和、脉道通利是血液正常运行的基本条件，血与脉两方面的异常是导致血瘀证的病理基础。

（四）血瘀证诊断标准

血瘀证诊断标准的制定主要依据了古典式的血瘀证诊断方法，即主要从 3 个方面进行。

1. 依据症状体征进行诊断，以临床为基础，是血瘀证诊断中的一个重要内容。《金匮要略》中载有对瘀血症状的早期描述有："病人胸满，唇痿舌青，口燥，但欲漱水不欲咽，无寒热，脉微大来迟，腹不满，其人言我满，为有瘀血。"

2. 结合病因进行诊断，如认为寒凝、热瘀、湿滞、气滞、情志、外伤、出血以及阴阳虚损、气血不足、虚劳久病、饮食起居等因素都会导致血液凝滞。

3. 治疗性诊断，即对于某些临床无证可辨或对症治疗不愈者，以及疑难杂病、沉疴痼疾，采用活血化瘀治疗往往获效，因而反证其诊断。中国中西医结合研究会第一次全国活血化瘀学术会议于 1982 年制定的血瘀证诊断标准，包括：

（1）主要依据：①舌质紫暗或舌体瘀斑、瘀点；②脉涩，或结代、无脉；③固定性刺痛或绞痛并拒按；④病理性肿块，包括内脏肿大、新生物、炎性或非炎性包块、组织增生变性；⑤血管异常，包括舌下及其他部位静脉曲张、毛细血管扩张、血管痉挛、唇及肢端紫绀、血管阻塞；⑥出血及各种出血后引起的瘀血、黑粪、皮下瘀斑等，具有主要依据两条可诊断为血瘀证。

（2）其他依据：①皮肤粗糙、肥厚、鳞屑增多；②月经紊乱；③肢体麻木或偏瘫；④精神狂躁或健忘；⑤周期性精神异常；⑥腹水。具备其他依据1条以上并有实验室依据证实，可诊断为血瘀证，实验室依据包括微循环障碍、血液流变性异常、血流动力学障碍、血小板聚集性增高、脑血管造影或电子计算机断层扫描示有血管栓塞、超微结构有血瘀表现等。

（3）虽无上述依据，但结合病史及原发疾病与血瘀有关者可予以考虑。另外，某些疾病经活血化瘀治疗有效者，也可考虑血瘀证。第二届全国活血化瘀研究学术会议又对此标准进行了修订，将月经情况和腹水症状加入到主要依据里，并增加面部、唇、齿龈及眼周紫黑，而在其他依据里增加了腭黏膜征阳性；实验室依据里增加了血液凝固性增高或纤溶活性降低、特异性新技术显示血管阻塞。并将判断标准改为：具有两项或以上主要依据，具有主要依据1项加实验室依据两项或其他依据两项，具有其他依据两项以上加实验室依据1项，这反映了新的客观指标不断出现并且越来越受到临床研究的重视。

1988年10月在血瘀证研究国际会议上也制定了血瘀证诊断参考标准。在其所列12项指标中，前11项为症状体征指标，包括舌质紫暗或有瘀斑瘀点、典型涩脉或无脉、痛有定处、瘀血腹证、癥积、离经之血、皮肤黏膜瘀斑或脉络异常、痛经以及色黑有血块或闭经、肌肤甲错、偏瘫麻木、瘀血狂躁，最后1项则规定为理化检查具有血液循环瘀滞表现，由此体现出理化检查的重要性。日本小川氏新的国际瘀血诊断标准试行方案中规定了必备项目为瘀血的腹证，一般项目包括：皮肤、舌、固定性疼痛、病理性肿块、血管异常、出血倾向、月经紊乱、肢体麻木或偏瘫、精神狂躁或健忘、植物神经功能失调、精神异常和口干、手足烦热等症状的异常表现。实验室检查包括：①微循环障碍；②血液流变性异常；③血小板凝聚性增高；④血液黏度：β-血小板球蛋白增高；⑤血管栓塞；⑥骨盆腰椎的X线异常。在这个标准中，小川氏特意加上了足少阴脉涩、弦、结和男子排尿异常，省去了腹水，因为他认为足部后胫骨动脉的沉、弱、伏、无脉与瘀血腹证的出现是一致的，而男子的前列腺轻微症状可表现为排尿异常，去掉腹水则是因为腹水只是瘀血的结果。

（五）血瘀证与冠心病心绞痛

血瘀证通常是指因气虚、气滞、寒凝、血热等原因，导致血瘀而血行不畅，或外伤或各种急、慢性病导致出血未能及时消散而引起的病证。现代医学认为，各种致病因子所造成的全身或局部组织器官的缺血、缺氧、血循环障碍以及血液流变性和黏滞性异常而导致各组织器官水肿、炎症渗出、血栓形成、组织变性、结缔组织增生等一系列的病理变化，都可以概括在血瘀证的病理实质中。中国医学科学院血液学研究所把血瘀归纳为现代病理学中的血液循环障碍及结缔组织的增生和变性，即局部缺血、局部瘀血、体内出血、血栓形成、局部水肿、增生或变性的结缔组织。

冠心病心绞痛是现代医学诊断病名，在中医学古代文献中，根据本病的临床特点，属于中医的"胸痹""心痛""心悸""卒心痛""厥心痛""真心痛"等范畴。《灵枢·五邪》云"邪在心，则病心痛"，《素问·脏气法时论》云"心病者，胸中痛，胁支满，胁下痛，膺痛肩胛痛，两臂内痛"，描述的症状与冠心病的临床表现极为相似。《素问·痹论》篇说："心痹者，脉不通。"一针见血地指出"脉不通"是发生胸痹心痛的原因，又云："痹在于骨在重；在于脉则血凝不流。"
《素问·脉要精微论》说："夫脉者，血之府也，长则气治，
短则气病，数则烦心，大则病进，上盛则气高，下盛则气胀，
代则气衰，细则气少，涩则心痛。"强调胸痹心痛的病位在
心，病机关键在于血脉瘀阻。《圣济总录·心痛门·心痛统
论》开篇即曰："心痛诸候，皆由邪气客于手心主之脉。盖少
阴心之经，五脏六腑君主之官也，精神所舍，诸阳所合，其脏
坚固，邪气未易以伤，是以诸邪在心，多在包络者，心主之脉
也。"明确指出了心之络脉痹阻不通而发为胸痹心痛。明代虞
抟在《医学正传》明确提出"污血冲心"的概念，认为胸痹
心痛有以瘀血为病因者，而万全在《万氏家传保命歌括》曰
"瘀血痰饮之所冲，则其痛掣背……手足俱青至节，谓真心
痛"，明确指出瘀血上冲致胸痹心痛的病机。清代王清任认为
"气"和"血"是人体中的重要的物质，疾病的发生多与气血
有密切关系，主张"治病之要诀，在明白气血，无论外感内
伤……所伤者无非气血。气有虚实……血有亏瘀"。他还认为
"气"是人体生命之源，目视、耳听、头转、身摇、掌握、足
步等，都是气所支配的，并认为血瘀多由气虚所致。气为血
帅，气分受病，亦引致血瘀之证，如因气郁或气滞，使血行受
阻，乃致血瘀；更由于气虚，推动血行乏力，血行不畅，渐致
血瘀。前者纯属实证，后者虚中挟实证，因而，倡导补气活
血、逐瘀活血两大法则，丰富了古医籍有关论述和治法，创立
了很多有效方剂，分辨瘀血的不同部位给予针对性的治疗。叶
天士对瘀血证治的贡献在于提出了"络病"学说，认为"经
主气，络主血"，"初为气结在经，久则血伤入络"。在用药
上，实证以辛味药为主，辛香以通络，虚证则补虚与通络并
进。久病入络者，其病皆在血分，用虫蚁之品或牛黄、麝香之
类，搜逐血络中之瘀滞凝痰郁闭之邪。综上，王清任、叶天士

等对瘀血证的辨证论治开启了血瘀学说的研究，为现代发展气血学说和进行活血化瘀、微循环研究奠定了基础。总之，历代医家对"胸痹心痛"病因病机的阐述，虽然各有偏重，但均认为"心血瘀阻，不通则痛"之血瘀证是胸痹心痛的发病关键所在，其病机不离"心痹者，脉不通"，"不通则痛"的胸痹心痛的发病观。从现代临床和研究来看，血瘀证在冠心病发病中的作用越来越受到重视。

三、血瘀证与冠心病心绞痛的病机探讨

（一）瘀血内阻是冠心病心绞痛的主要病理基础

血液是指运行于脉内的红色液体，它是构成人体和维持人体生命活动的基本物质之一。《灵枢·经水》云："经脉者，受血而营之。"《素问·举痛论》云："经脉流行不止，环周不休。"说明血液在脉中循行，永不停留。若在各种致病因素的作用下，引起血行缓慢，血流阻滞，血液停积于脏腑经络，或离经之血停积于内而未能及时消散，即可形成瘀血。所谓瘀血，一是指血液运行不畅，有所停积；二是指血液成分或性质的异常变化引起运行不畅，有所停积；三是指由于脉络的病变而造成的血行瘀滞不畅；四是指已离经脉而未排出体外的血液。瘀血的病因包括六淫、七情、饮食、劳倦、外伤等，病机可总结为血流急速，壅遏凝聚以致血瘀；血行迁缓，瘀积凝结以致血瘀；脉络损伤以致血溢瘀结三个方面。由于血的运行无处不到，故人身各处，举凡脏腑经络、头面胸腹，四肢百骸均有血行瘀滞的可能。血瘀头面则证见眩晕头痛，如针刺；血瘀心脉则证见胸闷胸痛，连及后背；血瘀经脉则证见肢体麻木，半身不遂。冠心病心绞痛为中老年常见病、多发病，冠心病心绞痛的病名并不见于中医古籍，但是根据本病的主要临床症

状，可归属于中医学"胸痹"的范畴，发病的原因主要与年老体虚、饮食不当、情志失调、寒邪内侵有关，而这些因素又都可以作用于机体，导致脏腑功能失调，血行郁滞，而成血瘀之症。本病病位主要在心，涉及肝、脾、肾等脏腑，病机在于心脉不通。《素问·痹论》有"心痹者，脉不通"，"痹在于骨则重，在于脉则血凝不流，夫脉者，血之府也，长则气治，短则气病，数则烦心，大则病进，上盛则气高，下盛则气胀，代则气衰，细则气少，涩则心痛"的论述，明确指出心痹是因为"血凝而不流"，导致心脏脉络不通的瘀血内阻理论。归纳起来，主要有以下几种类型：①气滞血瘀：气为血之帅，血液在脉中运行，有赖气的温煦推动，气行则血行，气滞则血滞，故气滞心胸，血行不畅，则成气滞血瘀之证。②气虚血瘀：多由年老体弱，气血亏虚，或思虑、劳伤、久病而致气虚。气虚则鼓动无力，血行缓慢而成瘀，正如王清任所言："元气既虚，必不能达血管，血管无气，必停留而瘀。"《玉机微义》亦云："病久气血虚损及素劳作羸弱之人患心痛者，皆虚痛也。"③痰阻血瘀：或脾不健运，聚津成痰；或肾不化气行水，水泛成痰，痰阻血络，因痰成瘀，或血瘀内存，津液不布，而成痰瘀互结。④寒凝血瘀：寒性凝滞收引，寒邪内乘，胸阳不展，血行不畅，而成本证，与《素问·调经论》的"寒气积于胸中而不泻，不泻则温去，寒独留则血凝泣，凝则脉不通"的理论相一致。⑤热结血瘀：气郁或痰浊内蕴日久化热，邪热犯心，热壅血瘀，即王清任"血受热则煎熬为块"的观点。⑥阳虚血瘀：由素体阳虚，胸阳不振，阴寒之邪乘虚而入，寒凝血行不畅而成血瘀之证。如《医门法律》云："胸痹心痛，然总因阳虚，故阴得乘之。"⑦阴虚血瘀：阴虚则津液亏少，不能濡养和滑利血脉，且津血同源，津亏则血脉空虚，津亏血燥，阳亢内灼，煎熬营血，血行涩滞，而成血瘀。所以

《读医随笔》云："阴虚必有滞。"现代医学认为其发生冠心病心绞痛的病变主要为冠状动脉内膜脂质沉积和纤维组织增生使血管腔内狭窄阻塞或痉挛引起心肌缺血缺氧所导致，主要易患因素包括吸烟、高脂血症高血压、糖尿病、肥胖、长期精神紧张等。

（二）瘀血生风是冠心病心绞痛的重要病机

1. 瘀血与风邪关系

瘀血可以导致风气内动，最早记载始见于《内经》。《内经》早就指出："血菀于上，使人薄厥。"《素问·调经论》说"血之与气并走于上，则为大厥，厥则暴死，气复反则生，不反则死"，"血气不和，百病乃生"等，是血随气逆，瘀积于上，致风气内动的详细记载。说明气滞使血行不畅，痹阻脉络，筋脉失养而发为风证，在一定程度上为"瘀血生风"形成奠定了理论基础，明确记载用活血化瘀法治疗内风证者，当首推唐代孙思邈，他在《千金要方》中说："三石泽兰丸治虚风内动，用以通血脉，熄肝风。"此后，历代医家对瘀血导致的风气内动均有不同的认识，如金元时期朱丹溪认为内风证多因"死血""瘀血"所致，指出："半身不遂，大率多痰，在左属死血、瘀血，在右属痰有热。"明清时期，瘀血生风的理论得到了进一步发展，医家们从不同角度论述了瘀血可以导致的各种内风证，其中对中风、眩晕的论述尤为深刻。如明代楼英在《医学纲目》中认为"中风皆因脉道不利，气血闭塞也"，方贤在《奇效良方》亦提出"气塞不通，血塞不流"是中风发生的重要因素，明代孙一奎特别强调"血行"与"风灭"的关系，他在《赤水玄珠全集·中风门》说："治风之法，初得病即当顺气，及日久即当活血，此万古不易之理"，明确倡导活血化瘀法治疗中风。虞抟在《医学正传》中主张治疗眩晕应用活血化瘀之法，指出："外有因坠损而眩晕者，胸中有死血迷闭心窍然，是宜行血清经，以散其瘀结。"明末清初的张璐也认为，瘀血不仅可以致痛，而且也致眩，指出："胸中有死血作痛作眩。"到了现代，随着活血化瘀法在治疗内风证中的广泛应用，越来越多的学者重视瘀血与内风病证的关系。如王永炎等在治疗震颤麻痹综合征时，按中医辨证分型，"属气血两虚，血瘀风动者12例，肝肾不足，血瘀风动者18例，痰热风动者5例"，认为瘀血与内风相互影响，相互为用，瘀可生风，风可致瘀，并强调要重视活血化瘀治则的应用。何绍奇在《现代中医内科学·震颤麻痹综合征篇》中更明确地说："瘀血阻滞，脉道不通，血行不畅，筋脉失濡而手足颤动，屈伸不利，此即'瘀血生风'。"近年来，申锦林、刘昭纯等提出要建立"瘀血生风"的科学概念，以充实和完善中医理论体系，为临床用活血化瘀法治疗内风病证提供了理论基础，认为瘀血可以发生在人体的任何部位，贯穿于疾病发展的各个阶段，当瘀血阻滞心脉时，心脉不通，心失所养，则发生胸痹心痛，因此，瘀血是冠心病心绞痛产生的病理基础。瘀血既是在疾病过程中形成的一种病理产物，又是导致多种疾病的一种新的致病因素，故临床可称之为病理产物性病因，也称继发性病因，而瘀血生风的病因首先又在于瘀血。凡气虚、气滞、阴虚、血热、血寒、出血、七情过激、跌打损伤等所导致的瘀血，逐渐加重到阻滞经络，致使筋脉失养，影响筋脉功能时，即可产生内风。因此，瘀血生风的根本病机在于瘀血阻滞经络，使筋脉失养，而生拘急挛缩，而瘀血生风是一个独立的病机概念，与肝阳化风、热极生风、阴虚生风、血虚生风等是同一层次的、各自独立存在的病机学概念。但瘀血生风又属于肝风内动的研究范畴，肝风内动是指在病变过程中出现的以动摇、眩晕、抽搐、震颤等为主要临床表现的证候。在这些内风病证中，有的直接由肝病引起，如肝阳化风；有的则与肝病并无直接的联系，如阴虚生风、血虚生风等。但由于在五行归属上肝与风同属于木，且内风与筋的功能失常密切相关，筋又为肝所主，故均属于肝风内动的范畴。瘀血生风的根本病机在于瘀血阻滞经络，筋脉失养，虽与肝病无直接联系，但鉴于其病机表现，亦当归属于肝风内动的范畴。古人云"久病多瘀""久病入络""病久入深，营卫之行涩"等，是指瘀血作为一种继发性致病因素，最常见于各种慢性疾病的过程中。瘀血生风与目前公认的肝阳化风、热极生风、阴虚生风、血虚生风等病机相比较而言，肝阳化风是由于肝阳上亢，血随气逆，气血逆乱，同时又耗损阴液，水不涵木而引起的眩晕震颤，其中气血逆乱的过程就是产生瘀血的过程；热极生风的基本病机在于热邪亢盛，迫血妄行，使血液不循常道而成"离经之血"，或热盛伤阴耗气，使血液瘀滞，形成瘀血，从而使筋脉失养，燔灼受损，以致出现手足拘挛、屈伸不利等风气内动之象；阴虚生风的原因在于阴液亏虚，阴虚则血少，脉络空虚，血流缓慢而易于停滞，加之阴虚生热，煎熬血液，更易形成瘀血而不能濡养筋脉，从而引起动风；血虚生风是因为"气血亏损，流通于周身者，必然迟缓，血即因之而瘀"，"瘀血不去，新血不生"，使筋脉失养，挛急抽搐而动风。由此可知，无论是肝阳化风、热极生风、阴虚生风，还是血虚生风，根本病机都离不开"瘀血"，其根本过程在于气血逆乱，运行不畅，瘀血内生，从而使得筋脉失养，拘挛不利，最终引起风气内动。《金匮要略》提出有关冠心病心绞痛的"阳微阴弦"的病机，阳微指正气虚，阴弦指邪气实。气虚甚者即为阳虚，故其病机以气虚为本，以血瘀为标，本虚标实，针对此病机，亦有研究者取类于自然界"气压差"的变化，比喻为"风"，而胸痹心痛发病多呈突发性、阵发性、放射性，极类似风之善行数变之性，故言本病以"风"为象。从发病时间而言，胸痹心痛的发病时间多为肝气所主之时，《素问·脏气法时论》"心病者日中慧，夜半甚"。此夜半之时由肝气所主，肝主风，说明胸痹心痛同肝、同风关系密切，这些亦说明心血瘀阻是冠心病临床最常见的证型，病机与阳气虚、阴寒盛关系最密切，临床表现为反复发作、速发速止的"风"象，因此，无论从表象还是实质上看，瘀血生风确是冠心病心绞痛的重要病机。

2. 瘀血与血虚、风邪关系

如前所述，在各种致病因素的作用下，引起血行缓慢，血流阻滞，血液停积于脏腑经络，或离经之血停积于内而未能及时消散，即可形成瘀血。所谓瘀血，一是指血液运行不畅，有所停积；二是指血液成分或性质的异常变化引起运行不畅，有所停积；三是指由于脉络的病变而造成的血行瘀滞不畅；四是指已离经脉而未排出体外的血液。瘀血阻滞形成后，造成血脉失养，生血减少而血虚，正所谓旧血不去新血不生，血虚则气无所附令气失所养，亦必气随之而衰少，导致气虚而气血失和，反过来，气行血无力，令血行缓慢，更易瘀滞，加重瘀血，如此反复，瘀血与血虚成为一个互为因果，互相促进的关系。在冠心病心绞痛的发生发展过程中，其关系亦是如此。血虚生风，多因生血不足或失血过多，或久病耗伤营血，肝血不足，筋脉失养，或血不荣络，虚风内动，而引起的手足震颤、肌肉蠕动、肢体麻木等动风表现，其基本病机是血虚筋脉失养。凡是瘀血均可阻滞经络，最终会致使筋脉失养，影响筋脉功能，发生拘急挛缩，可产生内风。由于"气血亏损，流通于周身者，必然迟缓，血即因之而瘀"，而"瘀血不去，新血不生"，即血瘀与血虚常常同时存在，因此，在血瘀或血虚引发风动时，两种病机常常相兼并存。但是，瘀血生风与血虚生风毕竟是不同概念，治疗上亦有活血与养血之不同，或有先后主次之差异，因此，两者不能相互代替，亦不容在概念上混为一谈。

3. 风邪与冠心病心绞痛关系

中医学认为，疾病的发生主要是由于人体气血阴阳失调，而风病亦不例外。无论外风或内风，都具有风邪的性质及致病特点：①轻扬开泄。风为阳邪，具有向上向外、升发开泄的特性。②善行而数变。《素问·风论》云："风者，善行而数变。""善行"，是指风本是气之剧烈运动，故其致病症状，常有病位游移、行走无定处的特点。"数变"，为变化多端，风邪为病，多变幻迅速无常。③风为百病之长。《素问·风论》云："风者，百病之长也，至其变化，乃为他病也。无常方，然致有风气也。"《素问·骨空论》云："风者，百病之始也。"可见风邪为病，易兼挟他邪致病。④风性主动。《素问·阴阳应象大论》云："风胜主动。"动，是指风有使物体及人体身形动摇的特点，由上可知，风病的共性特点是"变"，即其证候表现变化多端；"动"，即其证候表现异常动态，且可发生于内外任何部位，这就说明"肝风内动"的证候表现除"掉眩"和"强直"以外，还具有"变"和"动"的特点。然内风之风性为阴阳动荡而乘虚内窃之贼，其动摇之势虽甚，终不如外风之有力而能外袭体窍、引动筋脉，只能乘虚内扰、攻冲于胸腹脏器之间，因此，少见诸暴强直等外症，而以自觉之内症为主要表现。从临床角度看，风既是致病因素，又是病理产物。《临证指南医案》明确指出："内风，乃身中阳气之变动"。风邪无形，为百病之长，其性能独兼五邪而犯心，渗透侵入心之脉络，壅塞心络，导致冠状动脉粥样硬化的病理改变。"《证治准绳》曰："盖心之藏君火也，是神灵之舍，与手少阴之正经，邪皆不得而伤。其受伤者，乃手心主包络也，如包络引邪入于心之正经脏而痛者，则谓之真心痛，必死，不可治。夫心统性情，始由怵惕思虑则伤神，神伤脏乃应而心虚矣。心虚则邪干之，故手心主包络受其邪而痛也。心主诸阳，又主血，是以因邪而阳气郁伏过于热者痛，阳气不及惟邪胜之者亦痛，血因邪泣在络而不行者痛，血因邪胜而虚者亦痛。"《景岳全书》亦记载了气血衰少，筋脉失濡，内风致痉的理论。中医认为，冠心病心绞痛多属"胸痹""心痛"的范畴，病因病机极为复杂。风邪是冠心病心绞痛发作的主要诱因，《灵枢·五邪》谓："邪在心，则病心痛。"又《诸病源候论·心痛病诸候》曰："心痛者，风冷邪气乘于心也。"说明风冷邪气乘于心，致心络阻滞或心络痉挛，可卒发心痛。《杂病源流犀烛·心痛》亦曰"心痛引背多属风冷"，明确指出风邪入侵是心痛发病的重要因素。风为百病之长，风为六淫之先导，其性能独兼五邪而犯心，成为心绞痛的主要诱发因素。气候变化如气温、气压的降低，风向的转变，季节的更替是导致本病的主要诱因，而这些变化属中医风之范畴。心痛发作"乍间乍盛休作有时"，如《诸病源候论》所言的特点，"风性善行数变"，亦提示心痛与风有内在联系。胸痹心痛发病多呈突发性、阵发性、放射性，颇类风性善行数变之性。从发病时间而言，胸痹心痛的发病时间多为肝气所主之时，说明胸痹心痛同肝、同风密切相关，由此可知，胸痹心痛不论是在发病症状还是在发病时间上都多呈现风性。有诸内必行诸外，胸痹心痛多现风性，揭示风邪在胸痹心痛的发病机制中起着及其重要的作用。《诸病源候论·久心痛候》谓："其久心痛者，是心之别络，为风之冷热所乘痛也，故成疹。不死，发作有时、经久不瘥也。"描述了冠心病心绞痛发展成慢性发作的过程。

4. 瘀血内阻络脉是冠心病心绞痛发生的重要环节

正常情况下，在脉管中流动的血液，是由脾胃水谷之精微所生化，正如《灵枢·决气》所说："中焦受气取汁，变化而赤，是谓血。"血由心所主，藏于肝，统于脾，循行于脉中，营养全身，环周不休。在病理情况下，或由于阳气虚损，鼓动无力；或由于肝气郁结，疏泄不利；或由于寒性凝滞，经脉拘急；或由于跌扑外伤，脉络受损，皆可导致血行不畅而形成瘀血。由于血的运行无处不到，故人身各处，举凡脏腑经络、头面胸腹，四肢百骸均有血行瘀滞的可能。血瘀头面则证见眩晕头痛，痛如针刺；血瘀心脉则证见胸闷胸痛，连及后背；血瘀经脉则证见肢体麻木，半身不遂，等等。《素问·阴阳应象大论》云："年四十而阴气自半。"《素问·上古天真论》曰："女子七岁，肾气盛，齿更发长；二七，而天癸至，任脉通，太冲脉盛，月事以时下，故有子；三七，肾气平均，故真牙生而长极；四七，筋骨坚，发长极，身体盛壮；五七，阳明脉衰，面始焦，发始堕；六七，三阳脉衰于上，面皆焦，发始白；七七，任脉虚，太冲脉衰少，天癸竭，地道不通，故形坏而无子也。丈夫八岁，肾气实，发长齿更；二八，肾气盛，天癸至，精气溢泻，阴阳和，故能有子；三八，肾气平均，筋骨劲强，故真牙生而长极；四八，筋骨隆盛，肌肉满壮；五八，肾气衰，发堕齿槁；六八，阳气衰竭于上，面焦，发鬓斑白；七八，肝气衰，筋不能动，天癸竭，精少，肾脏衰，形体皆极；八八，则齿发去。"说明人到40岁以后机体的各项生理功能逐渐处于衰退状态。若人体脏腑生理功能活动由于年龄的增长而出现失调，就会在某种诱因（外感六淫、内伤七情、饮食所伤、劳倦等）的作用下导致气血的运行障碍而酿生瘀血。瘀血形成以后，又会进一步影响脏腑，导致脏腑功能活动失调，气血津液输布失常，气机逆乱，血行不畅，瘀阻心脉，发为胸痹心痛。中医学素有"久病入络"之说，《素问·痹论》云："病久入深，营卫之行涩，经络时疏，故不通。"叶天士《临证指南医案》曰："久发频发之恙，必伤及络，络乃聚血之所，久病必瘀闭。"故久病入络，可致瘀血阻滞脉络；加之久病耗气伤血，气虚不能帅血，血流不畅，血虚血流缓慢，均易产生瘀血。一般而言，冠心病心绞痛病程较长，进行缓慢，多长达一二十年甚至更长，反复发作，迁延难愈。可见，久病及血，瘀血内阻络脉是冠心病心绞痛病情发展的必然转归。《灵枢·邪气脏腑病形》中就有记载："心脉急甚者为瘛疭，微急为心痛引背，食不下。"指出心痛的病机为心脉急引起，心脉包括营养心脏的正经及支别脉络，心痛的发生是由病邪殃及心脉所致，如《诸病源候论》所云"心脏为诸脏之主而藏神，其正经不可伤，伤之而痛"，"其久心痛者，是心之支别络为风邪冷热所乘痛也，故成疹，不死，发作有时，经久不瘥也"，这里的正经及支别即现代医学所指的冠状动脉及其分支。邪壅心脉，气血不畅，不通则痛，气血失畅，心脉失养，不荣亦痛，不通不荣，协同作用，则致胸痹心痛。因此，脉络阻滞和脉络痉挛为心绞痛的主要病机。在临床上，胸痹心痛患者，心痛发作有时，久而不已，当属络病无疑。但亦有其特殊性，冠心病心绞痛患者常有新病即直伤心络而成络病者。因病属络病，故本病多缠绵难愈，病位深固，久发频发，正邪胶着，不易速愈。从生理上讲，络脉具有联络经脉，渗灌气血的功能。心之络脉则主要渗灌气血以濡养本脏，若邪犯心络，致心络中气机郁滞，血行不畅或凝痰结聚，阻滞脉道，致络中气滞痰瘀湿浊互结互病，相互影响；若正气亏虚或中脏损伤，致心之阳气不足无以温养，心之阴血亏虚无以濡养而不荣则痛，或因虚致实，气虚血滞痰凝，阻于络中，心络愈虚，实邪愈滞，以致虚实夹杂，正虚邪甚；络阻日久，痰瘀湿浊可郁蒸腐化，凝聚成毒或化热生风，故胸痹心痛常由心络阻滞，不通则痛所致。又《素问·邪气脏腑病形》曰心脉"微急为心痛行背"，《诸病源候论》亦谓"心脉急为心痛引背"，心络细窄易滞，其挛急、拘急可诱发心绞痛，此与近年倡导的"冠状动脉痉挛学说"相符。有学者认为久病入络之含义，不仅是血络瘀滞，实泛指脏腑器质性损伤，络病不仅包括微循环障碍、微血管失调、微环境紊乱，也包括细胞基质的病变。

综上所述，冠心病心绞痛在其发生发展过程中，存在着许多形成瘀血内阻络脉的基础。虽其具体辨证因人而异，然而血瘀证的存在却是各证候共同具有的。瘀血形成之后，又会进一步影响脏腑，导致脏腑的功能活动失调，气血津液输布失常，从而加重冠心病心绞痛的病情变化，因此，瘀血内阻络脉是冠心病心绞痛发生发展的重要环节。

（三）方药研讨

1. 方药分析

基于以上认识，用血府逐瘀汤加治风活络药物治疗冠心病心绞痛患者，探讨治风活络法在冠心病心绞痛治疗中的应用。药物组成包括桃仁、红花、当归、川芎、赤芍、生地、柴胡、枳壳、甘草、桔梗、牛膝、威灵仙、羌活、地龙，其性味归经及功效主治分析如下：

（1）桃仁：味苦、微甘，性平，有小毒，归心、肝、大肠经。质润降泄，善入血分。功能活血祛瘀，润肠通便，止咳，杀虫。主治瘀血致痛经、经闭，产后恶露腹痛、昏晕，癥瘕积聚，跌打瘀肿，热病蓄血，胸痹心痛，风痹，血痹，癫狂，肺痈肠痈，肠燥便秘等。《本经》："主瘀血血闭，癥瘕，邪气，杀小虫。"《别录》："止咳逆上气，消心下坚硬，除卒暴击血，破癥瘕，通月水，止心腹痛。"《珍珠囊》："治大便血结、血秘、血燥，通润大便，破蓄血。"李东垣称"其功有四：治热入血室，一也；泄腹中滞血，二也；除皮肤血热燥痒，三也；行皮肤凝聚之血，四也"。《纲目》："主血滞风痹，骨蒸，肝疟寒热，产后血病。"

（2）红花：味甘、微辛，性平，归心、肝经。体轻质润，入血分。功能活血祛瘀，通经止痛，散郁开结，凉血解毒。用于血瘀诸证，主治月经不调，痛经，经闭，产后恶露不行，腹中包块疼痛，跌扑损伤，惊悸，温病发斑等。《品汇精要》："主散郁调血，宽胸膈，开胃进饮食，久服滋下元，悦颜色，及治伤寒发狂。"《纲目》："活血。又治惊悸。"《浙江药用植物志》："活血祛瘀，凉血解毒。主治癥瘕，创伤疼痛，血热斑疹。"

（3）当归：味甘、辛、微苦，性温，归肝、心、脾经。本品香郁行散，可升可降。功能补血，活血，调经止痛，润肠通便。主治血虚、血瘀所致眩晕头痛，心悸肢麻，月经不调，癥瘕结聚，虚寒腹痛，痿痹，肠燥便难，跌打肿痛等。《别录》："温中止痛，除客血内塞，中风痉汗不出，湿痹，中恶客气，虚冷，补五脏，生肌肉。"《日华子》："治一切风，一切血，补一切劳，破恶血，养新血，及主癥癖。"《医学启源》："能和血补血。"《主治秘要》云："其用有三：心经药一也，和血二也，治诸病夜甚三也。""尾破血，身和血。"《纲目》："治头痛、心腹诸痛，润肠胃筋骨皮肤。治痈疽，排脓止痛，和血补血。"

（4）川芎：味辛，性温。归肝、胆、心经，本品气香升散，功能活血行气，祛风止痛。主治心胸胁肋疼痛，头痛眩晕目暗，月经不调，癥瘕肿块，跌打损伤肿痛，风寒湿痹，肢体麻木等证。《本经》："主中风入脑，头痛，寒痹，筋挛缓急，金疮，妇人血闭无子。"《日华子》："治一切风，一切气，一切劳损，一切血，补五劳，壮筋骨，调众脉，破癥结宿血，养新血，长肉，鼻洪吐血及溺血，痔漏，脑痈发背，瘰疬瘿赘，疮疥，及排脓消瘀血。"《珍珠囊》："散诸经之风，治头痛颈痛。""上行头角，助清阳之气，止痛；下行血海，养新生之血，调经。"

（5）赤芍：味酸、苦，性微寒，归肝、心、脾经，入血分，敛降而微散。功能清热凉血止血，活血散瘀止痛。主治头胸胁腹瘀血疼痛，温毒发斑，吐血衄血，便血，崩漏，风湿痹痛，跌扑损伤等证。《本经》："主邪气腹痛，除血痹，破坚积，寒热疝瘕，止痛，利小便，益气。"《别录》："通顺血脉，缓中，散恶血，逐贼血，去水气，利膀胱大小肠，消痈肿，时行寒热，中恶腹痛，腰痛。"《本草汇言》："泻肝火，消积血，散疮疡。"

（6）生地：味甘、苦，性微寒，归心、肝、肾经。本品质润降泄，功能滋阴清热，凉血补血。主治热病烦渴，阴虚发热内热消渴，肠燥便秘，温病发斑，血热吐血、衄血、尿血、便血，血虚眩晕，心悸等证。《本经》："主折跌绝筋，伤中，逐血痹，填骨髓，长肌肉。作汤除寒热积聚，除痹。""久服轻身不老。"《别录》："主男子五劳七伤，女子伤中，胞漏下血，破恶血，溺血，利大小肠，去胃中宿食，补五脏内伤不足，通血脉，益气力，利耳目。"王好古："主心病，掌中热痛，痹气痿蹶，嗜卧，足下热而痛。"《本草经疏》："补肾家之要药，益阴血之上品。"《本草从新》："养阴退阳，凉血生血。"

（7）柴胡：味苦、辛，性微寒，归肝、胆经。本品微香升散，功能清热解表，和解少阳，疏肝解郁，升阳举陷。主治寒热往来，胸胁胀痛，头痛目赤，耳聋口苦，月经不调，脏器下垂等证。《本经》："主心腹，去肠胃中结气，饮食积聚，寒热邪气，推陈致新。久服轻身明目益精。"《药性论》："治热劳骨节烦疼，热气，肩背疼痛，宣畅血气，劳乏羸瘦；主下气消食，主时疾内外热不解。"《医学启源》："除虚劳烦热，解散肌热，去早晨潮热善除本经头痛，非他药所能止；治心下痞，胸膈中痛。"《本草备要》："散十二经痛疽血凝气聚。"

（8）枳壳：味苦、酸、微辛，性微寒，归肺、脾、胃、大肠经，本品气香泄散，降中有升。功能理气宽中，化痰消积。主治胸膈痞满，胁肋胀痛，食积不化，脘腹胀满，泻痢后重，肠风痔疾等证。《开宝本草》："主风痒麻痹，通利关节，劳气咳嗽，背膊闷倦，散留结，胸膈痰滞，逐水，消胀满，大肠风，安胃，止风痛。"《医学启源》："治中痞塞，泄肺气。"《主治秘要》云："其用有四：破心下坚痞，一也；利胸中气，二也；化痰，三也；消食，四也。又云：破气。"

（9）甘草：味甘，性平，归脾、胃、心、肺经。本品气和性缓，可升可降。功能益气补中，缓急止痛，润肺止咳，泻火解毒，调和药性。主治脾胃虚弱，心悸气短，脏躁证，腹痛泻痢，四肢挛痛，咳嗽气喘，咽喉肿痛，口舌生疮，药食中毒等证。《本经》："主五脏六腑寒热邪气，坚筋骨，长肌肉，倍力，金疮肿，解毒。"《别录》："温中下气，烦满短气，伤脏咳嗽，止渴，通经脉，利血气，解百药毒。"《医学启源》："能补三焦元气，调和诸药相协，共为力而不争，性缓，善解诸急。《主治秘要》云，其用有五：和中一也；补阳气二也；调诸药三也；能解其太过四也；去寒邪五也。又云，养血，补胃。"《本草汇言》："和中益气，补虚解毒之药也。健脾胃，固中气之虚羸，协阴阳，和不调之营卫。"

（10）桔梗：味苦、辛，性平。归肺经，本品升中有降，功能宣肺祛痰，下气利咽，消痈排脓。主治咳嗽痰多，咽喉肿痛，失音，胸满胁痛，肺痈吐脓等证。《本经》："主胸胁痛如刀刺，腹满肠鸣幽幽，惊恐悸气。"《日华子》："下一切气，止霍乱转筋，心腹胀痛，补五劳，养气，除邪辟温，补虚消痰，破癥瘕，养血排脓，补内漏及喉痹。"《珍珠囊》："其用有四：止咽痛，兼除鼻塞；利膈气，仍治肺痈；一为诸药之舟楫，一为肺部之引经。"

（11）牛膝：味苦、酸，性平，归肝、肾经。本品疏利下行，能补能泄。功能活血祛瘀，补肝肾，强筋骨，引血下行，利尿通淋。主治血滞经闭，痛经，产后血瘀腹痛，胞衣不下，癥瘕，跌打损伤，头痛，牙痛，咽喉肿痛等证。《本经》："主寒湿痿痹，四肢拘挛，膝痛不可屈伸，逐血气，伤热火烂，堕胎。久服轻身耐老。"《汤液本草》："强筋，补肝脏风虚。"《本草衍义补遗》："能引诸药下行。"《本草正》："主手足血热痿痹，血燥拘挛，通膀胱涩秘，大肠干结。补髓填精，益阴活血。"

（12）威灵仙：味辛、咸、微苦，性温。有小毒，归膀胱、肝经，本品质坚行散，功能祛风除湿，通络止痛，消痰散积。主治风寒湿痹，腰膝冷痛，肢体麻木，筋脉拘挛，胸膈痰饮，腹内冷积，诸骨鲠咽等证。《海上集验方》："去众风，通十二经脉；人服此四肢轻健，手足温暖，并得清凉。"《开宝本草》："主诸风，宣通五脏，去腹内冷滞，心膈痰水，久积癥瘕，痃癖气块，膀胱宿脓恶水，腰膝冷疼，及疗折伤。"李东垣："推新旧积滞，消胸中痰唾，散皮肤、大肠风邪。"《现代实用中药》："为利尿、通经药，有镇痛之效。治偏头痛，颜面神经麻痹，痛风等。"

（13）羌活：味辛、苦，性温，归膀胱、肝、肾经，本品气雄升散。功能散寒解表，祛风胜湿，除痹止痛。主治外感风寒、风湿，头痛项强，肢体酸痛，风寒湿痹，水肿脚气，疮疡肿毒，破伤风等证。《日华子》："治一切风并气，筋骨拳挛，四肢羸劣，头旋，眼目赤疼，及伏梁水气，五劳七伤，虚损冷气，骨节酸疼，通利五脏。"《主治秘要》云："其用有五：手足太阳引经，一也；风湿相兼，二也；去肢节疼痛，三也；除痛疽败血，四也；风湿头痛，五也。"《品汇精要》："主遍身百节疼痛，肌表八风贼邪，除新旧风湿，排腐肉疽疮。"

（14）地龙：味咸，性寒，归肝、肺、肾经。本品气腥窜降。功能清热止痉，平肝熄风，通经活络，平喘利尿。主治热病发热狂躁，惊痫抽搐，中风偏瘫，风湿痹痛，肺热喘咳等证。《滇南本草》："祛风，治小儿瘛疭惊风，口眼歪斜，强筋，治痿软。"《医林纂要·药性》："清肾去热，渗湿行水，去脾胃湿热，通大便水道。"《得配本草》："能引诸药直达病所，除风湿痰结，治跌扑，祛虫瘕，破血结。

2. 现代药理研究

（1）桃仁：含苦杏仁甙，苦杏仁酶，挥发油，脂肪油等。有药理作用：①对心血管系统作用：桃仁对离体蛙心呈抑制作用，能降低冠脉阻力，减少心肌耗氧量及氧利用率，有改善血流动力学的作用。②对血液流变性的影响：有显著抗凝血和抗血栓作用，可明显延长小鼠的出凝血时间，桃仁水浸液具有纤溶促进作用，另外有抗炎、镇痛、抗过敏等作用。

（2）红花：含红花醌甙、新红花甙和红花甙等甙类，又含红花黄色素。药理作用：①对血液系统作用：番红花热水提取物具有显著的抗凝血作用，能延长血浆凝血酶原时间及活化部分凝血活酶时间，抑制 ATP 和胶原诱导的血小板聚集，加速尿激酶及纤维蛋白溶酶的作用。②对心血管系统作用：番红花水煎剂静脉注射可降低麻醉犬、猫血压，并可维持较长时间，其花被、雄蕊和花粉对离体冠脉有不同程度的扩张作用。③对子宫的作用：番红花煎剂、乙醇提取物、挥发成分及乙醚提取物对多种动物在体和离体子宫均有兴奋作用，可引起子宫节律性收缩，提高子宫的紧张性和兴奋性，大剂量时可出现痉挛性收缩，对已孕子宫更为敏感。

（3）当归：主要成分为脂溶性的藁本内酯、正丁烯酞内酯、当归酮、香荆芥酚等，另含水溶性成分阿魏酸、丁二酸、烟酸、尿嘧啶、腺嘌呤、豆甾醇－D－葡萄糖甙、香荚兰酸、钩吻荧光素以及当归多糖、氨基酸、维生素等。药理作用：①对心血管系统的作用：当归中性油有显著扩张冠状动脉的作用。当归注射液静脉注射能减少麻醉犬冠脉闭塞时心肌梗塞范围，当归注射液对减压或常压急性缺氧动物具有降低耗氧量的作用。阿魏酸能拮抗垂体后叶素引起兔急性心肌缺血和结扎引起的兔急性心肌梗塞，缩小心梗面积，且不影响心率。当归醇提物预防性应用对哇巴因中毒引起的室颤有显著效果，能使致颤阈提高。醇提取液静脉注射，对乌头碱诱发的麻醉大鼠心律失常亦有明显的预防作用。当归能扩张外周血管，降低血管阻力，加速血流量，作用强度随剂量的加大而增强。本品扩血管作用与 α 或 β 受体无关，而与 M 受体及组胺 H_2 受体兴奋有关。当归所含挥发性成分主要引起血压上升，而非挥发性成分则引起血压下降，其上升或下降程度与剂量大小成正比。②当归粉口服对大鼠及兔实验性高脂血症有降脂作用。当归及其成分阿魏酸的抗氧化和自由基清除作用，具有保护内膜不受损伤的作用，使脂质在动脉壁的进入和移出保持正常的动态平衡，不利于血小板黏附和聚集于血管壁上，其降 TC 作用可抑制脂质沉积于血管壁。当归注射液有调节 PGI_2/TXA_2 平衡和抑制血小板聚集的作用。③抗氧化和清除自由基作用：当归、阿魏酸对缺血再灌注脑组织 LPO 增高有明显的抑制作用，阿魏酸可对抗 H_2O_2 和 O_2^- 引起离体人红细胞膜 LPO 反应以及抗氧自由基和 MDA 的溶血作用。阿魏酸能抑制紫外线照射亚油酸以及微粒体的过氧化脂质的生成。

（4）川芎：主要成分为挥发油、生物碱（如川芎嗪等）、酚性物质（如阿魏酸等），以及内脂素、维生素 A、叶酸、甾醇、蔗糖、脂肪油等。药理作用：①对心血管系统的作用：对心脏的作用：川芎煎剂及川芎嗪分别对离体蟾蜍、蛙和豚鼠的心脏有剂量依赖性负性肌力效应，使心肌收缩减弱，舒张功能下降，心率减慢，呈整体强心作用，川芎嗪能抑制心肌细胞 Ca^{2+} 内流和 K^+ 外流，其药物效应与异搏定不同。对冠状动脉的作用：川芎和川芎嗪对离体大鼠、豚鼠和麻醉犬的心脏均有显著增加冠脉流量的作用，用冠状动脉造影方法观察到川芎嗪能扩张冠状动脉并拮抗内皮素 - 1 引起的冠状动脉收缩效应，防止心肌缺血发生。对心肌缺血再灌注损伤的作用：川芎嗪腹腔注射和川芎哚灌胃均可对抗垂体后叶素所引起的兔急性心肌缺血缺氧，离体和在体动物心肌缺血再灌注损伤实验表明，川芎嗪能促进 6 - 酮 - PGF1α 产生，抑制 TXB_2 和 LDH 的释放，可使左心室收缩末压及其左心室压力上升的最大变化速率增大，降低再灌注室性心律失常发生率和死亡率，窦性心律恢复时间缩短。对血管的作用：川芎嗪对血管内皮细胞有保护作用，可抑制血管平滑肌细胞增殖，川芎嗪对平滑肌细胞 ATP 含量的影响呈双相作用，先升高后降低。对血流动力学的影响：用兔实验性 AS 模型，观察到川芎对颈动脉平均血流量、平均血流速度、最小血流速度、脑血管零压顺应性和脑血管外周阻力等指标显著优于对照组。对微循环的影响：川芎及川芎嗪对血管口径、流速、流量、流态、血细胞凝集程度及毛细血管等方面均有明显的改善作用。对血脂及过氧化脂质的影响：川芎嗪有降低冠心病患者血 LPO、提高 SOD 及过氧化氢酶活性、增加血巯基总量的作用；血清 TG、TC 值及 TC/HDL - C 比值均明显降低，HDL - C 则显著升高。②对血液系统的作用：对血液流变学的影响：川芎及川芎嗪可显著增加红细胞表面电荷，降低红细胞的聚集性，并使血浆黏度、红细胞压积和纤维蛋白原均降低，全血黏度亦下降。对血栓形成的影响：川芎嗪静脉注射给药能促进纤溶酶原激活物从血管壁释放，这是川芎嗪溶血栓的机制之一。川芎嗪对 TXA_2 样物质诱导的血小板聚集有抑制作用，可调节 TXA_2/PGI_2 之间的平衡，也是川芎嗪抗血栓形成的又一机制。对凝血－纤溶系统活性的影响：川芎嗪对凝血过程中的凝血活酶和凝血酶的生成及活性有明显抑制作用，且抑制作用随浓度增加而加强。

（5）赤芍：主要成分为芍药甙、挥发油、脂肪油、苯甲酸等。药理作用：①对心血管系统作用：芍药甙能增加犬冠脉流量和股动脉流量。赤芍可增加小鼠心肌营养血流量及犬冠脉流量，降低冠脉阻力及心肌氧利用率，对心率无明显影响。②对血液系统的影响：赤芍成分及其衍生物 801、802 对 ADP 和胶原诱导的血小板聚集有不同程度的抑制作用，且呈明显的量效关系。赤芍水提液及芍药甙可明显抑制人血小板聚集，抑制人红细胞膜 ATP 酶。赤芍精有抗高脂、高 Ch 引起的血栓形成作用，赤芍浸膏可显著升高 HDL 和亚组分含量，明显降低 TC、LDL，调节 TXA_2/PGI_2 平衡，降低血浆 LPO、动脉壁脂质、钙和磷脂及主动脉斑面积。赤芍注射液体外或静脉注射均可使兔白陶土部分凝血活酶时间、凝血酶原时间和凝血酶时间明显延长。③解痉作用：赤芍和芍药甙能抑制大鼠和豚鼠胃、肠平滑肌运动，对抗 Ach 引起的平滑肌痉挛，抑制大鼠子宫平滑肌收缩。

（6）生地：主要成分亦甙类为主，其次为糖类，并含有 20 余种氨基酸及有机酸、J3－谷甾醇、豆甾醇、微量元素等。药理作用：①对心血管系统的影响：对心脏的作用：地黄可以增加小鼠心肌营养血流量；对离体兔心表现出抑制作用，减慢心率。地黄乙醇提出物、水提出物静脉给药对心脏呈明显抑制，心跳减慢甚至停止；降压作用：地黄水提出物对大鼠实验性高血压有明显降压作用。②对血液系统的作用：止血作用：地黄煎剂、醇提取物、地黄炭均能缩短小鼠出血时间，醇提取物还缩短兔凝血时间；对造血细胞的影响：地黄促进血虚动物红细胞、Hb 的修复，加快骨髓造血细胞多能造血干细胞、红系造血祖细胞的增殖、分化，显示出补血作用。③对内分泌系统的影响：降血糖作用：地黄提出物（主要为多糖）对小鼠高血糖有降低作用；对肾上腺皮质功能的影响：地黄提出物能对抗地塞米松对垂体-肾上腺皮质系统的抑制作用。生地水煎液能对抗实验性甲状腺激素过多大鼠之肾脏 β 受体结合容量降低，使之恢复正常，是生地"滋阴"的重要作用机制之一。

（7）柴胡：含柴胡皂甙 a、c、d，挥发油及甾醇类化合物等成分。药理作用：①对中枢神经系统的作用：解热作用：注射柴胡醇浸膏的水溶液对兔静脉注射大肠杆菌引起发热具有明显的解热作用，柴胡水煎剂对过期伤寒混合菌苗所致兔发热也有同样的解热作用。口服柴胡皂甙不仅可使伤寒和副伤寒混合菌苗致热大鼠体温下降，而且能使体温正常的大鼠降温。镇静作用：柴胡皂甙和柴胡皂甙元 A 等均有明显的镇静作用，柴胡总皂甙和皂甙元 A 对小鼠有明显的运动抑制和安定作用。镇痛作用：柴胡粗皂甙对实验性小鼠具有明显的镇痛作用。镇咳作用：柴胡总皂甙及柴胡皂甙元 A 有较强的镇咳作用。②对心血管系统的作用：柴胡醇浸出液、柴胡皂甙均能降低兔血压，抑制离体蛙心和豚鼠心脏，犬静脉注射柴胡皂甙可出现短暂的降压反应及心率减慢。柴胡皂甙有降低高脂血症动物血清胆固醇的作用，对甘油三酯的降低作用更为明显。另外还有抗炎、抗病原微生物等作用。

（8）枳壳：含挥发油（主要为右旋柠檬烯、枸橼醛、右旋芳樟醇等），并含黄铜甙（主要为橙皮甙、新橙皮甙、柚皮甙、野漆树甙及忍冬甙等）N-甲基酪胺、对羟福林等。药理作用：①对心血管系统作用：对心脏的作用：有效成分辛福林及 N-甲基酪胺（MT）都具有强心作用，能显著增加离体猫心乳头肌的收缩力。枳实煎剂及枳壳能使心收缩力增强，浓度加大时呈相反作用。MT 静脉注射能显著增加麻醉开胸犬冠脉流量、冠脉阻力指数、动静脉氧分压差、心肌收缩力和心率。升压作用：枳壳煎剂、枳壳乙醇提取液及其有效成分都有明显的升压作用，升压的有效成分是辛福林及 MT。112 对心血管系统的作用机制：辛福林能直接兴奋 α 受体，对心脏 β 受体也有一定的兴奋作用，MT 能使小鼠血浆和心肌内 CGMP 含量显著升高。对血流量的影响：枳实注射液给麻醉犬静脉注射能使肾、脑血管阻力降低，肾、脑血流量显著增加。②对消化系统作用：枳实及枳壳水煎液对小鼠离体肠管、兔的离体及在体肠管有抑制作用。枳实能增强绵羊空肠、回肠平滑肌的电活动。柚皮素对实验动物有较强的利胆作用。另外，有中枢抑制作用、利尿作用、抗炎及抗病原病微生物等作用。

（9）甘草：含三萜类，黄酮类，生物碱，多糖等成分。药理作用：①对消化系统的作用：抗消化道溃疡作用：甘草浸膏、甘草甜素、甘草次酸衍生物、甘草甙、异甘草甙及其甙元都具有明显的抗消化道溃疡的作用，能使溃疡面积缩小，黏膜损伤减轻。对胃肠平滑肌的解痉作用：甘草煎液、甘草流浸膏等多种制剂对胃肠平滑肌均有解痉作用。保肝作用：甘草浸膏对 CCl_4、扑热息痛等所致的实验性肝损伤有明显的保护作用，甘草甜素、甘草次酸、甘草类黄酮也都有明显的护肝作用，促进胰液分泌的作用。②对免疫系统的作用：抗过敏作用：甘草提取物有较好的抗过敏作用，能明显降低豚鼠过敏性休克的发生率。对非特异性免疫的影响：生甘草、蜜炙甘草、甘草甜素能显著提高小鼠炭粒廓清指数，刺激吞噬细胞的吞噬作用。对特异性免疫的影响：一定浓度的甘草酸能使抗体显著增加，甘草酸铵对抗体的产生有抑制作用，总之，甘草对免疫调节有双向调节作用，即对抗原的反应有增强作用，又对异常的免疫反应呈抑制作用。③对心血管系统的作用：炙甘草提取液对乌头碱诱发的心律失常有明显的对抗作用，并能使蟾蜍离体心脏的收缩幅度增加。炙甘草注射液对离体心肌细胞药物性节律紊乱有对抗作用，甘草次酸对高脂血症大鼠和实验性 AS 家兔有降低 TC 和 TG 的作用。④解毒作用：甘草对某些药物、食物、体内代谢产物及细菌毒素所致的中毒都有一定的解毒作用，甘草浸膏对水合氯醛、士的宁、乌拉坦、可卡因、苯、砷、升汞等的毒性都有较明显的解毒作用。甘草解毒的主要成分为甘草甜素及其体内分解产物甘草次酸和葡萄糖醛酸，另外，尚有抗氧化和抗衰老作用、肾上腺皮质激素样作用、抗炎及抗病原微生物作用等。

（10）桔梗：含多种皂甙，主要为桔梗皂甙，亦含甾体及其糖甙、脂肪油、脂肪酸等。药理作用：①祛痰、镇咳作用：桔梗煎剂可使麻醉犬及猫的呼吸道分泌增强，稀释痰液，使滞留于支气管中的痰液易于排出，从而发挥祛痰作用，桔梗皂甙尚有一定的镇咳作用。②抗炎作用：桔梗皂甙有较好的抗炎作用，还能显著降低过敏性休克小鼠的毛细血管透性。桔梗水提物可改善炎症部位血液循环，促使炎症好转。③对心血管的作用：桔梗皂甙静脉注射可引起大鼠、犬暂时性血压下降，心率减慢和呼吸抑制，并使冠状动脉和后肢血管阻力降低，血流量增加。④降血脂及降血糖作用：桔梗水提或醇提物可使兔血糖下降，对糖尿病兔的降糖作用显著。桔梗皂甙能降低大鼠肝脏 TC 的含量，增加 TC 及胆酸的排泄，还有解热、镇痛、抗溃疡等作用。

（11）牛膝：含 β - 蜕皮甾酮、β - 谷甾醇、杯苋甾酮及微量元素钛等，其药理作用有：①对心血管系统的作用：牛膝醇提取物对离体的蛙心、麻醉猫有一定的抑制作用，水煎液对麻醉犬心肌亦有抑制作用。牛膝能直接扩张蛙血管，其煎剂或醇提液对麻醉犬、猫、兔均有短暂的降压作用，其机制主要在于组织胺的释放，同时也与心脏的抑制及外周血管的扩张有关。②对子宫的作用：川牛膝流浸膏或煎剂对离体兔已孕、未孕子宫均有收缩作用，能加强收缩乏力的小鼠离体子宫的收缩。③川牛膝可延长血浆复钙时间，具有活血抗凝作用，尚有止痛及轻度利尿作用。

（12）威灵仙：含白头翁素、甾醇、皂甙、糖类等成分。药理作用：①对心血管系统的作用：威灵仙浸剂和煎剂对离体蟾蜍心脏都有先抑制后兴奋作用，且浸剂药效比煎剂大 3~5 倍，两者也能使麻醉狗的血压下降。②对消化系统的作用：威灵仙能促进大鼠肝胆汁分泌。威灵仙能显著兴奋小鼠离体肠管，对小鼠肠管蠕动具促进作用。研究表明，威灵仙还具有抗利尿、镇痛、抗疟、抗菌、抗生育功能等多种作用。

（13）羌活：含挥发油，油中有蒎烯、柠檬烯等多种成分，另含香豆素类化合物、酚类化合物、胡萝卜甙、β-谷甾醇、有机酸等。药理作用：①解热、镇痛、抗炎作用：羌活挥发油对致热性大鼠有明显解热作用，羌活水溶液小鼠腹腔注射能明显提高痛阈。水提取物也有明显抗炎作用。②对心血管系统的作用：羌活提取物口服对乌头碱致心律失常有保护作用，能缩短心律失常持续时间，降低大鼠缺血—再灌注诱发的室早、室速和室颤的发生率。羌活挥发油口服可对抗垂体后叶素引起的急性大鼠心肌缺血。羌活煎剂给小鼠连续灌胃，有明显抗休克作用。

（14）地龙：主要含多种氨基酸、中性脂、络合脂及脱氢同工酶、酯化同工酶等，并含蚯蚓解热碱、蚯蚓素、蚯蚓毒素，尚含嘌呤类、胆碱及含氮物质等。药理作用：①对血液系统的影响：地龙提取液有明显抑制凝血酶—纤维蛋白原反应的作用。蚓激酶（从地龙中提取的蛋白组分）可延长凝血时间和溶解血栓，有类纤溶酶样作用。地龙纤溶酶可使体外血栓长度、血栓湿重和血栓干重显著降低，有刺激血管内皮细胞释放组织型纤溶酶原激活剂的作用。地龙水提液或从中提取制备含多种纤溶酶的酶液给兔静脉注射后，血小板聚集率、全血及血浆粘度均显著降低。②对心血管系统影响：地龙热浸液或乙醇浸出液给麻醉犬静脉注射，可使血压下降，降压作用缓慢而持久。地龙注射液可使心律失常动物模型早搏发生率明显减少，心律失常程度减轻。③对中枢神经系统的影响：地龙乙醇浸出液给小鼠腹腔注射有抗电惊厥的作用。地龙对各种原因引起的发热均有退热作用，研究表明，地龙尚有抗肿瘤、增强免疫力、平喘等作用。

以上研究证明，川芎、当归、威灵仙、羌活、赤芍、桃仁、红花、枳壳、地龙、牛膝、桔梗、生地等有降压、扩冠、减少心肌耗氧量、改善心肌缺血等作用，桃仁、红花、川芎、当归、赤芍、地龙等有改善微循环、抗血小板凝集、抗血栓、改善血液黏稠度等作用，当归、川芎、赤芍、生地、柴胡、桔梗、甘草等有降脂降糖等作用，威灵仙、羌活、生地、桔梗、甘草、柴胡等有镇痛镇静等作用。本方中桃红四物汤活血以祛瘀，四逆散疏肝以解郁，加桔梗开胸膈之气，与枳壳、柴胡同用，尤善开胸散结止痛，牛膝引瘀血下行，一升一降，使得气血更易于运行，令血脉通利，威灵仙、地龙均能通经络活血除痹止痛，羌活能祛湿除痹止痛，三药合用可疏散内外风邪，活血通络解痉止痛。总之，以上药物配伍使用，对于冠心病心绞痛心血瘀阻证患者有良好的治疗作用，相关的临床研究和实践也证明了这一点。

3. 活血益气方药的处方依据

《灵枢·经脉篇》谓"手少阴（心）气绝则脉不通，脉不通则血不流"，这提示气虚血瘀是胸痹心痛的重要病机。大量的临床实践证实，本虚标实、气虚血瘀是冠心病的基本病机。廖家祯于 1972 年至 1976 年与首都医院协作共同观察了 70 例急性心肌梗死患者舌、脉、证的演变规律，其中属于气虚血瘀者占 70% 以上，通过对临床病例的观察，研究探讨了益气法、活血法、益气活血法在临床治疗冠心病的疗效以及作用机理，取得了如下结果：①益气或益气活血可以明显增加左心室的收缩功能，而单纯活血对左心室功能无明显作用，其正性肌力作用的机理可能于抑制心肌细胞膜 ATP 酶有关；②益气或益气活血可以明显增加心肌营养性血流量；③益气或益气活血可以明显改善血液的黏稠状态；④益气可以增加血红蛋白的含量等，并认为单纯的活血或者单纯的益气对微血管的新生效果不如活血益气方药显著。

第五节　从风药谈心血管病治疗

一、历代对风药的认识

风药是指在传统中医理论指导下，具有祛除、疏散外风或平熄、搜剔内风之功能，主要用于治疗风病的药物，大都为解表药、熄风药、祛风湿药、活血药、部分动物药及其他治风药。常用风药可分为：

1. 祛风药

性味多属辛温，味辛则能行，性温则能通，长于宣通阳气之阻遏，使阳气通达则血液流行，如麻黄、桂枝、荆芥、川芎、防风、白芷、羌活、威灵仙等。因"血得寒则凝，得温则行"，治血证每用辛温升药，有防止凉药凝血之功，且本身又可止血，故恃为要药。

2. 疏风药

性味多属辛凉，大多具有轻扬之性，或含芳香之气，善于开发郁结，宣畅气机，从而有利于血脉通调，所谓"善治血者，不治有形之血，而求之无形之气"，如薄荷、升麻、葛根、柴胡等。同时，辛凉风药，辛可疏风散热，凉亦可降逆，如《本草逢原》谓："按二胡通为风药，但柴胡主升，前胡主降，有不同耳。"明确指出风药除透表向上外，还有降的一面，又如刘完素谓川芎"上行头目，下行血海"就是明证。对于血证，属风热犯肺，鼻燥衄血，可以桑菊饮凉散风热、凉血止血；属燥热伤肺，咳嗽带血，可以桑杏汤清热宣肺，宁络止血。

3. 熄风药

本类药物如天麻、钩藤等，功能平熄内风，现代药理研究证实其能改善血液流变性，改善微循环，如钩藤在体外抑制凝血酶引起血液凝固的试验中是 50 种中草药里作用较突出者，《药理化义》称天麻"条达血脉"，而急性炎症引起"热极生风"中，蝉蜕、羚羊角等可通过解热、抑制渗出、缓和机体应激状态，抑制过度亢奋的功能，产生活血祛风之效果。

4. 搜风药

本类药物多为虫类药，虫类搜风通络，多具破气散结或活血化瘀之功，所谓："飞者升，走者降，血无凝著，气可宣通。"且虫类风药如蜈蚣、全蝎、地龙均走经络向里，而僵蚕、蝉蜕之类又能宣表散热等。风药具有多种特点，作用广泛，不仅能消除引起血瘀的诸多病因，振奋人体气化功能，间接促进血流畅达，消散瘀滞，而且能直接作用于血分，活血化瘀，通利血络。临床上罹患血瘀证的病人病机复杂纷繁，经常寒热虚实相兼，痰浊瘀血并见，单一药效的药物常常难以收效。多数风药一味而兼有的多种效用，即燥湿祛痰又化瘀，即活血行气又补气，可收多法同用之效。总之，风药的多种特点与功效可针对血瘀的病机要点，多途径、多环节、多层次地发挥最大的综合治疗效用。现代药理研究也表明，多数风药皆具有扩冠、扩张外周血管、降压、降血脂、改善微循环、改善神经体液调节作用、减轻血液黏滞，以及抗炎、抗凝、抗血栓形成等多方面药理作用，为风药活血奠定了坚实的药理学基础。

二、历代论述

风药治疗疾病历史悠久，可追溯至先秦时期，后世皆有发展，积累了较为丰富的临床经验，是祖国传统医学中的一个重要领域。

1. 先秦两汉时期

《内经》曰"风气通于肝"，说明风气和则能畅养肝脏，气血调和，则百病不生，这应该是有关风与人体生理病理关系的较早阐述。《素问·五脏生成篇》谓："卧出而风吹之，血凝于肤者为痹，凝于脉者为泣，凝于足者为厥。此三者，血行而不得反其空，故为痹厥也。"此论述了风与血的关系，言风可致瘀也。而《素问·至真要大论》所言"热因寒用，寒因热用，塞因塞用，通因通用，必伏其所主，而先其所因，其始则同，其终则异，可使破积，可使溃坚，可使气和，可使必已"之理，在临床上当为治疗疾病之大法及依据。《素问·邪气脏腑病形篇》云"微急为心痛引背"，即指心络拘急，导致心痛，而"微急"在中医学中属"风"之表现，这种"微急"与西医认为冠状动脉痉挛所致之心绞痛相类似。

冠心病心绞痛从发病特点及临床表现来说应属风邪致病范畴，但治疗上与一般治风的方法有所区别。

郑国庆认为远在秦汉或以前，人们对风药治疗血证已经有了一定认识，并积累了一定经验，如我国最早的药学专著

《神农本草经》记载，干姜"主胸满咳逆上气，温中止血，出汗、逐风，湿痹，肠澼，下痢。生者尤良，久服去臭气，通神明，生川谷。"龙骨主"泄利脓血，女子漏下"，龟甲主"漏下赤白"，白芷主"女人漏下赤白"，肉桂"为诸药先聘通使"等。而汉代的张仲景在《伤寒论》及《金匮要略》中已经记载了大量应用风药治疗疾病尤其是血瘀病症的经验，如《伤寒论》用麻黄升麻汤治邪陷阳郁"唾脓血"，以麻黄、升麻、桂枝发越郁阳；麻黄汤、桂枝汤治表实、表虚阳气拂郁致衄，体现辨证求因、治病求本之义；《金匮》用小建中汤治"虚劳里急，悸、衄"；仲景指出"阳毒之为病，面赤斑斑如锦纹，咽喉痛，唾脓血。五日可治，七日不可治，升麻鳖甲汤主之。阴毒之为病，面目青，身痛如被杖，咽痛喉。五日可治，七日不可治，升麻鳖甲去雄黄、蜀椒主之。"方中有升麻散火解毒，鳖甲散瘀止血；桂枝茯苓丸治疗妊娠有症"漏下赤白"，以桂枝辛散温通，化瘀止血；《金匮》中言"胸痹心中痞气，气结在胸，胸满，胁下逆抢心，枳实薤白桂枝汤主之人参汤亦主之"；"胸痹，胸中气塞，短气，茯苓杏仁甘草汤主之，橘枳姜汤主之"；"胸痹缓急者，薏苡附子汤主之"；"心中痞，诸逆，心悬痛，桂枝生姜枳实汤主之"；"心痛彻背，背痛彻心，乌头赤石脂丸主之"，均为应用风药以达辛温通阳，宣痹止痛，豁痰化瘀通络之功。《金匮》云："妇人中风，七八日续来寒热，发作有时，经水适断，此为热入血室。其血必结，故使如疟状，发作有时，小柴胡汤主之"；《金匮》亦云"血痹阴阳俱微，寸口关上微，尺中小紧，外证身体不仁，如风痹状，黄芪桂枝五物汤主之"。书中还记载了风药用于狐惑病、中风历节、疟母、月经不调、血瘀腹痛等病证。据统计，《金匮》中有26个方剂运用风药活血治疗血瘀病症，体现了祛风活血的治疗原则，尤其是桂枝茯苓丸、鳖甲煎丸、温经汤等已成为当今常用的活血化瘀方。综上所述，可见仲景已广泛地应用风药活血来治疗血瘀病证。

2. 隋唐两宋时期

华佗《中藏经》曾载荆芥穗治肠风下血，葛洪《肘后备急方卷一·治卒得鬼击》记载用独活、升麻等治"胃胁腹内绞急切痛不可抑按，或即吐血，或鼻中出血，或下血"。巢元方在《诸病源候论》论述胸痹心痛称："心痛者，风冷邪气乘于心也。""夫心痛，多是风邪痰饮，乘心之经络。""胸中幅幅如满，噎塞不利，习习如痒。""其痛发，有死者，有不死者，有久成疹者。心为诸脏主而藏神，其正经不可伤，伤之痛为真心痛，朝发夕死，夕发旦死。""其久心痛者，是心之支别络脉，为风邪冷热所乘痛也，故成疹不死。发作有时，经久不瘥也。"言明风邪可导致胸痹心痛，以及真心痛与久心痛之区别。唐代孙思邈在《千金要方》中用仲景黄土汤加风药细辛、川芎、桂心化裁治疗吐血及衄血，用葛根、桑寄生、蒲黄、犀角等治酒客吐血，干地丸中用防风、细辛、前胡、干姜等治血虚劳，胃腹烦满疼痛，瘀血往来。《千金翼方·药录纂要》载赤箭治下血，羚羊角治吐血。王焘在《外台秘要》记载以细辛，炙甘草加醋一升煮，夜含之，及热尤良，治齿间出血，提出"含药"思想，使药物直接、持久地作用于出血部位。到了宋代，刘昉在《幼幼新书》记载论治小儿血证，以王氏解肌丸用防风、地骨皮，烧糖丸，食后紫苏汤下，治热在上焦，咳嗽有血；陈自明在《妇人良方》中论治妇人血证，用姜草汤治"阴乘于阳，寒而呕血"，乃"辛温止呕血"；防风如神散治风热气滞，粪后下血；独圣散治肝经有风之血崩；白芷散治经行不止，并在《妇人鼻血方论》篇中，治血热鼻衄，用生葱心塞鼻中，血止，若刀斧所伤，用之血亦止；朱肱《类证活人书》论犀角地黄汤时，提出了若无犀角以升麻代之的思想。

3. 金元时期

李东垣运用风药治疗内伤杂病尤具特色，其治疗血瘀证亦大量应用了风药，如《兰室秘藏·腰痛门》破瘀散血汤治乘马损伤，跌其脊背，恶血流于胁下，其痛苦楚，不能转侧，妨于饮食，地龙散治腰痛，或跌仆损伤，从高处坠下，恶血在太阳经中，令人腰背痛，或胫臂股中痛不可忍；川芎肉桂汤，通其经络，破其血络中败血，治受风寒湿久不愈，"足太阳经、足少阴血络中有凝血作痛"的腰痛不可转侧证；《兰室秘藏》三黄补血汤、麻黄桂枝汤、救脉汤、黄芪芍汤，用风药升麻、柴胡、川芎、苍术、葛根、羌活、麻黄、桂枝等治吐衄血；升阳除湿汤用独活、蔓荆子、防风、升麻、藁本、柴胡、羌活、苍术治崩漏，升阳除湿以挽血之暴崩；《东垣试效方·治半产误用寒凉之药》用全生活血汤补血养血，生血益阳；在《医学发明》中用伤元活血汤治从高坠下，恶血留于胁下及疼痛不可忍，并曰"以柴胡为引用为君"，明确指出风药在治疗血瘀证时可作为君药来使用，发挥主导作用。朱丹溪博采众家之说，其善用风药治疗血证，《丹溪手镜卷下·崩漏》治妇人血崩，是肾水阴虚，不能镇守包络相火，故血走而崩，承继东垣思想，用"防风、羌活、升麻、柴胡、川芎各 3g，升阴散火；黄芩、黄连、黄柏、知母各 1.5g，凉血泻阴火；川归、黄芪各 15g，补血凉血，提出了"升阴散火"的著名论点，在《脉因证治·卷下·崩漏》中强调："急则治其标，凡药须炒黑（《十药神书》言"红见黑则止"），血见黑则止，白芷汤调棕榈炭，后用四物汤加姜调治。"《丹溪治法心要卷五·下血》指出："治血不可纯用寒凉药，当寒因热用，必于寒凉药中加辛味温升之药，有热，四物汤加炒栀子、升麻、秦艽、阿胶珠、白芷；有虚，当温散，四物汤加炮干姜、升麻。"《本草衍义补遗》继承王好古《汤液本草·卷中·草部》言"治血以防风为上使，黄连为中使，地榆为下使"，指出"治血以防风为上使，连翘为中使，地榆为下使，不可不知"。

4. 明清时期

明代绮石在《理虚元鉴·卷上·肠风便血不同怯症》记载炮制方法以改变风药作用的趋向性，其谓："散风用炒黑防风、荆芥为主。此二味，生用则能散风于上部，炒用则散风于二肠，荆芥尤为要药。"明代李时珍《本草纲目·主治第三卷》记载应用众多风药治疗血证，如治吐衄血用葱汁、露蜂房、黄芪合地龙及薄荷末、川芎、荆芥、白芷、防风、黄芪合紫苏、鳖甲等，治下血用羌活、白芷、秦艽、赤箭、木贼、葱须、干蝎、苍术、白僵蚕等；俞弁《续医说·卷上·诸血》："经所谓阳虚阴必走是也，法当用辛温之药加官桂、干姜，中温则血自归经矣，吐衄泻皆有此证。"赵献可在《邯郸遗稿·卷之二·血崩》中强调："总之血随阳气而升降，阳气者风也，风能上升，然必须东方之温风始能升，故用助风益气汤。"清代用风药治疗血证，注重内风动风的阐发，如何梦瑶《医碥·杂症》谓："按内风即气也，气不顺亦可用羌活、防风辈发之，但不温覆取汗耳，故古方不分内外风，统用之也。"叶天士谓"内风，乃身中阳气之变动"，内风萌动，血不得藏，上溢则为吐衄诸血，下则为便血，崩漏诸病，"至于烦冗曲运，耗及木火之营，肝脏厥阳化火风上灼者，甘咸柔婉，理所必需。"王清任著《医林改错》记述了作者大量的临床经验和观点，体现了其擅长活血化瘀、治风活血的治疗特点，其所创立的系列逐瘀方中广泛伍用风药以治风活血，如血府逐瘀汤用柴胡、川芎、牛膝、桔梗，通窍活血汤用老葱、川芎，身痛逐瘀汤用秦艽、川芎、羌活、牛膝、地龙，补阳还五汤用地龙、川芎、黄芪，通经逐瘀汤用柴胡、连翘、地龙、山甲等。唐容川在《血证论》中谓"咸以止血"，且咸又可熄风，药如羚羊角、白芍、龟甲、鳖甲、蝉蜕、僵蚕、地龙、钩藤、天麻、童便之类。唐容川还阐述了肝风下血的机制，并用济生乌梅丸治疗，药用乌梅敛肝风，僵蚕熄内风，或四物汤合白头翁汤，认为白头翁有平熄肝风的作用。

5. 近现代应用

现代著名医家祝谌予教授创制的治疗冠心病的"葛红汤"（葛根、红花、丹参、川芎、当归、赤芍、菊花、羌活、党参、麦冬、五味子），方中即选用了葛根、菊花、羌活等风药，并认为"葛根、菊花能扩张血管，羌活通络止痛最良"。焦树德教授在治疗冠心病心绞痛时常在辨证论治的基础上加用风药治疗，每获良效，这体现了中医"审证求因""审因论治"的辨证思想。陈茂仁运用益气活血祛风通络法治疗冠心病，就是在黄芪、丹参等益气活血基础上，根据"寒邪客于脉中"及"五脏卒痛"的机制，把羌活、葛根、前胡、细辛等引入治疗本病，取其发散祛邪之功，有效率达 94.3%。史文定临床上应用《伤寒论》葛根汤治疗本病取效。黄淑芬认为冠心病心绞痛用辛温通阳宣痹祛风药十分必要，如桂枝、细辛、羌活、葛根、柴胡、防风等，广泛用于诸多冠心病专方中，疗效可靠。李达祥常选用羌活、防风、威灵仙、细辛等具有温通作用的风药，认为这些药除具有祛风、通络、止痛作用外，尚有通脉、活血、开心窍等功效。心痛伴肝胃不和或肝脾不调者，防风为必用药。郑国庆认为风冷邪气乘于心，致心络阻滞和心络疼挛为主要病机，并认为冠心病心绞痛属络病，发病特点属风病，提出风药治疗该病的机理可能是：（1）祛除致病因素；（2）虫类风药活血通络；（3）风药畅气；（4）风药直接治血。罗再琼也认为风寒邪侵是冠心病心绞痛发生的重要因素，外感、内伤（饮食、情志）所致之痰浊、瘀血导致的心络阻滞是它的病机核心，风药具有多种功效，不仅能直接作用于心脉，通利心络以行气血，而且能同时消除各种致病因素，针对该病的各个环节，多层次、多途径地发挥综合性的治疗作用，实为治疗冠心病心绞痛的理想药物和基本药物。戴国华提出冠心病风病学说，认为心肾失调、脉滞风阻是冠心病的主要病机，以祛风通络、补肾益气立法，并在临床设立"祛风补肾通络颗粒"（海风藤、川芎、羌活、淫羊藿、黄精、黄芪等）治疗冠心病30例，同时设立复方丹参滴丸对照组30例，结果试验组与对照组相比疗效显著，症状缓解总有效率达97%，心电图 ST－T 改善总有效率为86%。廖瑜修治本病痰湿证，即以化痰药加风药治疗（全瓜蒌、法半夏、茯苓、薤白、枳实、厚朴、白术、桂枝、陈皮等），其临床疗效明显优于硝苯地平（心痛定）。杜延海观察了用羌活组方治疗204例胸痹心痛病人，结果显效率38.72%，总有效率85.78%，心电图改善心肌缺血显效率30.6%，总有效率72.2%。武新华等采用自拟芎归羌活人参汤治疗冠心病心绞痛65例，经治疗1个月至2个月后，显效43例，有效15例，心电图显效30例，有效18例，总有效率73.8%。贾登鹏认为羌活善行气分，舒而不敛，又能入络通络，活血止痛，对寒气痰湿客于心、脉络缩蜷绌急以致胸痹心痛，用此方药能温通经脉，流利气血，宣肺而舒展胸中之气机，其芳香之性，化痰辟浊使胸中之清阳复升，从而使胸痹自愈。吴以岭运用虫类风药为主组成通心络胶囊（人参、水蛭、全蝎、土鳖虫、蜈蚣、蝉蜕、赤芍、冰片等）治疗本病，研究结果表明，本品可明显缓解心绞痛，总有效率为96.4%，心电图改善率为71.05%，并可停用硝酸甘油等急救药，改善心功能，降低血脂，而起到标本兼治的作用，疗效显著。

第六节　从通论治心血管病

《素问·调经论》曰："人之所有者，血与气耳。"说明气血是维持生命的基本物质，气血运行于经络脉隧中，濡养着全身的脏腑器官、四肢百骸。气血的通畅是人体健康的基本条件，"通则不痛，痛则不通"。"通"与"不通"，是机体生理病理情况的整体反映。通是生理的，不通是病理的。如《金匮要略》云"若五脏元真通畅，人即安和"，指出了"通"所具有的生理意义，因此，提出"通则不病，病则不通"的学术观点。在养生保健上，认为"通即使补""通脉可以生血脉"。人体在正常生理情况下有一套动态的、立体的完善的管道系统，这套系统主要由脏腑、管道和气血组成，其中脏腑器官本身的功能完善和彼此之间的功能协调，是气血产生的物质基础，管道包括五官九窍、膜理毛孔、经络血脉等体内所有管道。在脏腑功能协调、管道通畅时，气血充沛而流畅，人即不病；如脏腑功能不协调、管道不通畅时，气血不和就会发病。以"通畅管道"作为总的治疗原则，具体方法有通畅脏腑、通畅经络、通畅气血法，正如《素问·调经论》所说："五脏之道，皆出于经隧，以行血气，血气不和，百病变化而生，是故守经隧焉。""守经隧"就是强调气血运行的通道要保持通畅的意思。由于气为阳，主动，血为阴，主静，血的运行要靠气的推动来是实现，所以要保持气血的通畅，关键在于保持气机的通常。导师临证尤其重视气机的通畅，主要表现在：疏通三焦气机，通降腑气，调和气血。

一、疏通三焦气机

《难经·三十八难》解释三焦："有原气之别焉，主持诸气，有名而无形，其经属手少阳。"分而言之，"上焦开发，宣五谷味，熏肤，充身，泽毛，若雾露之溉"；中焦"泌糟粕，蒸津液，化其精微，上注于肺脉，乃化而为血"；下焦"决渎之官，水道出焉"，也就是"上焦如雾""中焦如沤""下焦如渎"。合言之，《难经六·十六难》说："三焦者，原气之别使也，主通行三气，经历于五脏六腑。"可见，三焦的功能就是通行诸气、运行水液，正如《中藏经·论三焦虚实寒热生死逆顺脉证之法第三十二》所说："三焦者，人之三元之气也，号曰中清之腑，总领五脏六腑、营卫经络、内外左右上下之气也。三焦通，则内外左右上下皆通也，其于周身，灌体，和内调外，荣左养右，导上宣下，莫大于此也。"作为人体最大的气化场所和孤腑，三焦的功能在于一个"通"字。如果三焦气机不畅，必然会影响到全身气机的运行以及人体气化的正常进行。《灵枢·经脉篇》指出手少阳三焦经"主气所生病者"，就是三焦郁滞时会出现气化不利的症状。

（一）三焦郁滞临床表现的判定常常包括如下

1. 身体忽冷忽热，左右半身感觉有差异，上热下寒，汗出，手足冰凉而心烦急躁，便秘；

2. 三焦气机郁滞的表现：

上焦：咳嗽、痰多、胸闷胀痛；

中焦：胃胀、打嗝；

下焦：大小便异常、腹胀、腹痛等。

3. 三焦手少阳之脉"是动则病耳聋浑浑焞焞，溢肿喉痹。是主气所生病者，汗出，目锐眦痛，颊痛，耳后肩臑肘臂外皆痛，小指次指不用"，胆足少阳之脉"是动则病口苦。善太息，心胁痛不能转侧，甚则面微有尘，体无膏泽，足外反热，是为阳厥。是主骨所生病者，头痛颔痛，目锐眦痛，缺盆中肿

痛，腋下肿，马刀侠瘿，汗出振寒，疟，胸，胁肋，髀膝外至
胫绝骨外踝前及诸节皆痛，小指次指不用"。上述两经的症状
就是少阳经枢机不利的具体表现。常见脉象为弦脉或弦细脉、
弦滑、沉滑、沉弦等，舌苔常表现为是左右厚薄不均。

附病例：患者张某，女，48 岁，主诉：夜间上半身汗出，
手足发凉 3 年。3 年来夜间睡觉须穿衣服和袜子，凌晨三四点
上半身汗出多，下半身无汗，上半身热下半身凉，手足发凉。
急躁，口干咽燥，腰部、小腹、下肢发凉，头晕。纳可、眠
可，大便每日二三次，质稀。小便正常。舌红苔黄腻，脉沉
细。患者的症状表现具有矛盾性：上半身出汗，下半身凉；夜
间需穿衣睡觉，脉象沉细，好像是寒象，可是舌苔是黄腻苔又
显示出湿热之象。仔细考虑，患者有怕冷、汗出当是营卫不
和，上热下寒显然是三焦气机不流通。辨证为营卫不和、上下
失通、三焦气化不行，考虑调和营卫、调理三焦气机是关键，
方用柴胡桂枝汤调和营卫，疏利三焦气机。方中霍香、佩兰芳
香化湿，半夏、黄连、黄芩、厚朴、干姜等辛开苦泄去湿热，
枳实、芍药和气血，龙骨、牡蛎敛汗出，苏叶解表，7 剂而症
状缓解。

（二）柴桂剂是梳理三焦气机郁滞证的代表方剂

1.《伤寒论》中提到小柴胡汤"上焦得通，津液得下，
胃气因和，身濈然汗出而解"，这是小柴胡汤具有调畅三焦气
机的明证。《中藏经·论三焦虚实寒热生死逆顺脉证之法第三
十二》说："三焦通，则内外左右上下皆通也，其于周身，灌
体，和内调外，荣左养右，导上宣下，莫大于此也。"可见三
焦是人体气化的枢纽，手少阳三焦经和足少阳胆经相通，作为
少阳病的代表方剂，小柴胡汤、四逆散无疑是疏利三焦气机的
最佳方剂。

2. 桂枝汤作为调和营卫的基础方剂，发表解肌、调和营卫，外感内伤皆有所宜，柯韵伯说："此为仲景群方之魁，乃滋阴和阳，调和营卫，解肌发汗之总方也。凡头痛发热、恶风恶汗，其脉浮而弱，汗自出者，不拘何经，不论伤寒、中风、杂病，咸的用此方发汗。"尤怡《金匮心典》中引徐氏之说："桂枝汤，外证得之，解肌和营卫，内证得之，为化气调阴阳。"疾病的发生不外乎内因、外因、不内外因，致病因素导致疾病产生的原理关键在于气血不和，桂枝汤的主要作用就在于调和营卫、气血，所以说"气血流通即是补，非必以参答为补也"。

3. 由小柴胡汤和桂枝汤组成的柴胡桂枝汤显然是疏利三焦气机、调和阴阳气血的最佳方剂。目前柴胡桂枝汤临床已广泛用于感冒、呼吸系统疾患、慢性胃炎、胃溃疡、冠心病、腮腺炎、癫痫、耳鸣、胰腺炎、肿瘤等临床各科，证实了柴胡桂枝汤疏利三焦气机的确切疗效。

"少阳主枢，在表里之间，可出人表里，通达上下，调理升降，犹如枢机。枢机运转，则气、血、津液敷布适宜，脏腑气机升降如常；枢机失运，则敷布失宜，升降失常，诸病滋生。少阳枢机的内涵实质在于保持全身气机的流畅，使表里、内外的生理活动运转如常，因而具有整体调节的功能。所以，少阳枢机是人体平衡状态切人点，尤其是表里、内外状态平衡的关键所在和解少阳除了宣畅少阳经气，还要调解肝胆和三焦脏腑的功能，尤其是三焦所辖范围广泛，可以称作人体最大的排毒管道，三焦不利，既可使水液代谢失常，又使脏腑气机阻遏而影响一身上下，出现诸多变证。注重少阳枢机的通利，可以避免在辨证论治中出现一叶障目的错误，临床上很多久治不效的顽症，往往通过和解少阳、通利三焦而获得意想不到的效果。"因此提出了"从通论治"的新观点。疏利三焦气机多体现在心血管病里，常以疏利三焦气机为基础，结合脏腑辨证，综合进行施治。

（三）水液代谢障碍

一般包括水肿、臌胀、痰饮等，多由水液代谢失常所致，古今医家多从肺脾肾立论，导师经过多年的临床实践，认为水液代谢障碍是由多种因素所致，不仅仅肺脾肾三脏所致，根据三焦与水液代谢的关系进而提出，应以三焦气化立论，以疏利三焦气机、化气行水为主要法则。三焦具有主持诸气、通调水道、运行水液的功效。肺居上焦，主气，为水之上源，有通调水道、下疏膀胱的功能，肺通过宣发肃降作用，调节着水液的疏布、运行和排泄。心阳温煦脾阳，助脾之运化，脾胃居中焦，升降相济，受承并运化水液，吸收精微，传化糟粕。肝肾同居下焦，肝主疏泄气机，肾主水液，人体之气机赖肝之疏调，周身之津液需肾之蒸化，然而人体的水液代谢是由肺、脾、胃、肠、肝、肾、心、膀胱等五脏六腑功能有机协同完成，割裂来看便失去意义，三焦的功能绝不等同于诸脏腑功能简单相加。三焦以通调为顺，若三焦气机郁滞则表现出气化功能失常、水液代谢紊乱诸证。临床上此类患者三焦耳穴有明显压痛，也是支持本观点的有力佐证。水气病的病位在三焦，"三焦者，决渎之官，气化则能出焉"，其治亦宜从三焦入手。《普济方》指出："论曰三焦有水气者。气滞不通，决续之官内壅也。盖水聚于胃气能传化，今气不升降，水聚不行，则脾经受湿。故腹满浮肿之证，治宜导气而行，气通则水自决矣。"其用药关键在于疏理三焦气机、通阳化气行水。疏利三焦气机具体选药可归纳如下：

1. 疏转气机之品：取柴胡剂之旨，常用柴胡、黄芩、厚朴、青陈皮、白芍、香橼皮、香附、枳壳、枳实、大腹皮、槟榔、砂仁、椒目、旋覆花、代赭石等。

2. 通阳化气之品：崇叶天士"通阳不在温而在利小便"以及仲景"病痰饮者当以温药和之"法，首选桂枝，《医宗金鉴·删补名医方论》云："用桂之辛温，宣通阳气，蒸化三焦以行水也。"其他如猪苓、茯苓、泽泻、细辛、炮附子、炮姜、艾叶、生姜皮等。

3. 宣通上下之品（合并外感时尤为相宜）：取提壶揭盖之意，常用麻黄、杏仁、桃仁、知母、贝母、黄芩、瓜蒌、桑叶、桂枝、桑白皮、浮萍、白茯苓、牛蒡子、紫苏子等。

4. 行气活血利水之品：三焦失疏，气机不转，血行不畅，血不利亦可为水，常用川芎、当归、赤芍、牛膝、益母草、泽兰、地龙、丹参、虎杖、郁金等。

5. 补气行水之品：首选黄芪，《本经疏证》所云："黄芪直入中土而行三焦，故能内补中气、中行营气、下行卫气。故凡营卫间阻滞，无不尽通，所谓源清流自洁也。"还有白术、党参、黄精、山药、扁豆、仙鹤草、功劳叶、紫河车等。

6. 芳香淡渗之品：霍香、佩兰、苍术、草寇，晚蚕砂、土茯苓、猪苓等、泽泻、薏苡仁、车前草、赤小豆、车前子，另可酌情选用熟大黄（尤其大便不通者）、何首乌、肉苁蓉、当归等有推陈出新、通畅腑气之功。

附病例：用疏化三焦法治疗一例狼疮性肾炎引起的顽固性水肿。

患者，女，39 岁。因乏力 8 年，双手雷诺现象 6 年伴全身浮肿 1 个月入院，在某西医院用各种利尿剂及激素治疗均无显效，症见全身浮肿，双下肢按之如泥，卧床不起，失眠，心悸，大便不畅，口唇淡暗，舌淡红，苔水滑，脉弦细。患者的状态为唇舌淡而脉细知其血虚，二便不利，苔水滑显系气不化水，三焦不通，气不流津，水气泛溢。患者正气已虚，峻逐、发汗皆非所宜，用柴桂剂合扶正药疏利三焦，化气行水。二诊时浮肿明显减轻，体重下降20斤余，已能下床行走，后经过疏利三焦气机，配合扶正之品完全治愈。

（四）脏腑气机不畅

《素问六微旨大论》说："出入废则神机化灭，升降息则气立孤危。故非出入，则无以生长壮老已；非升降，则无以生长化收藏。是以升降出入，无器不有。故器者生化之宇，器散则分之，生化息也。故无不出入，无不升降矣。"说明了气机正常的升降出入运动对维持脏腑功能正常的重要性。脏腑分布在三焦中，五脏六腑中任何一脏一腑的病变尤其是气血病变自然会影响到三焦气化的功能的正常运行，所以调畅脏腑气机选方用药时也不要忽略调畅三焦气机。上焦心与肺，心主血脉，肺主气，心肺气机不畅时常常会出现咳喘、咳痰、憋闷、气短、心悸、怔忡、胸痹、心痹、便秘等；中焦脾胃，脾主升清，胃主降浊，脾胃气机不畅多表现为胃胀、腹胀、泛酸、打嗝、便秘或泄泻等；肝胆、肾、膀胱、大小肠位居下焦，下焦气机不畅常常表现为二便的异常。在调畅脏腑气机时，通调上焦心肺时不忘中下二焦，通调中焦气机时不忘兼顾上下二焦，调下焦气机时兼顾上中二焦，从三焦气机郁滞来考虑辨证施治。

附病例：患者刘某，男，46岁，主诉：头晕、耳鸣、心悸4年，伴有四肢无力，腰膝酸软，腹泻便溏，眠差梦多，舌淡胖，脉缓略滑双尺无力。辨证脾肾两虚，治当补益脾肾。但查患者耳壳青筋显露，耳穴探查三焦区域有强烈疼痛反应，询知患者有气郁的病史，因而判定患者为三焦郁滞，气化失司而致虚，治宜疏达三焦，取得了很好的疗效。

附病例：患者胡某，40岁，男，患有泌尿系感染而兼有高热，尿频尿急尿痛，便秘，前医用八正散化裁治疗无效，再视其舌红苔薄黄，脉弦，考虑三焦气机郁滞，治用大柴胡汤加减而愈。因水液代谢与三焦气化关系密切，三焦疏化得利，水津流畅，肾气蒸化输布，膀胱气化，水液才得出焉。

二、通降腑气

在临证时注重通调三焦气机的同时，也应注意通降腑气。

《素问·五脏别论》说："夫胃、大肠、小肠、三焦、膀胱，此五者天气之所生也，其气象天，故泻而不藏，此受五脏浊气，名曰传化之府，此不能久留，输泻者也。魄门亦为五脏使，水谷不得久藏。"此段经文说明了通降腑气的重要性。"是以升降出入，无器不有。故气者生化之宇，器散则分之，生化息也。故无不出入，无不升降矣。"从临床来看，胃胀、打嗝是胃气不降，口苦、呕恶是胆气不降，便秘、腹胀是大肠腑气不降。而腑气不降常常会影响到五脏功能：胃气不降会影响到脾的运化功能出现腹胀、食欲不振，胆气不降会影响到肝的疏泄功能出现口苦、胁肋不适、太息等，大肠腑气机不降会影响到肺的宣发肃降功能出现咳嗽、气喘、咳痰等。降腑气主要是指通降胃肠之气，消化道作为人体最长的管道经历了上中下三焦的部位，是吸收精微物质、传化体内糟粕的大管道，保持胃肠腑气的通畅对于人体五脏六腑、四肢百骸气机的通畅起着关键的作用。正如吴又可在《瘟疫论·妄投破气药论》中所说："继而肠胃燥结，下既不同，中气郁滞，上焦之气不能下降，因而充积，即膜原或有未尽之邪，亦无前进之路，于是表里上中下三焦皆阻，故为痞满燥实之证。得大承气一行，所谓一窍通，诸窍皆通，大关通而百关尽通也。向所郁于肠胃之邪，由此而下，肠胃既舒，在膜原设有所传不尽之余邪，方能到胃，乘势而下也，譬若河道阻塞，前舟既行，余舟连尾而下矣。"通降腑气常常选用降气之品，如旋覆花、代赭石、大腹皮、苏梗、霍梗、枳实、枳壳、厚朴、青陈皮、姜半夏、槟榔、前胡等，适用于胃气不降兼有打嗝、胃胀者；润下之品，如牛蒡子、杏仁、当归、肉苁蓉、何首乌、生白术、知母、瓜蒌、苏子、火麻仁、郁李仁等。其中，导师对瓜蒌评价颇高，认为它集多重功效于一身而无伤阴、助火之弊，是通降药物中的极品，瓜蒌性味甘寒，微苦，归肺、胃、大肠经，有清化痰热、宽胸散结、润肠通便、理气开郁、导痰浊下行的功效，味甘能补，寒润可降气，能润降肺、胃、大肠之气。肺属于上焦，胃属于中焦，大肠属于下焦，所以瓜蒌具有疏利三焦气机的作用。如上焦治疗痰热咳嗽用的清气化痰丸，治疗燥咳的贝母瓜蒌散，治疗胸痹的瓜蒌薤白桂枝汤，中焦心下胃脘疼痛的小陷胸汤，下焦肠风下血的瓜蒌赤小豆散等。导师常常在处方中把瓜蒌用到30g，另外，导师在临床实践中体会到生白术具有通便作用；泻下之品，如熟大黄、生大黄、牛蒡子、虎杖、芒硝、生大黄颗粒；成药有连翘败毒丸、四磨汤、防风通圣丸等。以上的通降药物的使用一方面都需要辨证使用：气虚者，加党参、黄芪；津液不足者，加生地、玄参、麦冬、天冬、阿胶等；有热者加用黄芩、黄连、石膏等。另一方面需要结合患者的体质和病情的轻重选择配伍，体虚病情轻者，选用降气之品和润下之品即可；体质壮实和病情较久者，可以用降气之品、润下之品、泻下之品同用，必要时甚至加用连翘败毒丸等成药。如今由于饮食营养极高，少吃为养，多吃为毒，一天大便的次数应该保持在 2~3 次为宜，务必保持腑气的正常通降。因为通腑可以畅气机，促三焦气化。

三、和气血

《素问·调经论》曰："人之所有者，血与气耳。"疾病的发生，最终都是致病因素导致气血不通、脏腑功能失调而致，所以导师临证常常会用到调气和血的方药。

调气以和血适用于气滞为主者，常用药物如香附、苏梗、木香、厚朴、姜半夏、柴胡、黄芩、枳实、旋覆花、代赭石、大腹皮、青皮、郁金等，取"气行血亦行"，达到调和气血的作用。

调血以和气适用于血瘀为主者，常用药物如元胡、香附、川芎、三七、丹参、赤芍、全蝎、地龙、蕲蛇肉等，血行气亦通。

临床中导师遣方用药常常会配伍调和气血的药物，枳实、芍药最为多用，枳实苦辛酸而寒，归脾胃，大肠经，具有破气散痞，化痰消积之效，偏于理气、降气；芍药分赤白芍，《本草经疏》说"芍药，赤者利小便散血，白者止痛下气，赤行血，白补血，白补而赤泻，白收而赤散"。芍药偏于理血、养血。枳实和芍药同用可以调和气血，二者合用的例子很多，如治疗气血瘀滞的产后腹痛证的枳实芍药散，用枳实和芍药配合柴胡、甘草治疗阳气内郁、气机不畅所致得四肢厥逆的四逆散，用枳实、芍药、桔梗治疗金疮成脓的排脓散等，导师常常把枳实、枳壳、白芍、赤芍一起使用。旋覆花性味苦、辛、寒，微温，归肺胃经，有降气行水化痰之效，属于行气降气药，郁金性味辛、苦、寒，归肝胆心经，活血止痛、行气解郁、清心凉血、利胆退黄，属于活血药，《本草汇言》云郁金"为心肺肝胃，气血火痰郁遏不行者最验"。二者配伍行气解郁、活血化瘀、寒热相宜。元胡、川楝子、元胡性味辛、苦，温，归心肝脾经，活血行气止痛；川楝子性味苦、寒，有小毒，归肝胃小肠膀胱经，行气止痛、杀虫。二者相伍即金铃子散，出自《素问病机气宜保命集》，以川楝子行气疏肝、泻肝火，元胡行气活血止痛，二药配伍，一气一血，一寒一热，是治疗胸腹、胃脘疼痛的常用方药。

木香、郁金、木香性味辛、苦、温，归脾胃、大肠、胆、三焦经，行气止痛、健脾消食，郁金性味辛、苦、寒，归肝胆心经，活血止痛、行气解郁、清心凉血、利胆退黄，二者配伍可以调和全身的气血。《医宗金鉴》里还根据二者用量的比例的不同来治疗气滞血瘀的胸痹，谓之颠倒木金散。刺猬皮性味苦、涩、平，归肾、胃、大肠经，固精缩尿、收敛止血、化瘀止痛，是一味活血药；九香虫性味咸温，归肝脾肾经，理气止痛、温肾助阳，是一味行气药，导师常常用此两位药治疗胃部病变。川芎性味辛温，归肝胆心包经，活血行气、祛风止痛，为"血中之气药"。香附性味辛、微苦、微甘、平，归肝脾、三焦经，疏肝解郁、调经止痛、理气调中，《本草纲目》谓之"利三焦，解六郁"，"乃气病之总司"，二者相伍理气活血定痛甚佳。

四、从通论治冠心病的经验

冠心病主要表现是心前区疼痛、憋闷不适，属于中医"胸痹""心痹"范畴，《素问·脉要精微论》云："脉者，血之府也。长则气治，短则气病，数则烦心，大则病进，上盛则气痛，下盛则气胀，代则气衰，细则气少，涩则心痛，浑浑革至如涌泉。"《本草求真·痛》说道："痛者，血气不通之意。"冠心病的根本病机就是脉中气血不通畅所致，导师提出"通则不病""通则病减"的观点是对冠心病辨证要重视气血通畅的高度概括。无论是因为年老气虚，还是寒湿痹阻、瘀血阻络、痰瘀互阻，最终都是气血运行发生障碍，导致胸痹的发生。导师治疗冠心病强调从人体的状态出发，结合疾病的特点综合施治，重视调畅三焦气机、和气血、人体管道的通畅。导师认为冠心病心绞痛主症虽然以疼痛为主，气滞、血瘀、痰凝都是其标实的一面，另一面，由于本病均以年老体弱者多见，其脏腑功能失调，病程日久，心气最先受累，心气不足是其本虚的因素所在。心气不足，则无力推动血液运行，因虚致瘀，血脉涩滞，导致瘀血、痰浊等病理因素出现，心气不足的根本因素反而为标实所掩盖。导师注重补益心气、通补兼施，通不伤正，补不壅塞气机；标实明显者，可以先通后补，疼痛缓解时，亦通亦补、通补兼施。在治疗冠心病时，常用的中药有旋覆花、郁金、三七粉、瓜蒌、西洋参、生晒参、黄芪、檀香、瓜蒌、薤白、桂枝、枳实、芍药等，宽胸、通络、益气。

总之，"从通论治"的辨证观点重视气血的调达通畅，重视人体的五脏六腑、四肢百骸其中的生理管道的通畅，蕴寓着"通即是补"，"通即是健康"，"通脉就可以生脉"的医学道理。本论文的临床研究部分就是探讨导师从通论治冠心病的思路和方法，并观察其疗效，进而总结出导师治疗冠心病的常用药物和有效方剂。

第七节　从气血相关和"通则不病"理论探讨冠心病

缺血性心脏病（冠心病）的中医和中西医结合研究概况：祖国医学将冠心病发作时所出现的胸部闷痛，胸痛彻背，短气、喘息不得卧，或胸闷如窒，呼吸欠畅，心痛彻背，背痛彻心等症状归纳入胸痹范畴，胸痹的临床表现最早见于《内经》。《灵枢·五邪》篇曾经指出："邪在心，则病心痛。"《素问·脏气法时论篇》亦说："心病者，胸中痛，胁支满，胁下痛，膺背肩甲间痛，两臂内痛。"《灵枢·厥论》篇还说："真心痛，手足青至节，心痛甚，旦发夕死，夕发旦死。"这种真心痛讲的就是胸痹的重证。汉代张仲景《金匮要略》正式提出胸痹的名称，并且进行了专门的论述，如该书的《胸痹心痛短气病》说："胸痹不得卧，心痛彻背者，瓜蒌薤白半夏汤主之。"《圣济总录·胸痹门》指出："胸痛者，胸痹痛之类也，或彻背臂。"总的说来，冠心病属于中医的"心痛""厥心痛""真心痛"范畴。

一、中医对缺血性心脏病病因病机的认识

（一）气虚血瘀

《素问·痹论》曰："心痹者，脉不通"。《灵枢》曰："血脉和利，精神乃居。"《灵枢·经脉篇》谓"手少阴气绝则脉不通，脉不通则血不流"，提示气虚血瘀是胸痹心痛的重要病机。《素问·调经论》曰"寒独留，则血凝泣，凝则脉不通"，因心血脉，血脉通利环流不息，若心之络脉不利，血瘀痰阻心脉痹阻致胸痹，提出了痰凝血瘀是胸痹的病因。《医林改错》云"元气即虚，必不能达血管，血管无气必停留而瘀"，气对血液有温煦、推动作用，气虚则无力推动血液，血运不畅，因虚致瘀，心之络脉痹阻不通发为胸痹心痛。气虚则宗气"贯心脉而行呼吸"的功能减弱，心脉气血运行不畅也会导致心脉痹阻。

1. 孟凡珍等收集了具有较好临床疗效的 161 首中药处方进行统计分析后认为，活血化瘀药和补气药使用的频率最高。

2. 廖家祯等于 1972 年至 1976 年与首都医院协作共同观察了 70 例急性心肌梗死患者舌、脉、证的演变规律，其中属于气虚血瘀者占 70% 以上，之后先后分别观察了临床病例，研究探讨了益气法、活血法、益气活血法在临床治疗冠心病的疗效以及作用的机理，取得了如下结果：①益气或益气活血可以明显增加左心室的收缩功能，而单纯活血对左心室功能无明显

作用。其正性肌力作用的机理可能于抑制心肌细胞膜 ATP 酶有关；②益气或益气活血可以明显增加心肌营养性血流量；③益气或益气活血可以明显改善血液的黏稠状态；④益气可以增加血红蛋白的含量等。并认为单纯的活血、或者单纯的益气对微血管的新生效果不如活血益气方药显著。

3. 王阶等在 5 家医院多中心、大样本收集 1069 例经冠脉造影证实的冠心病心绞痛患者，记录中医四诊信息，运用因子分析方法提取公因子对冠心病心绞痛 69 个症状进行分类研究。结果经过因子分析，共提取出 6 个公因子，经中医辨证后分别是气滞血瘀、气阴两虚、气虚血瘀、气虚痰浊、心肾阳虚、心脾两虚。其中气虚血瘀证最多，占 33%；然后依次为气虚痰浊，占 22%；气阴两虚，占 17%；气滞血瘀，占 11%；心肾阳虚，占 11%；心脾两虚，6%。结论是气虚、血瘀和痰浊是冠心病心绞痛的主要病机，并认为气虚是血瘀和痰浊的前提，而痰浊和血瘀是气虚的结果。

4. 陈俊文强调气虚，气虚无力推动血运，血液瘀于心脉；气虚而致肺、脾、肾及三焦功能失调，脾不运化，肺失肃降，肾失气化，则水湿停聚而成痰浊水饮，心脉受累；气虚则脏腑功能失调，阴寒凝结，胸阳不振；气虚则影响血液及津液，致其亏虚，心脉失养。

5. 刘德恒等认为气虚导致血瘀，是冠心病劳累型心绞痛的主要病机。

冠心病患者年老体衰，必致心脾气虚，气虚无力推动血液在脉管内运行，血运流速迟滞，积聚成瘀，久病元气必然衰减，正如《医林改错》从气血相关及"通则不病"角度探讨冠心病血管新生机理的实验研究说："元气既虚，必不能达于血管，血管无气，必停留而瘀。"气血之间相互依存、相互为用的关系，促使气血在经脉中周而复始，环流不息。气虚无力帅血，血运滞慢，积久成瘀，瘀阻百脉。

（二）气滞血瘀

《素问·五脏生成论》云："心痹，得之外疾思虑而心虚，故邪从之。"李漼《身经通考》云"肝气通则心气和，肝气滞则心气乏，故心病先求于肝，是澄其源也"，亦说明了肝郁气滞与胸痹关系密切。《杂病源流犀烛·心痛源流》曰："七情除喜之气能散于外余皆令肝郁而心痛。"《医经溯洄集·五郁论》曰"凡痛之起多由于郁，郁者，滞而不通之义"，由此可见心痛与七情郁滞有关。

1. 王叔和《脉经》云"愁忧思虑则伤心"，"心伤者，其人劳倦，心中痛彻背"，将胸痹的病因病机与精神因素联系在一起，肝主木，调情志，主疏泄喜条达，肝与心为相生关系，心主火，木生火，情志失调则伤肝；心主血脉而藏神，七情内伤，必损于心，心气虚损或郁结，则血脉瘀阻而心痛；肝郁气滞，肝横逆犯脾，脾失健运，痰浊内生痹阻心脉致胸痹。

2. 吴荣芳等根据《薛氏医案》的"肝气通则心气和，肝气滞则心气动，凡心脏得病必先调肝"，认为肝气郁结、气机不能正常升降也是胸痹的重要病机。

（三）痰瘀互阻

1. 邓铁涛认为："痰与瘀都是津液之病变，两者异中有同。"相同之处是：痰、瘀之共同源头为湿，即当湿邪为患时可引起机体气机不畅，津液输布、转运、排泄等功能障碍，进而津液积聚，化湿为痰，浊痰凝聚，导致气血运行不畅，津液涩渗，遂发血瘀，因此，二者均为病理产物。与此同时，二者又同是致病因素，痰瘀互结，痹阻心络，胸阳不通，发为胸痹。痰瘀互结，痹阻心络，胸阳不振，是冠心病的重要病机。

2. 雷忠义提出了从痰瘀论治冠心病的观点。

（四）心肾阴虚

近年来，过食肥甘冷饮，嗜好烟酒而内生痰浊瘀阻心脉发生胸痹的病人日益增多。

1. 路志正认为冠心病的病机已经不止于"阳微阴弦"，即使患者胸中氧气不虚，在饮食、情志等因素作用之下也可导致冠心病的发生。"年过四十，阴气自半"，加之饮食不节、情志刺激，均可化热伤阴，阴血亏虚，筋脉挛缩，亦可发生疼痛。

2. 陈可冀认为心绞痛有阴虚见证者也不少见，且多在肾、肝、心三脏。随着生活节奏的加快，社会压力、生活压力日益明显，七情过激与否与胸痹发生有着密切的关系，认为本病病机为肝心失调，肝失调达，心血为之郁阻，心脉不畅而成胸痹。

3. 李红等发现冠心病的多种易患因素是中医肾虚的表现，故认为冠心病是肾虚的结果。肾虚造成肾脏阴阳的虚衰，而且可致心肝脾功能失调，形成心之阴阳虚衰与失调，肝失条达与痰浊内生，进一步形成痰浊、瘀血、气滞、寒凝等致心脉阻塞。

（五）络风内动

王显等提出了"络风内动"的观点，认为 ACS 发病急骤，临床表现变化多端，类似中医风证；病位在心络，病因为风寒内侵、饮食不当、情志失调和年老体虚等；病机属痰瘀湿浊、郁蒸腐化，凝聚成毒，化热生风；或久病入络，脉络空虚，血虚生风，提出 ACS "络风内动"假说。正虚邪实、阻络日久，痰瘀湿浊、郁蒸腐化，凝聚成毒，化热生风，或痰瘀阻滞心络，久病入络，脉络空虚，血虚生风，此热化之风或血虚之风均属"络风"。因此络风之根源在于痰瘀湿浊，痰瘀湿浊、郁蒸腐化，凝滞水气、热毒之那，此痰瘀、湿浊、水气、热毒结聚形成"软斑块"，使斑块变为易损，临床导致急性冠脉综合征的发生，为祛风除湿法治疗冠心病提供了新的理论依据。

（六）毒损心络

近年对"毒邪"认识的逐渐深入。

1. 何启阳等认为冠心病多由人体内生之毒而发，内生之毒系脏腑功能和气血运行失常使机体内的生理和病理产物不能及时排出，蓄积而成。冠心病热毒形成经历三个阶段：脏腑功能失常，气血津液紊乱，最终成毒损心络。

2. 田德禄主编的《中医内科学》认为，冠心病的发生与心、肝、脾、肾诸脏的盛衰有关，在心的气、血、阴、阳不足或者肝、脾、肾失调的基础上，兼有痰浊、血瘀、气滞、寒凝等病理产物阻于心脉而发病。总体而言，中医认为冠心病病位在心，与脾（胃）、肺、肾、肝（胆）等多脏腑相关，呈现本虚标实的病理特征。本虚责之于气、血、阴、阳，标实主要涉及气滞、血瘀、痰饮、寒凝、火热等病理产物或因素，又以气虚最为突出，标实则以血瘀为主。

二、治则治法的研究

国家中医药管理局发布的冠心病心绞通的中医病症诊断疗效标准分为心血瘀阻型、寒凝心脉型、痰浊内阻型、心气虚弱型、心肾阴虚型、心肾阳虚型6型，临床报道中的治则治法主要有如下几种。

（一）从五脏论治

1. 从肝论治

《素问·五脏生成篇》云："肝藏血，心行之，人动则血运于诸经，人静则归于肝脏。"《血证论》曰："肝属木，木气冲和条达，不致遏郁，则血脉得畅。"可见血脉的通畅有赖于肝气的条达，只有肝的疏泄功能正常，血液才能在血脉中保持通畅状态。《薛氏医案》曰："肝气通则心气和，肝气滞则心气乏。"心绞痛病位在心，心主血脉，血液在脉道中运行，依赖心气的推动，但离不开肝之疏泄，如肝失疏泄，则血液推动无力而致气滞血瘀，血脉瘀阻而致冠心病的发生。周承志等把从肝论治冠心病分为疏肝理气法、疏肝活血法、疏肝化痰法、清肝宁心法、温补心肝法五法进行了阐述。临床上，李萍采用自拟柔肝解郁汤、张晓梅等以调肝舒心冲剂、李双蕾以柴胡疏肝散化裁治疗冠心病心绞痛属肝气郁结证者均获得较好的效果。

2. 从脾胃论治

早在《金匮要略·胸痹心痛短气病脉证并治》中，即开创了从脾胃论治的范例，"胸痹，心中痞气，气结在胸，胸满胁下逆抢心，枳实薤白桂枝汤主之，人参汤亦主之"。人参汤即理中汤，是从脾胃中焦论治，振奋中阳，驱散胸中寒邪，而达到治胸痹的目的。脾胃为气血生化之源，气血不足，心脉失养可以发生胸痹，路志正提出了重视调理脾胃法在胸痹治疗从气血相关及"通则不病"角度探讨冠心病血管新生机理的实验研究中的运用的观点，认为治疗胸痹应从导致胸阳痹阻的根本——脾胃功能失调入手，并提出了宗气不足、建运中焦，血不养心、调理脾胃的观点。

3. 从肾论治

心阳根于肾阳，心阴根于肾阴。张效科等认为，冠心病多发生在40岁以后，这正是人体阳气渐衰，形气衰弱之际，由于机体老化代谢紊乱，痰浊、瘀血随之而生，痹阻于心脉，从而导致冠心病的发生，这一切往往都伴随着肾虚，肾虚是冠心病发病的基础，并提出肾虚伴随痰浊、血瘀痹阻心脉是冠心病发病的关键，并提出温肾益气、化痰活血是冠心病的基本治法。张晓星等提出了肾中精气虚衰是冠心病发生的主要机理。贺国柱从心肾的关系出发，采用补肾，配合活血泻浊的方法，运用补肾泻浊汤治疗冠心病 236 例，取得良好的效果。

4. 从心论治

临床多从心阳不振、心气不足、心阴亏虚、心血瘀阻等方面论治。封枫等以自拟益参汤治疗心阳虚衰型冠心病的临床疗效，该方由益母草、生晒参、黄芪、白术、甘草、桂枝、肉桂等药物组成。杨传彪对补养心阴法做了详细的论述，心阴（血）虚可以直接导致心肌缺血，又为其他致病因素的枢纽。心血属心阴范畴，心阴心血对心肌具有营养和滋润作用，是保证心脏生理功能的主要物质基础。《灵枢·本神篇》曰"阴虚则无气"，这说明气血津液密切相关，阴血是脏腑之气盛衰的物质基础，提出心阴（血）虚是冠心病的重要病理、补养心阴是治疗冠心病的有效方法、补养心阴法治疗冠心病的机理，对气阴两虚型者用炙甘草汤加减，药用阿胶、龟板、炙甘草、麦冬、五味子、党参、地黄、鸡血藤等。王邵存报道了用滋阴养血、养心安神法，天王补心丹加减治疗冠心病心绞痛的临床疗效。

（二）从温通论治

《素问》论曰："经脉流行不止，环周不休，寒气入经而稽迟，泣而不行，客于脉外则血少，客于脉中则气不通，故卒然而痛。"此为"阴寒之那上乘心胸"导致的胸痹，故临床多采取宽胸散寒法治之。吴启窗等认为针对此证型使用细辛、丁香、吴茱萸、高良姜、沉香、桂枝、苏合香、冰片、蜀椒、附子、丹皮等温通散寒、解痉止痛之品可降低硝酸甘油用量水平，改善血液流变性等作用。秦鉴等运用四逆加人参汤治疗

45 例冠心病后，患者心电图有明显改善，平均每周心绞痛发作次数、每次疼痛持续时间及每周硝酸甘油用量均显著减少。

（三）从清热解毒论治

何启扬等把中医的毒邪可分为外毒和内毒，冠心病多因内毒而发，内毒系脏俯功能和气血运行失常使机体内的生理和病理产物不能及时排出，蓄积体内而成。冠心病热毒形成大多经历三个阶段：脏腑功能失常，气血津液紊乱，最终至成毒犯心损伤心络络虚毒伏，发为心痛。毒邪最易与火相兼为病，且毒瘀更能郁而化火，灼伤血脉，目前所研究的冠心病的炎症反应，相当于中医外邪入心，稽留不去，扰心侵脉，或痰瘀胶结，壅阻脉络成毒，毒邪扰心，提出清热解毒通便、祛瘀通络为主，药物可选黄连、黄芩、栀子、连翘、白花蛇舌草等。吴圣贤等观察了 17 例动脉粥样硬化病人服用解毒软脉方（玄参、银花、连翘、生牡砺等），发现治疗后服药组血清总胆固醇、甘油三脂、低密度脂蛋白和动脉硬化指数均显著下降，从而证明该法有保护心肌的作用。蔡云海认为应当重视热毒痹阻心脉在冠心病病机中的致病作用，清热解毒法是冠心病治疗的一种新方法和途径。王少英将清热解毒法应用于冠心病的治疗，配合其他治法有机结合，组成处方，治疗了 72 例冠心病病例，并且设置了对照组进行研究后认为清热解毒法可以增加冠心病的临床疗效。

（四）从"久病入络"论治

按照叶天士"久病入络""久痛入络""辛以通络"的观点，王殉等提出心脑血管疾病可以在辨证的基础上选用虫、藤、风、辛香类药物。虫类药善走窜，疏通经络阻滞，既行气散结、活血化瘀，还能祛风止痉而入络搜风，解除动脉痉挛；辛则通，善行气血通经络，辛香走窜，可开络通结化瘀，可引诸药入络并透邪外达；风药性轻扬，具芳香之气，长于行郁散结，宣畅气机，利于血脉通畅；藤类药善行经通络，《本草便读》曰："凡藤蔓之属，皆可通经入络。"

（五）从痰瘀论治

张伯礼院士等认为心脑血管疾病中痰瘀互结证为多，临证治疗要分清痰瘀之轻重，辨明寒热虚实。何银辉等报道了加味瓜蒌薤白半夏汤，严华报道了在常规西药治疗基础上加服黄连温胆汤化裁，治疗冠心病心绞痛患者的显著疗效。李炯侠报道了化瘀通脉汤治疗冠心病心绞痛的经验。李洁等从精血同源，痰瘀相关的传统理论为据，论证了痰瘀互生既是病理产物，又是致病因素，始终贯穿于冠心病的整个发展过程，认为痰浊相当于现代医学的高脂血症和血液高凝状态，而血液的高凝状态又使人体全身或局部血液循环和微循环发生障碍，从而促进血瘀证的形成和发展，证明了痰能致瘀，瘀可化痰，痰瘀同源，为临床治疗冠心病提供了新的思路和方法。

（六）从多病机论治

张京春等用益气养阴、化痰活血的药物（党参、五味子、黄芪、黄精、桃仁、红花、川芎、赤芍、全瓜蒌、薤白、半夏、酒大黄等）治疗74例冠心病心肌梗塞的患者，结果其并发症（心律失常、心力衰竭）明显减少，效果优于单纯应用化瘀组。符晖等依据冠心病本虚标实、气虚血瘀的特点，采用通阳、益气活血、化痰的方药配合西药治疗67例患者后取得较好效果。刘宝山按照冠心病"正虚血瘀"的特点，采用复脉汤加活血的药物治疗胸痹，体现了以补为通的辨证思想。杜星林依据《素问·脏气法时论篇》"肾病者，腹大胫肿，喘咳身重，寝汗出，憎风，虚则胸中痛，大腹小腹痛，清厥意不乐，取其经，少阴太阳血者。"《灵枢·厥病》篇"厥心痛，与背相控，善瘛，如从后触其心，伛偻者，肾心痛也"，采用益气活血的方药配合二仙汤补肾治疗治疗 102 例患者，临床疗效优于单纯活血化瘀的对照组。蔡征宇根据老中医赵国定的经验，认为冠心病的病机为本虚标实，正虚（心气虚和心阴虚）是本病的内因，痰与瘀是本病继发因素。气虚、阴虚、痰浊、血瘀构成了冠心病病机的四个主要环节，而饮食失调导致脾胃损伤，是胸痹发生的一个非常关键的因素。采用健脾益气、养阴的健脾护心胶囊配合活血通络的丹参滴丸治疗气阴两虚型胸痹，效果优于对照组。何德英通过对 60 例老年冠心病患者的临床研究后，认为益气活血化瘀法能明显改善中老年冠心病心绞痛中医辨证属气虚血瘀者心绞痛症状、血液流变性、血脂等指标，为中老年冠心病心绞痛的有效治法。

（七）名医经验

董建华院士重视通降气机治疗冠心病采用疏调气机，化瘀通络，温通心阳，化痰散结，补养心气，通补兼施等法，强调辨证立法、因人施药，喜用瓜蒌，从气血相关及"通则不病"角度探讨冠心病血管新生机理实验研究薤白、丹参、三七、郁金、旋覆花等药。赵邵琴教授治疗胸痹提倡"宽胸阳以畅气机，和血脉而缓胸痛"。邓铁涛教授认为，冠心病的病机是气阴两虚为本，痰瘀阻络为标，常以西洋参和吉林参同用配合化痰祛瘀之品。张琪教授认为益气法为治疗冠心病治本的基本大法，可辅以温阳、养阴等治法，可以概括为益气通阳，化瘀有度；痰瘀交阻，自出枢机；心肾同治，重在预后；病证相合，衷中参西，用药方面善用人参、黄芪、党参、附子、麻黄、桂枝、苦参等。刘渡舟教授用苓桂术甘汤治疗冠心病之水气凌心证。郑惠伯用四妙永安汤化裁治疗冠心病之心脉瘀阻证。朱良春教授治疗心痛喜用太子参配合欢皮益气和阴、调畅心脉，擅长于虫类通络。陈可冀院士诊疗冠心病患者，出现证候多为痰瘀互结证、气虚血瘀证、气阴两虚证等，所处方剂多以瓜蒌薤白半夏汤、生脉散、血府逐瘀汤等化裁，用药次数最多的依次是瓜蒌、半夏、薤白、川芎、赤芍、延胡索、红花、丹参等，注重活血化瘀治法，多为痰瘀互结证、水与血结证、瘀阻心脉证；其次常见虚实夹杂证，如气虚血瘀证、阴虚阳亢证，临床治法具有"两补"（补肾和补气血）、"三通"（芳香温通，宣痹通阳和活血化瘀）和"心胃同治"的特点。颜德馨教授结合多年临床经验认为：冠心病的证型多集中在气血失调上，其病机多为气虚血瘀，以调气和血为法，调和与通阳为特点。

中医强调从人体的状态出发，结合疾病的特点综合施治，重视调畅三焦气机、和气血、人体管道的通畅。总之，冠心病的中医治疗应该根据患者的整体情况辨证论治，要考虑到患者的体质状态以及基础病情情况，有是证用是法，既要了解临床上治疗冠心病的常用治法，又不宜拘泥于此，强调"因人制宜"。

三、活血益气法治疗心血管疾病的研究进展

（一）对血液流变学的影响

1. 刘真等观察益气活血法对冠心病心绞痛以及血液流变学的影响，认为益气活血法在治疗冠心病心绞痛以及改善血液流变学方面优于活血组。

2. 唐其柱等将60例不稳定型心绞痛病人分为常规治疗组和加用补阳还五汤治疗组，探讨益气活血法对不稳定型心绞痛病人血小板功能和纤溶活性的影响，结果发现补阳还五汤可使不稳定型心绞痛病人的血小板聚集性、血栓素和纤溶酶原激活剂的水平降低，组织型纤溶酶原激活剂的活性增加。

3. 王炎众给冠心病病人服用具有益气活血功效的复方黄芪无糖颗粒（黄芪、三七粉、丹参、降香、元胡等组成）后发现，与对照组相比可以明显改善血液流变学指标。

4. 孙久林等使用益气宣痹活血汤方药（黄芪、丹参、赤芍、川芎、檀香、郁金、薤白等）治疗冠心病 60 例，治疗后全血比钻度、血浆比钻度、纤维蛋白原均较治疗前明显改善。

（二）对动脉硬化的影响

1. 王佑华等观察益气养阴、活血通阳法对急性冠脉综合征 CRP、IL26 的影响。将 60 例急性冠脉综合征患者随机分为两组，对照组在西医基础治疗上用舒降之，每日 1 次，每次 20mg，治疗组应用益气养阴、活血通阳作用的中药冠心 1 号，疗程 4 周，观察心绞痛疗效、心电图疗效、中医证候疗效及治疗前后 CRP、IL26 水平。结果：两组表现出一定的心绞痛疗效和心电图疗效，但无显著性差异，治疗组中医证候总疗效更为显著。各组病人治疗后血清 CRP、IL26 的水平显著降低，但中药组更为明显，从而认为益气养阴、活血通阳法可能通过降低急性冠脉综合征患者血清炎症因子 CRP、IL26 的水平，从而抑制动脉粥样硬化的发生发展，防止动脉粥样硬化斑块破裂。

2. 成细华等研究表明，补阳还五汤能够显著降低缺氧—复氧后血液中 ET－1 含量以及升高 NO 含量，从而抑制缺氧—复氧对内皮细胞的损伤，对缺氧—复氧环境下的 ET－1 起保护作用。补阳还五汤还能抑制内皮细胞细胞间钻附分子（cAM－1）mRNA 异常表达，降低血瘀证大鼠 IcAM－1、血管细胞钻附分子－1（vcAM－1）、血小板—内皮细胞砧附分子－1（PECAM－1）和诱生型一氧化氮合酶（NOS）的表达，从而显著降低血瘀证大鼠内皮细胞钻附分子的高表达。

3. 刘洪等研究认为气虚血瘀证病理生理基础主要表现在表达和分泌血管活血、凝血、抗凝、纤溶等物质异常，气虚血瘀证发病原因与血管内皮细胞内分泌功能失调有关。

4. 郑峰等使用益气活血方冠心生脉饮（党参、三七、路路通、白芍、当归、桂枝、川芎等）治疗冠心病 60 例，结果显示治疗后 NO、血管内皮生长因子的含量明显高于治疗前及西药对照组，表明益气活血方有促进血管内皮细胞分泌，保护血管内皮功能的作用，能促进血管新生增多，而增加冠状动脉血流量，改善缺血心肌氧供，从而缓解心绞痛。

5. 张志毅等探讨益气活血化痰法中药对动脉粥样硬化影响的机制，将体外培养的小鼠泡沫细胞分为空白对照组、益气组、活血组、化痰组、益气活血组、益气化痰组、活血化痰组、益气活血化痰组 8 个实验组。提取 RNA，用逆转录聚合酶链反应（RT - PCR）法分析各组基质金属蛋白酶组织抑制剂 -1（TIMP -1）和 TIMP -2mRNA 表达水平，评价益气活血化痰法中药对巨噬细胞源性泡沫细胞表达和分泌 TIMPs 的影响。结果显示与空白对照组相比，益气活血、益气化痰、活血化痰及益气活血化痰 4 组均可明显促进泡沫细胞 TIMP - lmR-NA 表达，而益气组、活血组、化痰组与空白对照组比较差异无显著性。与空白对照组比较，益气组、活血组、化痰组可促进泡沫细胞 TIMP - 2mRNA 表达，益气活血组、益气化痰组、活血化痰组、益气活血化痰组可明显促进泡沫细胞 TIMP - 2mRNA 表达（P 均 < 0.001）。认为益气活血化痰法中药可促进泡沫细胞 TIMP 和 TIMP - 2mRNA 表达，从而减少动脉粥样硬化的发生和发展，并且可能起到稳定动脉粥样硬稳定斑块，减少和预防冠心病、脑梗死等心脑血管疾病发生的作用。

（三）对血脂水平的影响

1. 汪建国用益气活血方（加味补阳还五汤）口服治疗冠

心病 60 例，治疗后甘油三脂（TC）、胆固醇（TG）、高密度脂蛋白（HDL）、低密度脂蛋白（LDL）均有不同程度改善。

2. 张敏州等探讨通冠胶囊在治疗冠心病介入术后患者中的降血脂和改善血瘀证候作用，将 127 例行冠心病介入术后患者分为中西医结合组例和西医组例，分析两组患者的一般临床资料、手术参数，测定血脂和平均红细胞体积甲、红细胞分配宽度、平均血小板体积、以及血小板分配宽度。结果：两组治疗前的相关参数均无显著性差异，即治疗前的基线水平一致。中西医结合组的血中总胆固醇在术后较治疗前为低，亦较西医组术后的为低，而低密度脂蛋白和甘油三脂在术后和虽有逐渐下降的趋势，但未见显著性差异。两组均有不同程度的降低的作用，与治疗前比较有显著差异，且中西医结合组的改善作用也优于西医组。认为通冠胶囊（由黄芪、丹参、冰片和水蛭组成）对冠心病介入术后患者有较好的降血脂作用和改善血瘀证候的作用。

3. 陆新使用益气化湿活血通脉方（党参、白术、丹参、郁金等）治疗冠心病 50 例，治疗后 TC、TG、LDL 降低，HDL 升高，与治疗前比较有统计学意义，表明益气活血方有明显的降血脂、抗动脉硬化作用。

（四）对氧自由基损伤的影响

1. 李旭军等回顾性分析急诊科病历 40 例，探讨急性冠脉综合征（ACS）的中医证候学特点及中西医结合治疗 ACS 的可能机制。结果 ACS 的主要证候是气虚血瘀，治疗方法突出了益气活血的主要治则，结果发现 ACS 病机特点属本虚标实。中药益气活和血药物通过抗脂质过氧化，清除自由基，增强机体抗氧化能力，维护血管内皮功能，下调 MMP - 2、MMP - 9 的基因表达，抑制纤维斑块内 ECM 降解，起到稳定纤维斑块作用。这些机制可能是益气活血中药在临床有效性的基本机制。

2. 罗陆一等观察心气虚病人 47 例，其血中过氧化物歧化酶活性显著低于健康人及血清中过氧化脂质（LPO）含量显著升高，说明 SOD 活性降低氧自由基（OFR）浓度升高，造成心肌损伤，从而产生心气虚的临床症状。

3. 张华等用补阳还五汤治疗冠心病 70 例，提示血清 LPO 水平和 LPO/SOD 比值明显下降，血清 SOD 水平升高，提示该方抗脂质过氧化损伤可能是通过降低 LPO 水平和（或）提高 SOD 含量而发挥作用。

4. 丘瑞香等对 45 例冠心病心肌缺血患者，用心脉通胶（30 例）及复方丹参片（15 例）治疗，观察治疗前后血清中超氧化物歧化酶、丙二醛含量，心电图段和临床症状等的变化，并与名健康人作比较以探讨心脉通胶囊对冠心病心肌缺血的治疗作用。证实心脉通胶囊（由人参、三七、大黄等药物组成）能有效提高缺血心肌的杭氧化能力，以保护缺血心肌的损伤，因而用以防治冠心病心肌缺血有其重要价值。杨永祥等观察了 98 名健康人及 109 例血瘀证和非血瘀证冠心病病人血小板脂质过氧化损伤与血栓素 A_2（TXAZ）、前列环素平衡的关系，提示血小板脂质过氧化损伤可能是心血疲阻证的原发性损伤因素之一。

四、中医药治疗微血管新生的研究进展

治疗性血管新生是刺激心肌缺血区域微血管生长和侧支循环形成，即心肌缺血区的自我搭桥，中医药在缺血性心脏病治疗性微血管生成研究方面显示出了可喜的生机活力，取得了一定的进展。

（一）补肾与生血脉

1. 补肾补血

吴志奎等按中医理论体系、思路对肾生髓的理论进行了比较系统的研究，从肾生髓、生血机制肾生髓与藏精的内在关系以及肾生髓通于脑、脑为髓之海、肾生髓与髓养骨、肾生髓与整体效应、肾生髓的分子基础等方面，并从基因表达与调控、基因突变与疗效关系、甲基化、晶体蛋白修饰等方面进行深入研究，研制出具有滋肾养阴、填精生血功效补肾生血中药（生地黄、熟地黄、山茱萸、龟板胶等 11 味中药）。

王蕾等研究发现，补肾生血中药含药血清可促进鸡胚以 M 的血管增加，并以细小血管为主，这符合新生血管特征，提示补肾生血中药有促进血管生成和血管生成活性样作用，并提出中医肾生髓理论可能与血脉生成有关，补肾生血与血脉生成的关系值得探讨。

张树成等根据肾主生殖、肾藏精、生髓、通脑等经典理论以及血脉关系，结合临床和实验研究提出补肾生脉的观点，并且认为"补肾生脉"理论对于临床治疗血管生成疾病以及需要促血管生成作用如建立侧支循环等方面具有临床意义。

梁天成等探讨补肾生血药（由熟地、枸杞子、龟板胶、当归、山茱萸、黄芪等 11 味中药组成）对缺血后肢大鼠外周循环中骨髓来源内皮祖细胞（EPC）的影响及缺血组织血管新生的影响，证实补肾生血药通过动员骨髓 EPC 的迁移、分化、促进局部的血管新生，达到改善供血目的。

张树成等以老年雌性金黄地鼠（符合老年生理性肾虚症状）为实验对象，进行补肾生血药（生地黄、熟地黄、山茱萸、龟板胶等 11 味中药）和补肾调经药（紫河车、女贞子、巴戟天、菟丝子、五灵脂等味 14 中药）的形态药理学研究，发现中药具有明确的促进血管生成作用，补肾生血药能明显改善肾虚症状；子宫组织局部的 VEGF、bFGF 表达的整体水平提高，揭示了中医补肾益髓与血管生成的关系；利用鸡胚绒毛尿囊膜血管生成模型，检测补肾生血药和补肾调经方药的动物血清血管生成作用，结果显示，两种中药复方均可产生特异性的血管生成作用，补肾生血药物多由紫河车、当归、枸杞子、菟丝子、巴戟天、五灵脂、生地黄、熟地黄、山茱萸、龟板等组成。

2. 补肾活血

朱瑾波等研究证实具有补肾活血作用的复合中药制剂肤泰宝对小鼠血管内皮细胞株生物活性的影响主要表现在：①肤泰宝可抑制内皮细胞游走、增殖，并诱导其分化形成管腔；②促进血管内皮细胞合成细胞外基质成分型胶原蛋白、纤维连接蛋白及基膜连接蛋白；③调节整合素表达；④明显提高钙依赖粘连分子活性；同时观察了丹参、雷公藤对血管生成过程的影响，雷公藤未显示诱导分化效应，而丹参显示良好的诱导分化效应。黄芪能不同程度地促进血管内皮细胞游走与增殖，可能具有较好的促进血管生成作用。

高尚璞等通过观 C57BL/6 小鼠皮肤局部血管新生及毛囊中血管内皮细胞生长因子 VEGF 的表达，探讨活血补肾合剂（地黄、丹参、益母草、玄参、黄芪、党参、麦冬、猪苓、金钱草、白花蛇舌草共 10 味）促进小鼠毛发生长的可能机制，方法以热松香和石蜡混合物脱毛法诱导 C57BL/6 小鼠休止期毛囊进入生长期，建立动物模型，90 只小鼠随机分为活血补肾合剂组、养血生发胶囊组和模型组。造模后第 1 天起开始灌药，每天观察各组小鼠皮肤毛发生长情况，并分别于造模后第 4、11、17 天每组分批处死 10 只小鼠，病理切片计数拔毛部位的血管数，并以免疫组织化学方法检测毛囊中 VEGF 表达情况。结果显示：活血补肾合剂组局部新生血管数第4天时多于模型组（P<0.05），第11天时明显多于养血生发胶囊组和模型组（P<0.05）；活血补肾合剂组毛囊中VEGF的表达在第11天和第17天时均明显高于养血生发胶囊组和模型组（P<0.05），证实活血补肾合剂可能是通过调节细胞因子水平，起到促进血管新生和毛发生长的作用。

3. 补肾益气、祛风通络

戴国华认为脉滞风阻是冠心病发作的关键病理环节，提出祛风补肾通络法，主要应用祛风通络之法，以风药为主治疗，达到祛除风邪、解痉活血、通络止痛的目的。风药具有辛、散、温、通、窜、透等多种特性，能发挥开郁畅气、发散祛邪、辛温通阳、燥湿化痰、通络开窍、化瘀止痛等多种作用，既可以消除引发本病的原因，又能够直接作用于心脉，振奋阳气，通利心络，多层次、多环节、多途径地起到综合性的治疗作用。祛风生脉颗粒由海风藤、川芎、肉桂、黄芪、麦冬等组成，具有祛风活血通络、补肾益气生脉的功效，治疗冠心病心绞痛临床疗效显著。

（二）心肝同治与血管新生

肝"其充在筋，以生血气"（《素问·六节藏象论》）、"肝生筋，筋生心"。

陈士铎在《石室秘录》中认为心痛病在"心包络"，"肝木之寒热"均责之于肝，因此主张"人病心痛，不治心而偏治肝"，这些论述都说明肝藏血及肝木疏泄以调血的功能实际上包括了血管系统调节血量、统摄血液及协助心脏推动血液循环的功能，所以，肝气的条畅与否与血管新生也有着重要的意义。

刘小雨等用经胸超声心动图进一步验证从肝治心方（由

人参、柴胡、白芍、姜黄、熊胆、白芥子、九香虫共7味中药组成）对心肌梗死大鼠确切疗效的同时，在从肝治心方明显促进鸡胚尿囊膜模型血管生成和促进大鼠缺血心肌微血管新生基础上，用免疫组化和western-blot方法，从蛋白水平初步观察从肝治心组方对急性心肌梗死大鼠心肌微血管密度和血管内皮细胞生长因子的影响，初步证实从肝治心组方能促进实验性心肌梗死大鼠缺血心肌微血管生成，缩小心肌梗死面积，能明显减少实验性心肌梗死的左综述二中医药治疗性微血管生成的研究进展心室恶性重构，改善心脏功能，并认为通过上调缺血心肌血管内皮生长因子、Angl蛋白的表达可能是其重要作用机制。

王建湘等研究发现心肝同治法（人参、郁金、柴胡、熊胆、白芥子、九香虫等）能调节冠心病心绞痛患者血脂代谢，和对照组相比，能显著降低LDL-C水平。

李萍采用自拟柔肝解郁汤、张晓梅等以调肝舒心冲剂、李双蕾以柴胡疏肝散化裁治疗冠心心绞痛属肝气郁结证者均获得较好的效果，这些研究从临床方面验证了心肝同治的确切疗效。

（三）芳香温通、益气强心

麝香保心丸由麝香、人参提取物、牛黄、肉桂、苏合香、蟾酥、冰片组成，具有芳香温通、益气强心的作用。王大英等探讨麝香保心丸对心肌梗死大鼠梗死面积和血管新生的作用，以62只雄性SD大鼠为研究对象，结扎左冠状动脉造成急性心肌梗死模型，分为小剂量麝香保心丸组、大剂量麝香保心丸组、贝复济和肝素组（阳性对照）、生理盐水组（模型组）、假手术组和正常对照组，分别干预8周后，检测梗死面积和梗死边缘区心肌的血管面密度。结果：大小剂量麝香保心丸均能显著降低梗死面积，小剂量与阳性药物差异无显著性，大剂量优于阳性药物，有量效关系。小剂量麝香保心丸与阳性药物相比血管面密度差异有显著性，但大剂量麝香保心丸与阳性对照药物间比较血管面密度差异无显著性，麝香保心丸对血管面密度的影响有量效关系。结论：大小剂量麝香保心丸均有降低梗死面积的作用，降低梗死面积存在量效关系。小剂量麝香保心丸促血管新生作用不明显，而大剂量麝香保心丸促进血管新生作用与阳性对照药物作用相似。吕宝经通过相关实验研究认为，麝香保心丸治疗冠心病的药理效应可能与其促血管新生作用有关；

（四）活血化瘀

自 20 世纪六七十年代以来，中国中医研究院西苑医院陈可冀院士等主持的"血瘀证与活血化瘀研究课题组"在继承传统中医的基础上，注重创新和发展，经过三代人、前后 40 余年的连续攻关，在血瘀证基础理论、活血化瘀方药治疗冠心病和介入治疗后再狭窄作用机制、血瘀证诊断和疗效判定标准及防治冠心病和动脉粥样硬化新药研制开发等研究方面皆取得突出成果，推动了中医药现代化研究的进程，带动了中医药学基础和临床研究的发展。该课题被评为 2003 年度国家科学技术进步一等奖，成为新中国建国以来我国在传统中医药研究领域的历史最高奖项。该课题组经过大量的临床实践观察和系统的基础实验研究，从临床实际应用出发，进一步规范了活血化瘀中药分类方法，将常用活血化瘀中药分为和血药、活血药和破血药三类：

①和血类药物指有养血、和血脉作用者，包括当归、丹参、生地黄、鸡血藤等6种。

②活血类药物指有活血、行血、通瘀作用者，包括熟地

黄、红花、三七、牛膝等。

③破血类药物指破血消瘀作用峻猛者，包括大黄、水蛭、三棱、莪术等。

同时证明活血化瘀类中药的作用机制主要在于活其血脉（改善心脑血管功能、血液物理化学性状、血小板及凝血系统功能、微循环等生理功能）、化其瘀滞（抗心肌缺血、脑缺血，抑制血小板聚集，抗凝、抗血栓形成等）。此外，本课题组还证实活血化瘀药物具有以下作用：抑菌、抗病毒，抑制炎症反应，治疗感染性疾患；调节免疫功能，加强机体免疫，提高抵抗力，用于感染性疾患；抑制免疫反应，用于免疫性疾患或器官移植等；抑制组织异常增殖，治疗恶性组织增殖（肿瘤）或良性组织增殖（息肉、瘢痕）等，为拓展活血化瘀方药的临床应用范围、提高临床用药的针对性提供了科学的依据。后来的学者对活血化瘀法的促血管新生作用进行了有益的研究：王振涛等进行了川芎嗪注射液促心梗后大鼠缺血心肌血管新生作用及对相关生长因子影响的研究后，认为川芎嗪注射液有促 MI 后大鼠缺血心肌血管新生的作用，其机制可能与促进 VEGF、bFGF、PDGF、IGF－1 的表达有关。刘素云等评价葛根素注射液对急性心肌梗死患者梗死面积及心功能的影响，以 68 例急性前壁心肌梗死患者随机分为葛根素治疗组和对照组，记录每例患者入院即刻和第 3、7、14、21d 导联心电图，用 wagner 的 QRS 记分法进行 QRS 记分，预测梗死面积。于治疗 21d 后行核素心血池心室造影，判断左室收缩与舒张功能，并测定全部患者治疗前后的血浆脂质过氧化物（LPO）、红细胞膜超氧化物歧化酶（SOD）及血管内皮细胞数（cEc）水平。结果显示葛根素治疗后 14d 和 21d，QRS 记分较对照组显著降低，梗死面积缩小，左室射血分数（LVEF）和左室峰充盈率（PFR）明显增高，而且，治疗组的 LPO 及 CEC 显著降低，SOD 显著升高，从而认为葛根素注射液对防止急性心肌梗死的梗死延展，对保护缺血心肌的损伤及心功能的恢复有一定的作用。王振涛研究显示，丹参注射液能使大鼠 MI 边缘区 MVC、MVD 明显增加，与麝香保心丸作用相似，表明该药有促进或诱导缺血心肌血管新生的作用，可促进 MI 后大鼠缺血心肌 VEGF、bFGF、PDGFZ 日的表达，对 IGF21 的表达无明显的促进作用，其促进 VEGF、bFGF、PDGFZ 日表达的作用不及麝香保心丸。通过 4 种生长因子蛋白表达的测定，发现其表达水平与促血管新生水平大体上是一致的，提示丹参注射液促血管新生作用与上调 VEGF、bFGF、PDGFZ 口的表达有关。冯玲等研究速效救心丸（由川芎、冰片等组成）对实验性心肌梗死大鼠心脏的促血管新生作用，利用 SD 大鼠冠状动脉结扎法结造成急性心梗（AMI）模型，观察速效救心丸对 AM 工大鼠心梗面积及梗死边缘区心肌微血管密度的变化，结果发现：速效救心丸高、低剂量组与模型组梗死面积比较，均有极显著性差异，且有一定的剂量依赖性，与阳性对照组作用相似；速效救心丸高、低剂量组与假手术组相比较，其心肌梗死边缘区的平均血管面密度（MVD）均明显增多，速效救心丸高剂量组与阳性对照组作用相似，但速效救心丸高、低剂量组比较无统计学意义上的差异（P > 0.05）。因而认为速效救心丸对实验性心肌梗死大鼠的心脏有明显的促血管新生作用。王振涛研究表明，血塞通软胶囊（三七总皂贰）能使大鼠 MI 边缘区 MVC、MVD 明显增加，与麝香保心丸作用相似，表明其有促进或诱导缺血心肌血管新生的作用。

（五）益气活血

殷惠军等采用大、中、小剂量芪丹液（由黄芪、丹参等六味益气活血药物组成）对 wistar 大鼠冠状动脉左前降支结扎致急性心梗（AMI）模型进行干预，并设正常组、假手术组、模型组和消心痛组。通过 RT－PCR 及免疫组化方法检测血管内皮生长因子 VEGF 及碱性成纤维细胞生长因子 bFGF 基因及蛋白表达情况，利用免疫组化法测定 vⅢ 因子，并计算缺血心肌微血管密度 MVD。结果模型组 MVD 较正常组及假手术组显著增加；消心痛及芪丹大、中剂量组结扎后 7 天、14 天，其MVD 均明显高于模型组（PZ0.05）。AMI 后 7 天，模型组VEGF 蛋白表达除较正常组升高外，与其他组比较差异无显著性，14 天时芪丹大、中剂量组及消心痛组 VEGF 表达均高于模型组。AMI 后 7 天、14 天时模型组 bFGF 蛋白表达均上调，与正常组、假手术组比较差异有显著性，且两时间点随时间延长表达下降；消心痛组及芪丹大剂量组 7 天及 14 天时 bFGF 表达均高于模型组。AMI 后 7 天与 14 天模型 vEGFmRNA、bFG-FmRNA 均高于正常组、假手术组，消心痛及芪丹大、中、小剂量组高于模型组。各组 7 天与 14 天条带相比较，治疗组 bF-GFmRNA 表达随时间的延长表达不变，而模型组缺血心肌中bFGFmRNA 表达呈逐渐下降趋势。7 天及 14 天 vEGFmRNA 的表达与时段变化没有明确的趋势，认为芪丹液能够持续上调促血管新生因子 VEGF、bFGF 基因与蛋白的表达，提高缺血心肌毛细血管密度，促进心肌侧支循环的形成。

孟君等探讨中药复方心脉通胶囊（由人参、三七、大黄、地龙等组成）对急性心肌梗塞患者血管内皮生长因子 vEGF 表达的影响，证实心脉通胶囊有促血循环中 vEGF 表达的作用，可能具有诱导新生血管形成的作用。

雷燕等探讨黄芪、当归不同配伍对鸡胚绒毛尿囊膜新生血管生成的影响，方法采用制备以 M 模型，观察应用黄芪与当归 5∶1 配比的含药血清后以 M 血管生成的情况，结果发现：黄芪与当归合用后，在血管生成表现以及血管计数方面，均明显优于生理盐水对照组及其他配比组；黄芪与当归按 5：1 配伍具有较好的促进以 M 新生血管生成的作用，表明当归补血汤原方配比为最佳组合，提示中医自古倡导的方剂配伍原则具有一定的科学内涵。

陈可冀等通过复制鸡胚绒毛尿囊膜（cAM）模型、人脐静脉内皮细胞（Ec）培养模型和急性心肌梗死（AMI）大鼠模型，分别采用 MTT 法、划痕法、流式细胞术、免疫组化、ELISA 和 PCR 等检测手段，从整体、细胞、分子和基因表达等不同层次，探讨了益气活血中药对血管生成的影响与作用机制。研究表明，益气活血中药三七和人参提取物均具有明显的促以 M 血管生成活性，二药合用可增加培养的 EC 细胞周期中 s 期细胞数目，促进培养的 EC 迁移及 DNA 合成，以及促进急性心梗后大鼠缺血区心肌中血管内皮生长因子（VEGF）和基质金属蛋白酶（MMPg）的表达，明显提高缺血心肌组织中微血管密度（MVD），并可显著提高心梗大鼠缺血心。邱瑞香等将成功进行 PTcA 术的 AMI 患者在常规治疗基础上，术前 3d 开始服用心脉通胶囊（由吉林红参、三七、大黄、川芎、地龙干等组成），治疗 4 周，观察到：治疗前后核素静息心肌显像节段数转变的变化率治疗组明显大于对照组，核素心肌灌注缺损范围分数（ES）和核素心肌灌注缺损严重程度积分（SS）明显小于对照组；循环血术后 3d 和 1 周血管内皮细胞生成因子浓度明显高于对照组，提示提高血管内皮细胞生成因子的表达是心脉通胶囊促进梗死区新生血管形成和侧支循环的建立机制之一。

邢之华等在临床稳定性心绞痛患者口服保心汤与常规服用西药的比较研究中发现，保心汤（由党参、黄芪、山楂、葛根、丹参、白术、茯苓、桃仁、红花等组成）能提高血浆内皮细胞生成因子和碱性成纤维细胞生成因子浓度，通过促进冠脉侧支循环的建立而达到治疗冠心病的目的。

王文键等实验研究证实通心络（由人参、水蛭、全蝎、土鳖虫、蜈蚣、蝉蜕、赤芍、冰片、檀香、降香、乳香、酸枣仁组成）治疗心肌缺血具有较好疗效，可能通过多种机制保护心肌缺血再灌注损伤。

（六）通络与生新

叶天士提出了"久病入络""久痛入络"的理论，阐明了络脉病证的病因病机，认为风、寒、湿、热等邪蕴结脉络，或情志、劳倦、跌仆等损伤脉络，或久病入络，导致络中气滞、血瘀、津凝或络脉损伤所致，并创立了辛味通络诸法如理气、化痰、活血等通络法。

吴以岭根据"初为气结在经，久则血伤入络"，"痛久入血络，胸痹引痛"（《临证指南医案》）的络病学说探讨冠心病心绞痛的中医病机和治疗，认为冠心病心绞痛病位在心之络脉，主要病机为心气虚乏、络脉瘀阻、细急而痛，制定了补益心气、活血通络、解痉止痛的治疗大法，并组成益气药和虫从气血相关及"通则不痛"角度探讨类药为主的通心络胶囊，用于治疗冠心病心绞痛疗效显著。并认为胸痹日久，邪气深入经络，气血凝滞不行，湿痰瘀浊胶固，经络闭塞不通，非草木之品所能宣达，必借虫蚁之类搜剔窜透，方能使浊去凝开，经行络畅，邪除正复。虫类药是指一类以爬行走窜动物为主，具有活血祛瘀、通经剔络、搜邪解痉的药物如全蝎、蜈蚣、水蛭、土元、地龙等，正如叶天士所云"借虫蚁血中搜逐，以攻通邪结"，切中病机，药证相符，疗效显著。雷燕认为"久病入络"基本的病理变化，主要有以下4个方面。

①络脉结滞：络脉是气血津液输布环流的枢纽和通路，故气机通畅，络道无阻是维持其正常功能的前提，若邪气犯络，

致络中气机郁滞，血行不畅，或津凝痰结，阻碍络道，均可影响络中气血的运行及津液的输布，从而产生一系列的络脉阻滞的病理变化。此外，络中气滞、血瘀、痰结之间常相互影响，互结互病，以致病邪胶结凝固，缠绵难愈。

②络脉空虚：即络中气血不足，络脉失充。络脉具有渗灌血气，互化津血，环流经气等功能，而络中气血的充实是完成这些功能的重要条件之一。若气不足则血行迟滞，血不足则络脉失养，从而导致虚气流滞，痰瘀互结，阻于络中，因虚致实而成络病，所谓"最虚之处，便是容邪之处"，络愈虚，邪愈滞，以致虚实夹杂，正虚邪恋。

③络毒蕴结：经病、脏病日久，病邪累及络脉，血瘀痰凝，混处络中，壅阻络道，痰瘀互结，郁蒸腐化，久则凝聚成毒。邪毒留滞，伤津耗气，动血留瘀，损伤脏腑，败坏形体，因而变生诸症，加重病情。毒邪致病不仅有暴发的一面，还有久滞的一面，邪毒久郁深伏于孙络、浮络，则形成病势顽缠，反复难愈的病理特点。

④络脉损伤：系指络脉受到直接损伤而言。如跌扑坠打或针刀刺伤等都可致络伤溢，气随血乱，形成络病；或由郁怒气逆，或热烁血络，或饮食失节致脉络受伤，血溢络外。正如《灵枢·百病始生》指出："卒然多食饮则肠满，起居不节、用力过度则络脉伤。阳络伤则血外溢，血外溢则衄血；阴络伤则血内溢，血内溢则后血。"可见，络脉损伤的基本病理变化即叶天士所谓"离络留而为瘀也"。

王绮等认为，络病病机为络脉空虚，气不足而致血行迟滞，痹阻络脉而致。络病的临床特点为"久、瘀、痛、难、怪"，"久"的表现为病程长久，缠绵不愈，正如《内经》所云"久发频发之羔，必伤及络"，故络病均为顽疾久证。"瘀"的表现可见局部肿大成结、青紫、失血等，往往兼加他邪而为患，如痰瘀胶结、水瘀互患等。"痛"往往有虚实之分，虚证乃络脉失养，实证常因络脉阻滞而为，其特点为痛处固定、痛类不一，如隐痛、胀痛、闷痛、刺痛、刀割样痛，可呈阵发性，也可呈持续性。"难、怪"之疾，常涉及多个脏腑，常规治疗效果不佳，临床表现怪异多变，病因复杂、病机多变或不明，是络病的又一特点。络脉病变与缺血性疾病有高度相关性，缺血性血管疾患病变重点在于络脉闭阻、血行不畅，而通络可以生新，可以促进血管生成，从而起到防治缺血性心脑血管病及周围血管病的作用，并认为，在临床治疗中，祛瘀和化毒是治疗手段，生络和络脉通畅是目的。祛瘀可视病情而为，或滋阴活血，或理气活血，或养血活血等。化毒一法，当审证求因，机圆法活，或清热解毒，或益气排毒，或泄利湿毒等，诸法的应用，共同达到生络脉之体、通络脉之用，起到气血调达、经络通畅的效果，常常佐入四妙勇安汤以清解蕴结于络中之毒，化解络中之瘀，滋养络脉之体，形成新生络道，以滋养脏腑而收到良好的治疗效果。

杨祖福等实验探讨双龙丸（由蜈蚣、全蝎等虫类中药按比例组成的复方）对缺血心肌血管新生的影响和分子学机制，认为双龙丸能够促进缺血心肌血管新生，大剂量应用对 vEGF、bFGF 及其 mRNA 均有明显的上调作用。

（七）补脾升清、祛痰化浊

崔丽萍等研究具有补脾升清、祛痰化浊、温阳补肾作用的清脂片（大黄、茵陈等）对肥胖维鼠心脏做功效率及心指数的影响，前期研究发现肥胖雄鼠心指数和心肌毛细血管密度明显低，可能造成大鼠心肌缺血的发生，心功能下降，采用不同剂量清脂片干预，能使肥胖雄鼠心指数和毛细血管密度明显增高，可能改善心肌供血功能，增强心肌功能水平，从而减少心肌缺血事件。

（八）针刺研究与血管新生

1. 活血定痛法

肖延龄等研究针刺内关穴对心肌梗塞后血管生成相关因子 bFGF 和 TGF－pl 的干预作用，采用免疫组化方法检测心肌 bFGF 和 TGF－p1，结果显示结扎冠脉 2h 后即可见到心肌细胞内有 bFGF 和 TGF－p1 表达，2 天时 bFGF 最少，而 TGF－p1 却增至最多。1 周后 bFGF 较 2 天增多，开始在血管周围分布，3 周时少量 bFGF 分布于尚未形成完整的血管上，而 TGF－p1 却较 2 天时减少，3 周时少量 TGF－p1 分布于细胞内，二者之间的变化表现出"拮抗"关系。针刺组 bFGF 表达较同一时相的模型组增多，并且血管生成较快，较完整，而 TGF－p1 针刺组却较同一时相的模型组减少。针刺"内关"对 bFGF 的生成具有促进作用，而对 TGF－p1 的产生却具有抑制作用，认为针刺内关穴具有调节缺血心肌血管生成相关因子 bFGF 和 TGF－p1 生成的作用。同一研究者采用分子原位杂交和免疫组化技术，动态检测 vEGF 及 vEGFmRNA 的表达来探讨针刺内关穴促进冠脉侧枝血管新生的作用机理，结果表明针刺内关对心肌缺血区 vEGF 合成及 vEGFmRNA 的表达具有促进作用，认为针刺内关对 vEGF 及 vEGFmRNA 的调节，可能是其促进血管新生的途径之一。

2. 醒脑开窍法

关玲等探讨针刺治疗脑梗塞的机理，采用血管内皮细胞荧光染色及白细胞荧光示踪法，结合显微录像系统和计算机图像分析系统，动态定量地观察了针刺对 MCA，后 3、6、24h 软脑膜微血管形态、密度、血流速度的影响。结果显示：①模型组各时段微血管内皮细胞着色差，组织渗出荧光多，针刺组明显好于模型组。②各时段模型组缺血区软脑膜微血管密度明显降低，针刺组微血管密度明显高于模型组。③各时段模型组缺血区软脑膜微血管血流速度降低，而针刺组流速较模型组明显提高，从而认为针刺能及时有效地改善 MCA，后脑微循环灌注状态。钱宇斐等探讨治疗缺血性脑梗死的有效方法及针刺治疗的穴位特异性，采用 wistar 成年从气血相关及"通则不病"角度探讨冠心病血管新生机理的实验研究雄性大鼠 120 只，随机分为正常组、假手术组、模型对照组、非针刺组和针刺组，针刺组又随机分为非穴组和醒脑开窍针刺法各主穴组，即水沟组、内关组、尺泽组、三阴交组和委中组。每组 12 只大鼠。复制大鼠大脑中动脉缺血模型（MCAO），分别对醒脑开窍针刺法主穴（水沟、内关、尺泽、三阴交、委中）以及非穴区，施以频率 3 次/秒、持续时间 55 的针刺干预，以脑血流量为评价效应指标。结果显示：与模型对照组比较，非针刺组脑血流量有所升高，但差异无统计学意义；与非针刺组比较，针刺后的所有组别均可提 MCAO 大鼠脑血流量；与非穴组比较，所有穴位组的脑血流量均升高，水沟组和内关组升高明显，而尺泽组、三阴交组、委中组与非穴组比较，差异无统计学意义，从而得出结论：①MCAO 大鼠于梗死后 72h 内在脑血流方面存在自我修复和向愈的趋势；②给予针刺刺激后可促进 MCAO 大鼠脑血流量的改善，且改善作用明显高于其自身修复能力，是治疗缺血性脑卒中的有效方法；③醒脑开窍针刺法各主穴中，水沟和内关在改善 M 以大鼠脑血流量方面效果显著，有穴位特异性作用。

3. 艾灸法

吴中朝等通过对老年血瘀证的临床研究发现，艾灸疗法可改善其微血管的血流形态、血流速度、管拌清晰度等。艾灸对血液流变性异常的治疗作用，可能主要是通过灸法的热疗效应和艾叶焦油的化学成分等对经穴的刺激起作用，改善微循环障碍，激活血管的自律运动，加速局部和全身的气血运行，从而起到活血化瘀、疏通经络作用。

五、总结与展望

中医药促血管新生的方药以补肾生血、益气活血、活血化瘀、通络散结、补益脾胃等为主，这与中医理论"肾藏精、精血互化""气为血帅、血为气母""久病入络""脾胃为气血生化之源"等理论相合，所以说，中医药促血管新生的方药主要集中在气血上，其实质是一个"通"字。正如《内经》所说"人之所有者，血与气耳"，"百病生于气也"，"血气不和，百病乃变化而生"，促血管新生的中医药多由调和气血、疏通经脉的作用，比较适合于治疗严重缺血性疾病，目前以缺血性心脏病方面促血管新生的研究较多。

从文献报道来看，促血管新生的中医药对病理性血管新生也会起到抑制作用，川芎嗪治疗冠心病时可以促血管新生，在治疗肿瘤时却能减少小鼠 Lewis 肺癌肿瘤体积、重量和肺转移灶数，并能降低肿瘤微血管密度，抑制肿瘤细胞 VEGF 的表达；人参是一味极好的补气生脉药，而其提取物人参皂普 Rg3 有抑制肺癌细胞诱导血管内皮细胞增殖的作用。活血化瘀药物也不都是促血管新生的，具有较强行气活血作用的三棱、郁金反而在实验中被证实具有抑制血管生成的作用，就连经典的冠心病药物复方丹参片具有促血管新生的作用的同时，有人采用兔角膜碱烧伤的模型，研究结果显示复方丹参注射液能够抑制角膜碱烧伤后新生血管形成，表明复方丹参注射液能够抗血管生成作用。那么到底应该如何认识中医药的促血管新生作用呢？中医药不论促血管新生作用还是抑制血管新生作用都只是其治疗疾病的外在表现，而不是内在本质。中医中药的本质是辨证论治，强调"谨守病机，各司其属，有者求之，无者求之，盛者责之，虚者责之，必先五胜，疏其血气，令其调达，而致和平"，临床上只要是辨证施治，从整体调节机体脏腑、经络、阴阳、气血功能，针对病因，"高者抑之，下者举之，有余折之，不足补之，佐以所利，和以所宜，必安其主客，适其寒温，同者逆之，异者从之"，起到平调阴阳、疏通气血的治疗作用，就可以表现出治疗性的促血管新生作用或者是治疗性的抑制血管新生的作用。目前实验研究中医中药的促血管新生作用是一种意义的探讨，但是实验研究不能丢掉中医的辨证论治的精粹，实验所得结论也应该辨证地看待。

六、探讨气血相关与微血管新生的理论

（一）关于经脉起源的论述

《灵枢·经脉第十》："人始生，先成精，精成而脑髓生，骨为干，脉为营，筋为刚，肉为墙，皮肤坚而毛发长，谷入于胃，脉道以通，血气乃行。"《难经八难》说道："诸十二经脉者，皆系于生气之原。所谓生气之原者，谓十二经之根本也，谓肾间动气也。此五脏六腑之本，十二经脉之根本，呼吸之门，三焦之原。"从这两段经文的论述来看，经脉的生成始于先天之本，即肾中精气，并且受到后天之本，即脾胃运化的水谷精微的濡养。而无论先天之精还是后天之水谷精微都是构成人体两大基本物质气、血的基础，所以关于经脉的生成也可以说是人体气血通畅、濡养的结果。

（二）血管与经络的联系

血管属于中医的经络系统，《灵枢·本藏》说"人之血气精神者，所以奉生而周于性命者也。经脉者，所以行气血而营阴阳，濡筋骨，利关节者也"。《灵枢·海论》说："夫十二经

脉者，内属于脏腑，外络于肢节。"都说明经络是人体运行气血、沟通联系脏腑肢节以及上下内外的通道，血管就是人体经络的组成部分。人体作为一个有机整体，是由五脏六腑、五官九窍、四肢百骸、皮肉筋骨等组成的，它们各有不同的生理功能，但又共同进行着有机的整体活动，使机体内外、上下保持协调统一。这种协调统一主要是依靠经络运行气血，濡养脏腑组织，进而沟通、联络作用实现的，正如《灵枢·经脉》所说"经脉者所以行血气、营阴阳、调虚实、应天道、决死生、处百病、调虚实，不可不通"。

（三）微血管与络脉的关系

经络分为经脉和络脉，《灵枢·九针十二原》云："经脉十二，络脉十五，凡二十七气以上下。"《灵枢·脉度》云："脉之直行者为经，支而横者为络。"《灵枢·经脉》云："诸脉之浮而常见者，皆络脉也。"络脉是经脉的细小分支，有别络、浮络、孙络之分，其中别络是络脉中较大者，有本经别走邻经之意，具有加强十二经脉相为表里的两经之间在体表的联系，并能通达某些正经没有通达的部位，可补正经之不足，还有统领一身阴阳诸络的作用，有15支；浮络是浮行于人体浅表部位，"浮而常见"的络脉，有沟通经脉、输达肌表的作用；孙络是最细小的络脉，属于络脉的再分支，在人体内有"溢奇邪""通营卫"的作用，可见人体微血管大致相当于络脉系统。

（四）气血的濡养作用是微血管生成、维持正常形态的物质基础

《素问·调经论》说："人之所生者，血与气耳。"气血来源于先天之精、水谷精微、呼吸之气所化生，在五脏六腑的主宰作用下濡养着全身的脏腑、组织、经络。人体微血管既是气

血运行的通道，也离不开气血的温煦和濡养，所以说气血是血脉生成的物质基础，气血通畅是微血管生成的必要条件。

（五）五脏六腑功能协调是脉管通畅的关键

"心主血"一方面说明"心主血脉"，《血证论》说"火者，心之所主，化生为血液以濡养周身。"即正常的心阳、心火是"奉心化赤"的关键，另一方面说明说明心气充沛是推动血液正常运行的主要动力。"心主脉"一方面说明心气充沛是脉管通畅的主要保证，另一方面也有心生血脉的含义，正如《素问·痿论》所说"心主身之血脉"。肺主宣发肃降，主一身之气，宗气的生成，主要依赖于肺吸入的清气和脾胃运化的水谷精微之气，宗气才可以行驶其"贯心脉而行呼吸"的功能：走息道行呼吸，贯心脉行血气。陈修园《医学实在易》说："气通于肺脏，凡脏腑经络之气，皆肺气之所宣。"肺朝百脉，全身的血液都通过经脉会聚于肺，通过肺的呼吸，进行气体交换，然后再通过经脉疏布到全身。《素问·经脉别论》说："食气入胃，浊气归心，淫精于脉。脉气流经，经气归于肺，肺朝百脉，输精于皮毛。"脾主运化水谷精微，是气血生化之源，脾胃的功能正常，才能为化生精、气、血、津液提供充沛的养料，才能使脏腑、经络、四肢百骸、皮肉津毛骨等组织得到充分的营养。脾主统血，脾具有统摄血液在脉中流行，防止溢出脉外的功能，正如《难经·四十二难》所说"脾裹血，温五脏"。肝主疏泄气机，对人体气机调达、气血通畅、经脉通利、脏腑器官功能的正常起着调畅作用。肝藏血，对人体血液的分布起着调节作用，正如王冰所说的"肝藏血，心行之，人动则血运于诸经，人静则血归于肝脏"。肾藏精，主生长发育，精气使人体各种功能的基本物质，精可以化气，精与血同源互化，是气血组成的重要物质，也是经脉、血管生成的最原始物质。《难经·八难》说："诸十二经脉者，皆系于生气之源。所谓生气之源者，谓十二经之根本也，谓肾间动气也。此五脏六腑之本，十二经脉之根本，呼吸之门，三焦之原。"六腑以通为顺，是人体气血通畅运行的必要条件，《素问·五脏别论》云"胃、大肠、小肠、三焦、膀胱，此五者，天气之所生也。其气象天，故泻而不藏，此受五脏浊气，名曰传化之府，此不能久留，输泻者也。魄门亦为五脏使，水谷不得久藏。"总之，微血管的生理性生成、维持与功能和五脏六腑均有关联，其脾胃"，"统于心"，"会于肺"，"约于肝"，依赖于"心主血脉"功有气血的充沛和流畅。"资始于肾"，"资生于血的正常、脉管的通畅"。

（六）"不通则病"是微血管生成障碍的主要病机

人体微血管生成障碍的根本病机在于脉管中的气血不通。

从气血关系来看，气属于阳，血属于阴，二者之间阴阳相随、相互依存、相互为用。气对于血具有温煦、推动、固摄、化生的作用，血对于气有濡养、运载、互化的作用。气的虚衰和升降出入失常，必然影响及血，血的虚衰和运行失常也必然会影响到气的运行。二者功能失常一般会出现：气虚血瘀、气滞血瘀、血虚血瘀、血瘀气滞、气不摄血、离经之血既是瘀血、气血两虚、气血不濡经脉，最终都会造成脉管不通而发病。

从脏腑功能来看，心为五脏六腑之大主，心气不足，推动血液运行无力，因虚致瘀；肺主气司呼吸，肺气不足，影响到宗气的生成，宗气不能行使正常的贯心脉而行呼吸的功能；脾不运化水湿，湿热遏阻三焦气机郁滞；肝疏泄失司，肝气郁滞，导致气滞血；瘀肾不藏精，精血不能正常互化；六腑不通降，不能把五脏六腑之糟粕传化而出，出现三焦壅塞等；五脏六腑的病变都可能会引起"心主血脉"功能的异常，引起气血运行障碍，从而导致脉管不通而发病。

从经络来看，寒凝血脉、气滞血脉、瘀血阻络、久病入络、痰瘀互阻血脉、气血不足而致脉络失于濡养等都最终导致脉管所属脏腑以及循行路线不通，不通则病，如肺手太阴之脉"是主肺所生病者，咳、上气、喘、渴、烦心、胸满，臑、臂内前廉痛厥，掌中热"。脾足太阴之脉"是主脾所生病者，舌本痛，体不能动摇，食不下，烦心，心下急痛"，心手少阴之脉，"是动则病溢干心痛，渴而欲饮，是为臂厥。是主心所生病者，目黄，胁痛，臑臂内后廉痛厥，掌中热痛"。肾足少阴之脉"是动则病……心如悬若饥状，气不足则善恐，心惕惕如人将捕之，是为骨厥。是主肾所生病者，口热舌干，咽肿上气，嗌干及痛，烦心心痛"，心主手厥阴心包络之脉"是动则病手心热，臂肘挛急，腋肿，甚则胸胁支满，心中澹澹大动，面赤目黄，喜笑不休。是主脉所生病者，烦心心痛，掌中热"。胆足少阳之脉"是动则病口苦，善太息，心胁痛不能转侧，甚则面微有尘，体无膏泽……"肝足厥阴之脉"……是主肝所生病者，胸满呕逆飧泄"，这些经脉循行路线的病理表现都可以通过疏通经脉气血的方法而解决。《灵枢·九针十二原》对针灸疗效提出"气至而有效"，气至说明经络已经通畅了，因而就会产生临床疗效，这对于判定中医中药的辨治疗效也很合适。

（七）气血不通的一般病机演变过程

1. 初病在经、在气

"升降出入，无器不有"，初期是一个局部或全身气机失调或紊乱的过程，也是一个由经传向腑的过程，主要是影响三焦和脏腑气机，属于功能病变。

2. 久病入络、由气及血

病久则由气及血、入络缠绵，这是一个由功能障碍到器质损伤从气血相关及"通则不病"角度探讨冠心病血管新生机理的实验研究的过程。《素问·痹论》云"病久入深，营卫之行涩，经络时疏，故不通"，其病机为络脉空虚，气虚无力推动血液、血虚而脉络失养导致血行迟滞，痹阻络脉而致，久病入络的临床特点为"久、瘀、痛、难、怪"。叶天士提出了"经主气，络主血""初为气结在经，久则血伤入络""久病入络""久痛入络"的理论，阐明了络脉病证的病因病机，认为风、寒、湿、热等邪蕴结脉络，或情志、劳倦、跌仆等损伤脉络，或久病入络，导致络中气滞、血瘀、津凝或络脉损伤所致，"最虚之处，便是容邪之处"，"凡久恙必入络，络主血，药不宜刚"，并创立了辛味通络诸法如理气、化痰、活血等通络法。心脉痹阻者常常表现为病程日久、心前区刺痛，与劳累加重，夜间较重，舌暗有瘀斑，脉涩或结代。

3. 初病入络

初病入络多与致病因素的迅猛特点以及人体的状态有关。疾病来势急骤、迅猛，其侵犯人体后发展也快，迅速地由气及血、由经入络。薛生白《湿热病篇》提到"湿热证，三四日即口噤，四肢牵引拘急，甚则角弓反张，此湿热侵入经络脉隧中，宜鲜地龙、秦艽、威灵仙、滑石、苍耳子、丝瓜藤、海风藤等"，"湿热证，咳嗽，昼夜不宁，甚至喘而不眠者，暑邪入于肺络，宜葶苈子、六一散、枇杷叶等"，也属于初病入络的范畴。李梢等认为"新病入络"的门径在于营卫，枢纽在于气血，病因有外袭内伏之合，病势有缓急之不同，病变可由新至久、由局部至整体，提出"新病入络"的证治原则在于早期截毒防变，降维升阶，提炼证候共性因素，通畅络脉，贯穿始终。

（八）"通则不病""通则病减"

通脉是促使微血管新生的根本机理。

从气血关系来看，益气可以生血、益气可以通脉；行气可以活血，行气也可以通脉，行气更可以生血；补血可以生气，补血可以通脉；活血可以通脉，活血可以益气，祛瘀可以生新。

通脉就可以生脉，通脉就可以促使微血管新生。

从脏腑功能来看，通过"从通论治"的方法调整五脏六腑功能，使脏腑和三焦气机通畅，气血通畅就可以濡养受损伤的脉络，促使其再生、新生，所以说，"通脉"就是生血脉，通心络就可以生心络，正如《灵枢·本藏》所云"是故血和则经脉流行，营复阴阳，筋骨劲强，关节清利矣"。

从经络来看，根据病邪的寒热虚实，采用"虚则补之，实则泻之，不盛不虚以经取之"的治法使其通畅，气血可以正常的濡养全身，从而达到"通则不病""通则病减"的目的。

总之，气血是人体脏腑组织器官构成的基本物质，气血贵在通畅。心脏受损伤的微血管的修复和新生关键在于气血的通常，通气血可以濡养心脉，使其修复，使其新生。通畅气血离不开辨证论治，离不开调畅脏腑气机，离不开疏通三焦气机，常用的通畅气血的方法有益气活血法、理气活血法、补益气血法、补气法、活血法、通络法等。

第三章 眩 晕

第一节 古代对眩晕的认识

一、汉唐时期

先祖对眩晕的观察和记载可追溯到人类文明之初，殷墟出土的甲骨文中就有"疾亡旋""旋有疾王"记录。眩，旋转运动，"疾旋"即中医之眩晕。眩晕，也称"眩瞀"，《国语·吴语》云："有眩瞀之疾者，以告。"眩瞀，眼睛昏花，视物不明。先秦有"瞀病"之称谓，《庄子·徐无鬼》云："予少而自游于六合之内，予适有瞀病。"瞀病，即头目眩晕的病症，故眩瞀至汉代张仲景《伤寒论》又称"眩冒"。历代文献中有关该病证的相关病名记述很多，有"风眩""眩运""痰运""虚眩""风晕"等许多不同的称谓，即便同一医家在同一文章中对眩晕范畴的描述都会出现多种，后世医家多以眩晕命名，一直沿用至今。《黄帝内经》中就有许多不同的称谓，"春脉太过，为病在外，善怒，忽忽眩冒而癫疾"。《灵枢·营卫生会》谓："上虚则眩。"《灵枢·海论》说："髓海不足，则脑转耳鸣，胫酸眩冒，目无所见，懈怠安卧。"《神农本草经》称此病为"眩运""眩动运"，如在论述中药山茱萸的功效时言："治肝虚眩运，乃肝脏之要药"，论羌活功效时言："治贼风头痛眩动运。"汉代张仲景对眩晕虽未有专论，但在

《伤寒杂病论》多处以"眩、目眩、头眩、冒、冒眩，振振欲僻地"等对眩晕进行了描述，具体条文如"心下有支饮，其人苦冒眩，泽泻汤主之"，"心下有痰饮，胸胁支满，目眩，苓桂术甘汤主之"。"伤寒，若吐、若下后，心下逆满，气上冲胸，起则头眩，脉沉紧，发汗则动经，身为振振摇者，茯苓桂枝白术甘草汤主之"。晋至隋唐时期多沿用《伤寒论》"头眩"之病名，晋朝王叔和之《脉经》称之为"头目眩"，如其曰："病先发于肝者，头目眩，胁痛支满。"隋代巢元方之《诸病源候论》列"风头眩候"专论此病，名之为"风头眩"。唐代王焘在《外台秘要》记录了莨菪酒，"治大风头眩重，目督无所见，或仆地气绝半日乃苏，口噤不开，半身偏死……甚者狂走，有此诸药皆主之方"。提出"风眩"，如其言："痰热相感而动风，风心相乱则瞀，故谓之风眩。"对本病病名有异的当推金代成无己的《伤寒明理论》，他在该书中载有本病为"眩运"，并指出了"眩运"与"眩冒"的区别："伤寒头眩……有谓之眩运者，有谓之眩冒者。运为运转之运，世谓之头旋者是矣；冒为蒙冒之冒，世谓之昏迷者是矣。"《内经》认为此病多因虚而致，原因多为肝肾虚损、上气不足、肝阳化风、外邪入侵等，已认识到脑转目眩为此病的主要症状。在脏腑归属上，主要责之于肾肝脾三脏，如《素问·五脏生成》曰："头痛癫疾，下虚上实，过在足少阴是也。"《素问·至真要大论》云："诸风掉眩，皆属于肝。"《素问·气交变大论》言："岁木太过，风气流行，脾土受邪，民病飧泄食减，甚则忽忽善怒，眩冒巅疾。"在病性归属方面，认为气虚清阳不展可致眩晕发生，如《灵枢·卫气》"上虚则眩"；《灵枢·口问》说："上气不足，脑为之不满，耳为之苦鸣，头为之苦倾，目为之眩。"《内经》认为外邪入侵亦可导致眩晕发生，如《灵枢·大惑论》云："邪中于项，因逢其身之虚，其入深，则随眼系以入于脑，入于脑则脑转，脑转则引目系，目系急则目眩以转矣。"张仲景《伤寒杂病论》针对眩晕病因病机，在《内经》基础上进行了发挥，认为痰饮是眩晕发病的基本原因之一，首开因痰致眩理论及其治疗的先河。但仲景对眩晕成因的认识并不仅限于痰饮致眩之说，对于其他原因致眩的认识也很深刻，认为眩晕病因病机亦可为邪袭太阳，阳气郁而不得伸展；或邪郁少阳，上干空窍；或燥屎浊气攻冲于上；或胃阳虚清阳不升；或阴液枯竭，阳亡于上等。王叔和《脉经》云："病先发于肝者，头目眩，胁痛支满。"认为眩晕所病脏腑应首责于肝。隋唐时代医家对眩晕的认识，基本上继承了《内经》的观点。巢元方《诸病源候论》提出了风头眩者，由血气虚，风邪入脑的病源学说，从风邪立论的角度探讨了眩晕的发病机制，此论虽仍未脱离《内经》之基本观点，但对本病病因病机的认识却更加明确。孙思邈在沿用巢元方之论的同时，结合《内经》及《伤寒杂病论》的论述，将阴虚风动及痰饮致眩与巢元方血气亏虚、风邪入脑之说相结合，在《千金方》中首次提出风热痰二因致眩的观点，如其言："痰热相感而动风，风心相乱则瞀，故谓之风眩。"

二、两宋时期

此期医家十分重视外因致眩研究，是我国临床医学发展的重要时期，眩晕在此期名称进一步规范，概念进一步明确。首先应用"眩晕"一名者，当推宋代医家陈言，他在《三因极一病证方论》一书中第一次以"眩晕"之名论述了本病的证治要点，载有"夫寒者……多使挛急疼痛，昏不知人，挟风则眩晕"。宋代医家杨士流在《仁斋直指方》中首次给眩晕下了较为确切的定义，其言："眩言其黑，运言其转，冒言其昏，眩运之与眩冒，其义一也，其状目闭眼暗，身转耳聋，如

立舟浆之上，起则欲倒。"此后，眩晕一名开始散见于各种医
学著作当中。陈言《三因极一病证方论》将眩晕病因分为内
因、外因和不内外因三种，外因系由素本体虚，外邪伤及二阳
经；内因为七情内伤，致脏气不和，蒙生痰邪；外因为饮食所
伤、房劳过度、吐衄便利等，伤及气血，精血不足，上不荣
脑。严用和认为眩晕发病只以内外二因区分即可，外感六淫邪
气或七情太过不及，伤及肝脏，肝风上扰，是眩晕发病的基本
病机。陈言和严用和在充分重视外因致眩研究的同时，提出的
七情内伤致眩说，既补充了前人之未备，又符合临床实际。王
贶《全生指迷方》认为气血不足，肝失所养，肝风内动，上
扰清窍，是眩晕发病的基本病机，单从内因论治本病。同时，
两宋医家对因虚致眩理论的重视程度也较汉唐时期大为提高，
如《圣济总录》从风、虚、痰论治眩晕，认为由于素本体虚
而风邪入中，干忤经络，使五脏六腑精气不能上养诸窍，致眩
晕发生。同时，认为气虚不充、痰涎结聚也是眩晕发病的主要
原因之一，如许叔微《普济本事方》亦从虚、痰两方面论治
本病。

三、金元时期

此期的各家医书中既有沿用以前之名者，也有运用眩晕一
名者，可谓两相兼杂，但总体上逐渐向眩晕一名统一。刘完素
《素问玄机原病式》认为本病发生系由内生风火所致，主张应
从风火立论，为临床诊治此病提供了一定的理论依据，进一步
丰富和发展了眩晕病因病机理论。张子和认为本病系由痰实而
致，故而运用吐法治疗眩晕。成无己着重讨论了伤寒头眩的病
因病机，认为伤寒头眩之人，皆因汗吐下太过，伤及阳气，阳
虚不能上承于脑，故而眩晕形成。李东垣虽亦从虚痰论治本
病，但其特色在于均从中土脾胃入手，认为脾胃气虚，运化失

司，使痰饮形成，浊痰上犯清阳之位，即见眩晕发生。朱丹溪首倡痰火致眩之说，主张无痰不作眩及治痰为先，其论治本病的总体思路是主于补虚，治痰降火。孙允、贤宗、陈无择、严用和之观点，认为体虚，尤其肝肾虚损，加之内、外、不内外三因伤及，是眩晕发病的基本病因。

四、明清时期

朱棣等之《普济方》仍宗巢元方、孙思邈之论，认为血气亏虚，风邪乘机上犯，伤脑而成眩晕。李时珍《本草纲目》则从虚风、痰热两方面论治眩晕，其言眩晕者皆是气血虚弱，夹痰、夹火、夹风，或兼外感四气所致。虞抟《医学正传》提出血瘀致眩之说，认为多种因素致血瘀不行，瘀血停聚胸中，迷闭心窍，火郁成邪，发为眩晕，此说既首创了瘀血致眩之说，又开了从心论治眩晕之先河。刘宗厚《玉机微义》、李梴《医学入门》对《内经》头痛巅疾，下虚上实，在足少阴之论做了进一步的阐述，认为下虚乃气血也，上盛乃痰涎风火也，气血亏虚为本，痰涎风火为标，故论治眩晕之总则应为急则治其标，缓则治其本。方贤、薛己、皇甫中、张三锡、李中梓等皆从肾虚论治本病，认为肾精不足、气血亏虚是眩晕发病的根本原因。周之干着重从五脏虚弱角度探讨了眩晕病因病机。张景岳在《内经》上虚则眩的理论基础上，着重对下虚致眩做了论述。同时，张景岳还着重强调了无虚不作眩的观点，故在治疗上认为应以治其虚为主。秦景明《症因脉治》认为阳虚不仅是伤寒眩晕的发病病因，也是其他眩晕发病的主要病理环节，全面提出阳虚致眩说。徐春甫对本病的诊治强调三审，以虚实分论，提出虚有气虚、血虚、阳虚之分，实有风、寒、暑、湿之别，并着重指出四气乘虚、七情郁而生痰动火、淫欲过度、吐血或崩漏致诸血失道等，是眩晕发病的常见原因。周杓元《温证指归》从温病学角度认为此病总因肾气虚弱，一遇大热，耗损真阴，使阴不摄纳而阳无所依，上蒙清窍而发为眩晕，也可由热邪郁伏中焦，久而不祛，扰动上焦清阳之位而发。江笔花认为此病系由肝肾阴虚，水不涵木，血虚风动而致。王绍隆《医灯续焰》认为气虚是眩晕发病的根本病因。陈修园则在风、痰、虚之外，再加上火，将眩晕病因病机概括为风、火、痰、虚四个字，可谓言简意赅，犹其是对风的论述，在刘完素等人论风的基础上，全面形成了"无风不作眩"的观点。

至明末清初时期，本病称谓开始基本上统一于眩晕，由此可见，眩晕之病名，在中医古籍文献中较易辨识，古今并无太大差别。

第二节 眩晕的病因病机

早在《黄帝内经》中对眩晕的病因病机就有丰富的记载，汉代张仲景在《伤寒论》和《金匮要略》中提出了具体的证治方药，后世医家不断有所补充与发挥，逐渐形成了因风、因火、因痰、因虚、因瘀等不同流派。

历来医家们认为眩晕的病因病机为本虚标实，以虚为主，主要夹风、火、痰、瘀等。结合古今医家对眩晕的论述和研究，导致眩晕的病因，概括起来主要有以下几个方面。

一、因痰致眩

因痰致眩说始于张仲景。仲景对眩晕一证未有专论，但多处对眩晕证治进行了阐述，他在《内经》基础上进行发挥，认为痰饮是眩晕的原因之一。如《金匮要略》云"胁下有支饮，其人苦冒眩，泽泻汤主之"，"卒呕吐，心下痞，隔间有水，眩悸者，小半夏加茯苓汤主之"，"心下有痰饮，胸胁支满，目眩"。《金匮要略》中治疗眩晕的方剂有 10 首，其中治疗痰饮的方剂占了 4 首（苓桂术甘汤、泽泻汤、小半夏加茯苓汤、五苓散），可见张仲景非常重视痰饮在眩晕中的病理作用。《丹溪心法》云："百病多有兼痰者。头眩，痰挟气虚并火，治痰为主，挟补气药及降火药。无痰则不作眩，痰因火动。"朱丹溪认为痰是引起眩晕的最主要的因素，痰可以兼杂气虚同时存在，痰郁化火，所以治疗上，应当以化痰为主，兼以补气、降火。《医学从众录》认为风者非外来之风，指厥阴风木而言，与少阳火同居，风生必挟木势而克土，土病则聚液而成痰，故丹溪以痰火立论也。患者素体肥胖多为痰湿体质，或饮食不节，嗜食甘肥厚味，酗酒，或者饥饱失常，或者劳倦过度皆能损伤脾胃，而脾主运化，脾胃健运失司，不能化生精微，聚湿生痰，痰湿中阻，清阳不升，浊阴不降，蒙蔽清窍，清窍失养，发为眩晕。上述关于痰饮致眩的理论和治疗方法，足补《内经》之未备，直到现在，仍有效地指导着临床，也为后世"无痰不作眩"的论述提供了理论依据，开"因痰致眩"之先河，痰饮上犯清窍致眩理论也颇受后世医家重视。

1. 朱丹溪在《丹溪心法·头眩》提出"无痰则不作眩，痰因火动，又有湿痰，有火痰者"。强调无痰则不作眩，"头眩，痰挟气虚并火。治痰为主，挟补气药及降火药。无痰不作眩，痰因火动。又有湿痰者，有火痰者。湿痰者，多宜二陈汤。火者，加酒芩。挟气虚者相火也，治痰为先，挟气药降火，如东垣半夏白术天麻汤之类。眩晕不可当者，以大黄酒炒为末，茶汤调下，火动其痰，用二陈加黄芩、苍术、羌活，散风行湿。左手脉数热多，脉涩有死血；右手脉实有痰积，脉大是久病。久病之人，气血俱虚而脉大，痰浊不降也。"

2. 明代张三锡在《证之准绳六要·头眩》也提出"眩运

悉属痰火，但分虚实多少而治"。痰饮是脏腑病理变化的产物，又是致病因素。

3. 徐春甫《古今医统》说"头目眩运，眼前黑暗，如坐舟车，欲吐者，痰也"；《杂病源流犀烛·眩晕》谓："眩晕者，痰因火动也。盖无痰不能作眩，虽因风者，亦必有痰。"

4. 秦景明《症因脉治·内伤眩晕》谓："早起眩运，须臾自定，乃胃中老痰使然。"《寿世保元·丙集三卷·痰饮》也谓："痰饮走于肝，则眩晕不仁，胁肺胀满。"因此痰饮与眩晕发病有密切关系。痰之形成与情志失调、饮食失宜等有关，如《证治汇补》卷所言："七情所感，脏气不平，郁而生涎，结而为饮，随气上逆，令人眩晕，必寸口脉沉，眉棱骨痛为异若火动其痰，必兼眩晕嘈杂，欲作吐状。"情志不舒，肝郁气滞，一则气滞津凝可成痰，肝郁化火可生风，痰与热合则成痰热上扰证，肝风挟痰上犯则成风痰上扰证，痰热或风痰蒙蔽清阳，则发为眩晕；二则肝郁气滞，克伐脾土，脾失运化，湿聚为痰，可成痰湿中阻证，痰湿中阻，清阳不升，浊阴不降，则引起眩晕。《症因脉治》云："饮食不节，水谷过多，胃强能纳，脾弱不能运化，停留中脘，有火者则锻炼成痰，无火者凝结为饮。中州积聚，清明之气，窒塞不伸，而为恶心眩晕之症矣。"可见过食肥甘，饮食伤脾，脾失健运，聚为痰饮，致清阳不能上达清窍，亦导致眩晕。

5. 徐景藩认为眩晕病不离乎肝，目为肝窍，而应风木，故肝阳化风，肝阳上扰或肝阴不足，均可出现眩晕。肝阳之上扰，每兼痰浊为患，痰浊在中焦，肝之风阳激动，遂致痰随阳升，上犯清窍，胃气上逆，呕吐痰涎。

6. 欧阳琦认为痰浊上逆证是因痰湿阻于胸中所致，以头晕目眩、食少呕恶、咳喘多稠痰、苔滑为主要表现。本证临床上要注意与肝风上扰证鉴别，后者亦见头目晕眩，但苔不滑腻，常伴震颤抽搐等症。本证虽以头部症状突出，而病实发于中焦，常见于眩晕、痰眩、失眠、偏头痛等。痰浊上逆证的主要症状为头晕目眩，胸闷，咳喘多稠痰，呕恶食少，苔滑，脉滑，治宜涤痰降浊，以加味温胆汤加减治之。

7. 刘渡舟认为痰饮眩晕是眩晕的一大类型，临床上所见到的病证又可以分为水饮眩晕和痰证眩晕二类：若水蓄下焦，气化不行，水气上冲头目而见眩晕者，其特征有小便不利，小腹满，口渴喜饮者，治之用五苓散化气行水；若脾虚不运，化生痰饮，阻碍头目，致令清阳不升而作眩晕者，则用东垣半夏白术天麻汤。

8. 陈景河认为祛痰宜与化瘀合用，血活则湿浊易化。痰湿性眩晕，由体内运化机能乏力，致湿浊留滞，遇气逆郁热则化为痰涎，阻碍清阳不升，浊阴下降，痰湿蒙闭清窍而致眩晕。陈氏指出："老年眩晕由痰湿所致者，治在调理运化之能，随证治之，均可佐以活血化瘀之药，因痰湿之邪易黏滞血分，痰瘀紧密相联，故活血湿浊易化，瘀除无留滞之邪，方使经络通畅，升降功能易于恢复。"

9. 李鸣皋认为眩晕系痰浊中阻者，临床多见平素忧思，劳倦，饮食不节，损伤脾胃，运化失职，水津不得通调输布，湿聚痰生。李氏指出："痰浊中阻，风火乘机而起，上蒙清窍，眩晕骤作。历代医家多以燥湿祛痰、健脾和胃视为正治，临床循规，收效甚微。细思之，此类患者均见肥胖之躯，痰浊中阻乃属脾失健运之因，致清阳不升，浊阴不降的阴阳升降失调之果。气者阳也，血者阴也。血为气之舟，血活则气充，气充则脾旺，脾旺则湿化，湿化则痰无由以生，眩晕则无由以作矣。"故对痰浊中阻之眩晕的辨治，应以活血兼以利水为首选法则。

10. 丁光迪认为眩晕病有饮逆遏抑清阳为患的，亦有风痰潜逆上犯为患的，虽然均涉及痰饮，但两者病情迥异，不能误会："前者病本在饮，病位在胃，而且多为阴寒之变；后者病本在内风与痰火，病位在肝脾或肝胃，而且多为气火有余。两者阴阳相异，寒火各别，应该辨别。不过，病情属饮，邪实病痛，吐下是个妙法，预后好，危害性小，这又是一个特点。"元代朱丹溪倡导"无痰不作眩"之论，认为嗜食肥甘厚味太过，损伤脾胃，或劳倦伤脾，致脾阳不振，健运失司，水湿内停，积聚成痰；或忧思郁怒太过，肝气郁结，气郁湿阻而生痰；或肾虚不能化气行水，水泛为痰，阻滞气机，上蒙清窍，使清阳不升，浊阴不降，发为眩晕。

11. 王成太等认为本病多由痰浊内蕴、瘀血阻络所致，因痰湿壅滞难去，阻碍气机，影响血液运行，血流缓慢瘀滞，痰瘀互结，阻于脑窍，脑府失养，清阳不升，浊阴不降而发为眩晕。

二、因虚致眩

《内经》首开因虚致眩的先河，如《灵枢·海论》曰"髓海不足，则脑转耳鸣，胫酸眩冒，目无所见，懈怠安卧"，《灵枢·口问》载"上气不足，脑为之不满，耳为之苦鸣，头为之苦倾，目为之眩"，提示了上气不足、脑髓不充可使清阳不展，脑失所养，眩晕发作。五脏的精气上注于目，若五脏精气竭绝，则目内连于脑的脉络失养，使眼目晕眩。仲景治疗眩晕，内容丰富，在《伤寒杂病论》中共有 31 处条文论及眩晕，如《伤寒论》93 条："太阳病，先下而不愈，因复发汗，以此表里俱虚，其人因致冒。"160 条："伤寒吐下后，发汗……八九日心下痞硬，胁下痛，气上冲咽喉，眩冒"等。周慎斋在《滇斋遗书·头晕》中，对因虚致眩论述颇为详尽："头晕，有肾虚而阳无所附者，有血虚火升者，有脾虚生痰者，有寒凉伤其中气，不能升发，故上焦元气虚而晕者，有肺虚木无制晕者。"他主张脾虚者用四君子汤加半夏、天麻，肾虚者用六味汤加减，血虚火升而晕者用当归芍药汤，肝木旺而晕则黄芪建中汤以助气血生化之源。

1. 张景岳力倡"无虚不作眩"，在《景岳全书·眩运》指出"眩运一证，虚者居其八九，而兼火兼痰者，不过十中一二耳"，其虚或因"上气不足"，或因"髓海不足"。缘其所由，盖因肾藏精生髓，若禀赋薄弱，或年老肾亏、房劳太过，精血耗损，脑髓渐空，上下俱虚，致生眩晕，此即"髓海不足"之谓；若久病不愈，耗伤气血，或失血之后，中虚而不复，或脾胃虚弱，运化失常，生化乏源，以致气血两虚，气虚清阳不升，血虚脑失所养，而成眩晕，此即"上气不足"之谓。

2. 程杏轩《医述·杂证汇参·眩晕》主张虚眩当补勿疑："大抵虚晕者十之六七，兼痰火者十之二三。且今人气禀薄弱，酒色不谨，肝肾亏而内伤剧，以致眩晕大作。望其容则精神昏倦也，闻其声则语言低微也，察其证则自汗喘促也，切其脉则悬悬如丝也。当此之时，须执定见，毋惑多歧，参、芪、归、术，重剂多进，庶可转危为安。倘病家畏补而生疑，医家见补而妄驳，旁人因补而物议，以虚证为实火，以参、芪为砒毒，卒中之变至，危脱之象见，虽有智者，无如何矣。"

3. 杨甲三对虚证提出鉴别之法："阳虚者，早起眩晕，肢冷面白。精亏者，日晡面红，眩晕耳鸣。血虚者，日晡眩晕，少卧略安。湿痰者，眩晕欲吐，头重胸痞。痰火者，头晕胀痛，心烦口苦。"刘祖贻阐明眩晕而健忘腰酸者，为肾精虚象："眩晕而动则加剧、神疲舌淡者，为脾气虚象，头昏而有箍紧感、失眠心悸者，为心神虚象。若眩晕而恶心苔腻，眩晕而烦怒舌红，眩晕而面紫舌暗者，皆非虚象。"

4. 梁剑波认为眩晕一证，临床多见，病因复杂，往往错综交织，辗转难疗。患者常见头晕眼花，精神萎靡，耳鸣健忘，腰膝酸软，少寐尿频，此与精髓不足，心肾不交有关；眩晕如坐舟车，动则加剧，劳累即发，旋转不定，足如踏絮，此又与气血亏虚、清阳不升有关；若眩晕目胀，面色潮红，急躁易怒，烦恼更甚，为肝阳上亢，肝风上冒所致，眩晕主要与肝肾虚有关。至若痰浊中阻，湿遏清阳等因素导致的眩晕，亦只是脾虚、肾虚因素下的虚中挟实证候，故眩晕临床上不外虚中虚、虚中实，而实中实者甚为少见。

5. 陈景河认为虚性眩晕在老年人中较为多见，因机体老化，脏腑功能衰减，肝肾亏损，气血虚衰，以致髓海不充，元神不足，发为眩晕，也可因阳气精华衰落，运血乏力，气血流通不畅，脑失所养而发。单纯补法于理不悖，但其效每每不彰。因虚而致停瘀，须在补虚法中伍以活血化瘀之品，以宣畅经络，助补药恢复脏腑之功能，促进停瘀化解。

6. 钟一棠认为眩晕因虚而致，临床屡见，但辨证用药须辨虚之性：其虚约有三端：一曰肾精亏虚，盖肾主藏精生髓，肾精亏虚则髓海空而脑转耳鸣。二曰上气不足，多为劳倦太过，中气不足，清阳之气不能上荣于脑使然。正如《灵枢》所言："上气不足，脑为之不满，耳为之苦鸣，头为之苦倾，目为之眩。"三曰血虚。李东垣云："思虑劳倦则伤脾，脾为气血生化之地，今血虚不能上荣于脑，则眩晕作矣。"当然三者之间亦每互相影响，盖气为血帅，血为气母，精能生血，血能荣精。脾虚化源不足，气血俱虚；房劳思虑太过，精血共伐，故治疗时必须明辨三者之轻重而后施治，方能中的。总之，肾精不足，脑髓失充，脑窍失养；或高年肾虚，精血亏虚，髓海不足，上下俱虚；或素体虚弱，或久病伤肾，或劳倦过度，或纵欲不节，均可致肾精虚衰不足，不能生髓充脑，髓海不足，失去濡养而发为眩晕。另外，肾精不足，水不涵木，可致肝阳上亢，化为内风，上扰清窍，亦可发为眩晕。

7. 张波等认为肾阴和肾阳是人体全身阴阳之根本，其中肾阳即真阳，又称元阳，亦即命门之火。若阳虚火衰，无以温煦脾阳，则脾肾阳虚，脾失健运，气血化生无源。脾虚运血无权，血行不畅而致血瘀，阻于脉中发为眩晕。

三、因风致眩

风自外受，也可内生。因风致眩理论源于《内经》，后世医家不断完善这一理论，外风多由风邪太过所致。

1. 《素问·气交变大论》中有"岁木太过，风气流行……甚则忽忽善怒，眩冒巅疾"的记载，指出外界风气太过，土气不能行其政令，木气独胜，肝失疏泄，气机逆乱，上扰清阳可致眩晕，从五运六气的过与不及提示了外风致眩的发病原因，为临床诊治提供了理论依据，内风来源于机体本身的病理变化。

2. 《素问·六元正纪大论》曰："木郁之发……甚则耳鸣眩转，目不识人，善暴僵仆。"认为肝木郁滞日久，化火伤阴，致风阳升动，上扰清空而发眩晕。

3. 《素问·五常政大论》中记述了木运太过，肝风内动，"其动掉眩巅疾"的病机。

4. 《素问·至真要大论》云："诸风掉眩，皆属于肝。"掉，摇也；眩，晕也。肝主风，风性动摇，中医"无风不作眩"的经典名言即源于此。

5. 《内经》曰：风为百病之长，眩运发病，风居其首，故曰"无风不作眩"，主要指外风，也指内风。

6. 《灵枢·大惑论》云："故邪中于项，因逢其身之虚，其入深，则随眼系以入于脑，入手脑则脑，转则脑转，脑转则引目系急，目系急则目眩以转矣。"肝位于东方得风气之先，其虚实皆能致之动摇，因此内风与肝脏关系密切，多由于肝木生风而起。

7. 巢元方《诸病源候论·风头眩候》阐明体虚受风之风眩候，认为血气虚，则风邪易入脑而成眩："风眩，是体虚受风，风入于脑也。诸腑脏之精，皆上注于目；其血气与脉，并上属于脑。循脉引于目系，目系急，故令眩也。其眩不止，风邪甚者，变癫倒为癫疾。"

8. 叶天士以"阳化内风"立论，由肝胆之风阳上冒所致，并反复指出慎防瘛痰痉厥、跌仆风痱之类。叶氏认为：内风乃身中阳气之动变，非发散可解，非沉寒可清，与六气火风迥异，用辛甘化风方法，乃是补肝用意。肝为刚脏，非柔润则不能调和。其本质由于精液有亏，肝阴不足，血燥生热，热则风阳上升，窍络阻塞，故头目不清、眩晕跌仆。

9. 眩晕是肝风病，沈金鳌《杂病源流犀烛·眩晕》称："头痛颠疾，下虚上实，过在足少阴巨阳，甚则入肾。"又曰："徇蒙招尤，目眩耳聋，下实上虚，过在足少阳厥阴，甚则入肝。经言下虚，肾虚也，肾虚者头痛。经言上虚，肝虚也，肝虚者头晕。夫肾厥则巅疾，肝厥则目眩，此其所以异也。"故《内经》又曰："诸风掉眩，皆属于肝。夫肝为风，风，阳邪也，主动，凡人金衰不能制木，则风因木旺而扇动，且木又生火，火亦属阳而主动，风火相搏，风为火逼则风烈，火为风扇则火逸，头目因为旋转而眩晕，此则眩晕之本也。"

10. 外风、内风皆能扇火，何梦瑶指出："经以掉眩属风木，风即火气之飘忽者。风从火生，火借风扇，观焰得风而旋转可见矣。外风内风，热风冷风，皆能扇火。《经》言五脏六腑之精气，皆上注于目，然则目之能视者，乃脏腑之精气灵明为之也。此上注之精气，必安静不摇，而后烛物有定。若为风火所扇而旋转。则所见之物亦旋转矣。此乃目之精气为病，非目睛之转动也。然经谓目系属于脑，出项中，邪指风邪言。中项入深，随目系入脑则脑转，脑转则引目系急，目系急则目转眩。"

11. 刘渡舟认为少阳胆与厥阴肝互为表里，应东方风木，风木之气善动，动则为眩为晕。故肝胆病有产生眩晕的倾向，这种眩晕可以称之为风证眩晕；少阳证眩晕的临床表现特征一般符合《伤寒论》所总结的"柴胡八症"，即口苦、咽干、目眩、往来寒热、胸胁苦满、默默不欲饮食、心烦喜呕、脉弦。对此类型病证特征的认识，还要遵循《伤寒论》第101条所言"伤寒、中风，有柴胡症，但见一症便是，不必悉具"的原则，不要拘泥于八症必备。

12. 叶熙春治疗眩晕注重肝脾肾三脏，风火痰三邪，认为"眩为肝风"，肝风与眩晕本属同类，而叶老在习惯上对病缓者称为眩晕，病急者名之为肝风。叶老治此证，注重肝脾肾三脏，风火痰三邪，亦兼及于胆，良以肝胆脏腑相合，故常以肝风胆火相扇合而论之。

13. 周信有对实风与虚风详加鉴别：实风之证，总的来说，是肝阳偏亢，肝气疏泄太过，以致阴不制阳，风阳扰动，阳动风生。在临床上，实风一般又可分为两种证型：一为外感热炽，热盛动风，风动兼化，而致拘挛抽搐、神志昏聩；一为肝失条达，风阳扰动，气血上壅，瘀阻清窍，或气升痰壅、蒙蔽清窍，而致昏仆无识。虚风之证，总的来说，多为肾阴亏损，肝血不足，阴不涵阳，血不荣筋，阴虚阳亢，阳动风生。

14. 张绚邦根据叶天士"内风乃身中阳气之动变"理论，结合自己临床经验，认为阳化内风的主要病机是：①肝肾阴亏，精血不足；②温热伤阴，火生风动；③脾胃中虚，土衰木横，气伤风动；④情志内伤，五志之火化风而动；⑤气血不足，阴阳俱亏，虚阳潜逆，内风浮动。以上种种均可出现眩晕、头痛、耳鸣、心悸不寐、肢体麻木，甚则偏瘫、痿痹、抽搐、口眼斜等症。张氏认为叶天士"阳化内风"之说，并不单纯是指中风而言。眩晕一证，临床多见，病因复杂，往往错综交织，辗转难疗。

15. 陈枢燮认为论治眩晕，主张首别内外病因。外感眩晕乃六淫侵袭，干犯头窍，致使头脑失其清灵之用所致，其病较速，其势较急，多兼怕风、恶寒、流涕等表证；内伤眩晕，或因湿化痰浊，肝郁火盛而激动肝风；或因阴虚阳亢，水不涵木，阳虚气弱，水饮内聚而虚风内起，皆上扰清空，头窍失宁而发病。陈老指出，无论外感内伤之眩晕，轻者头昏眼花，重则天旋地转，如坐舟车，均显露风起动摇之状，其病位在头窍，主宰于风之机理。

16. 李鸣皋认为阴虚阳亢导致的眩晕，多由平素情志不遂，肝气郁结，郁久化火伤阴，或肾液亏损，或病后阴津未复，导致肝肾阴亏于下，风木之阳上亢，累扰头目，眩晕旋生。肝胆乃风木之脏，相火内寄，其性主动主升；或由身心过动，或由情志郁结，或由地气上腾，或由冬藏不密，或由高年肾液已衰，水不涵木，或由病后精神未复，阴不及阳，以致目昏耳鸣，震眩不定，故此类患者临床常以眩晕、耳鸣头胀痛、失眠多梦，伴腰膝酸软、目赤口苦、舌红苔黄、脉细数为特征。治以平肝潜阳，众医皆知，然而"治风先治血，血行风自灭"也早为古训。所以每见此证，即以活血熄风为主，兼以平肝潜阳，则收立竿见影之效。《内经》的"诸风掉眩，皆属于肝"之论，认为肝为风木之脏，体阴而用阳，其性刚劲，主升主动，若阴阳失其常度，阴亏于下，阳亢于上，则脑髓失养而发为眩晕；或忧思郁怒太过，肝失条达，气郁化火伤阴，风阳鼓动，上扰清宫，亦可发为眩晕；或肾阴亏虚，不能滋养肝木，肝风内动，挟痰并火，上犯清窍，更易使眩晕时作。

四、因火致眩

1. 刘完素在《素问玄机原病式·五运主病》中强调《内经》"诸风掉眩，皆属于肝"的病机论述中所提到的"掉"是动摇的意思，"眩"是指昏乱眩运，这种症状产生的原因是由于"风主动"。他还对为何会出现风气甚，头目眩运做了解释，将本病的发生归之于风火，为后世诸家重视"痰火"病因开创了先导。他用五运六气学说阐发病因病机，而又侧重于火热病机："如春分至小满，为二之气。乃君火之位；自大寒至春分为初之气，乃风木之位，故春分之后，风火相搏，则多起飘风，俗谓之旋风是也，四时多有之。"五运六气千变万化，冲荡击搏，推之无穷，只是有微甚的差别。因火性本主乎动，焰得风则自然旋转，以此可推晓人体风火致眩的病机。

2. 杨乘六在《医宗己任编》文中开头即肯定地说："眩晕之病，悉属肝胆两经风火。"其后首先对为何眩晕病性属风火进行了简单阐述，因"风火属阳，阳主动，故目眩转而头晕也。譬如火焰得风，则旋转不已"。究其缘由，均归于肝胆两经邪气相传。"肝主筋，肝有风火，则筋病，而上注者，壅而不行，所谓目系者，因风火而燥，燥则收引而急，急则目眩"。胆经与足厥阴肝经相连，且互为表里，故胆经风火，亦致眩晕。

3. 林佩琴在《类证治裁》指出："头为诸阳之会，烦劳伤阳，阳升风动，上扰巅顶。耳目乃清空之窍，风阳旋沸，斯眩晕作焉。"因肝胆乃风木之脏，相火内寄，其性主动主升，情志郁勃，或地气上腾，或冬藏不密，或年老肾衰，水不涵木，或者病后精神未复，阴虚阳浮，都可使"目昏耳鸣，震眩不定"，即《内经》所言"诸风掉眩，皆属于肝"。肝风肆虐，虚阳上升，此为内生病理的"风火"与外感六淫之"风火"有很大的差异，因此在治疗上也大相径庭，"非发散可解，非沉寒可清"。

五、因瘀致眩

瘀血的形成，可因气滞、气虚、血寒、血热以及外伤等使血行不畅而瘀滞。虞抟提出"血瘀致眩"，他在《医学正传·眩运》说："外有因坠损而眩运者，胸中有死血迷闭心窍而然，是宜行血清经，以散其瘀结。"对跌仆外伤致眩晕已有所认识，可谓是因瘀致眩说之肇端。《景岳全书·妇人规》论述产后血晕，提出"血晕之证本由气虚，所以一时昏晕，然而痰壅盛者，亦或有之。如果形气、脉气俱有余，胸腹胀痛上冲，此血逆证也；宜失笑散"，足见在眩晕的发病中，瘀血也是一个不可忽视的因素。

1. 王清任《医林改错》提出用通窍活血汤治疗昏晕，其论治疾病重视气血，指出若元气既虚，血气不畅也会发生"瞀闷"。唐容川《血证论·瘀血》有"瘀血攻心，心痛，头晕，神气昏迷，不省人事"等记述，都在不同程度上反映了这种病理变化。

2. 李寿山认为平素心气不足者，血运迟滞，易成气虚血滞阻络，不能上荣于脑，或因头部外伤，络伤血溢停瘀，或由失血后，血不归经，血瘀阻络，以致气血运行不畅，脑失所养而眩晕，此为虚中夹实证，临床症见眩晕时作，或伴头痛如刺，胸闷短气、心悸、失眠、健忘、面唇色黯，舌有紫色瘀点，舌下络脉淡紫怒张，脉沉或涩或见结代。"

3. 颜德馨认为头为诸阳之会，若因清窍空虚，外邪得以入踞脑户，阳气被遏，气血运行受阻，瘀血交滞不解，或因外伤跌仆，瘀血停留，阻滞经脉，清窍失养，亦致眩晕。症见眩晕持续不已，并有头痛，巩膜瘀丝缕缕，脉细涩，舌紫或见瘀斑等症。外有因坠损而眩晕者，是宜行血清经，以散其瘀结。常用通窍活血汤或桃红四物汤加减治疗。

4. 林如高认为眩晕乃目视昏花、头沉晕转之征候，是伤后常见的病症，尤其是头部内伤后常见的后遗症。林氏认为其病因病机为：①脑髓受损。脑为髓之海，髓海有余，则轻劲多力，自过其度；髓海不足，则脑转耳鸣，胫酸眩冒，目无所见，懈怠安卧。颅脑损伤后，脑髓受损，髓海不足，故发眩晕。②气逆血晕。若跌打时晕倒在地，此气逆血晕也。仆打损伤时，一时气逆，血行受阻，故头晕目眩而倒地。③克伐太过。《医宗金鉴·正骨心法要旨》曰："伤损之症，头目眩晕，有因服克伐之剂太过，中气受伤，以致眩晕者。故伤损之症应慎服克伐之剂。④气血亏虚。血为气配，气之所凑，以血为荣，凡吐、衄、崩、漏、产生亡阴，肝家不能收摄荣气，使诸血失道妄行，此眩晕生于血虚也，故伤后失血过多，气血亏损，可发生为眩晕。

5. 李鸣皋认为外伤所导致的眩晕，系外伤后，经多方救治，伤情渐愈，但头晕之症长期难平，"此乃瘀血内阻，脉络闭塞，气血运行阻滞不通所致"，与《医学正传》"外有因坠损而眩晕者，胸中有死血迷闭心窍而然"的论述颇为一致。临床表现特点多见眩晕伴头痛，失眠心悸，舌面多有瘀点，脉多细涩。治应以活血通络为主，使瘀血祛除，新血得生，脑有所养，眩晕自愈。从瘀论治眩晕，今人在此方面则多有发挥。

6. 陈丽君认为中老年因气血亏损，阴阳失调，更易导致气血不畅，瘀阻脉络，从而导致眩晕。总之，本病之病因多端，终以内虚为其发病基础，其病机多虚实夹杂、错综复杂。

第三节 眩晕的辨证论治

辨证论治是中医的精华所在，是中医对疾病个体化诊治的优势特色。关于眩晕的治疗，《内经》为眩晕的辨证治疗奠定了理论基础，后世医家不断有所补充与发挥。

一、各医家观点

1. 仲景对痰饮眩晕颇为重视，并对痰饮致病提出了总的治疗法则，"病痰饮者，当以温药和之"。在此大法的指导下，仲景亦发挥了灵活多变的治疗思路，区分痰饮所在部位的不同，分别施以健脾温中或导水下行的药物，体现了"同病异治"的治疗思想。提出了治疗痰饮眩晕的系列方剂，如苓桂术甘汤、小半夏加茯苓汤、泽泻汤、真武汤、五苓散等，均是针对痰饮滞留而设，可见其辨证之细、用药之精。

2. 孙思邈擅用补气养血祛风之剂，常用治疗眩晕的方剂有薯蓣汤、天雄散、人参汤，此外，尚有防风散、茯神汤等数首未命名的方剂，这些方剂虽然治疗病证的入手点不同，但归纳起来看，其中多用到人参、白术、当归、茯苓、桂心、黄芪等补益之品，且剂量均在一两以上，并常加入防风、独活等祛风药，可见，孙氏在眩晕的辨证上侧重于因虚致眩的病机，主要遵从《内经》及《诸病源候论》中眩晕"由血气虚，风邪入脑，而引目系"的从风从虚立论的观点。

3. 南宋时期严用和认为"人之气道贵乎顺，顺则津液流通"，在这种学术思想的指导下，治病重视理气调气。对于痰饮，主张"气为先，分导次之，气顺则津液流通，痰饮运下自小便中出"。如所用玉液汤于化痰药中，配合沉香理气之品。值得提出的是，严氏所用理气调气药，大多是芳香之品，如丁香、木香、沉香、檀香等。此类药物味辛性温，既能通达气机，又能醒胃悦脾，是其长处。朱丹溪提出因人施治，人之体质有肥、瘦、壮、弱之分，不同的体形体质在一定程度上反映了人体所应有的生理状态，以及易患的证候类型。肥白之人，多为形盛气虚，易聚湿生痰，痰壅气塞化火，易患中风暴厥之证；黑瘦之人多阴虚有火，其眩晕多为中气虚弱，脾失运化，痰液凝聚，所以治疗上根据不同体质状态，多加补气化痰或滋阴降火之品，因人而宜，方能取效。

4. 清代张璐《张氏医通》善用鹿茸治疗眩晕，在张氏所载治疗眩晕的方剂中，对虚加味苓桂术甘汤治疗眩晕（颈稚病）的临床研究证明显的有多处选方运用了鹿茸，如"眩晕之甚，抬头则屋转，眼常黑花，观见常如有物飞动，或见物为两"，在运用三五七散、秘旨正元散加鹿茸，兼进养正丹不效时，改用一味鹿茸酒煎，其理由是"鹿茸生于头，头晕而主以鹿茸，盖以类相从也"。清代陈梦雷《图书集成医部全录·薛己医案·头眩》强调依证施治之内容："头目眩晕，若右寸关脉浮而无力，脾肺气虚也，用补中益气汤。若左关脉数而无力，肝肾气虚也，用六味地黄丸。若右寸尺脉浮大或微细，阳气虚也，用八味地黄丸。血虚者，四物汤加参苓白术；气虚者，四君子汤加当归黄芪；肝经实热者，柴胡清肝散；肝经虚热者，六味地黄汤；脾气虚弱者，补中益气汤；脾虚有痰者，半夏白术天麻汤；外证贬血过多者，芍归汤；发热恶寒者，圣愈汤。"大凡发热则真气伤矣，不可用苦寒药，恐复伤脾胃也，怀远的《古今医彻·杂症·头眩》强调上病下取，则鲜有不安者："然治火并治痰。而眩如故者何耶。良缘火之有余。本于水之不足。则壮水之主。钱氏六味丸加鹿茸是也。痰之所发。由于水之上泛。则益火之原。"仲景肾气丸补而逐之是也，使根本坚实，即枝叶扶苏，孰得而震撼之哉。其次则莫如培土。木克土，而实借土以自栽。有如思虑太过，则调以归脾。劳役不节，则益以补中，使心火宁而不盗母气，肺金旺而化源益滋。更入杜仲、枸杞、山茱萸之属，上病下取，则鲜有不安者也。盖眩为中之始基，中为眩之究竟。其所以致此者，未有不找。贼真阴而得，则又何容讳耶。体虚之人，外感六淫，内伤七情，皆能眩晕，当以脉证别之。气虚者，乃清气不能上升，或汗多亡阳而致，当升阳补气。血虚者，乃亡血过多，阳无所附而然，当益阴补血，此皆不足之症也。痰涎郁遏者，宜开痰导郁，重则吐下。风火所动者，宜清上降火，外感四气，散邪为主，此皆有余之症也，刘宗厚辨之颇详。要之素无病而忽眩者，当于有余中求之；素不足而眩者，当于先后天分之，不得以气血该也。程国彭《医学心悟·眩晕》详述治眩晕之大法："其中有肝火内动者，《经》云：诸风掉眩，皆属肝木，是也，逍遥散主之；有湿痰壅遏者，书云：头眩眼花，非天麻、半夏不除，是也，半夏白术天麻汤主之；有气虚挟痰者，书曰：清阳不升，浊阴不降，则上重下轻也，六君子汤主之；亦有肾水不足，虚火上炎者，六味汤；亦有命门火衰，真阳上泛者，八味汤；此治眩晕之大法也。予尝治大虚之人，眩晕自汗，气短脉微，其间有用参数斤而愈者，有用参十数斤而愈者，有用附子二三斤者，有用芪、术熬膏近半石者，其所用方总不离十全、八味、六君子等，惟时破格投剂，见者皆惊，坚守不移，闻者尽骇。及至事定功成，甫知非此不可，想因天时薄弱，人享渐虚，至于如此。摄生者，可不知所慎欤？"叶天士认为"初为气结在经，久则血伤入络"，概括了许多疾病的病理过程，是叶氏对祖国医学的一大贡献。叶氏的辨证思想和凉润通络的治疗方法同样体现在了眩晕病证的治疗过程中。范文甫认为眩晕病证以虚为多，又多为虚实互间，其标症虽剧，但肝、脾、之虚，风、火、痰之实，皆不甚明显，

并且是诸因相兼为病。丁光迪认为："头痛与眩晕，可以分别
出现，亦可成为一个病，在临床上较多见，亦易确认。至其病
情，风、火、痰、虚为患，最属常见，而风有风寒、风火之
别，火有实火、虚火之异，痰有痰饮、风痰不同，虚有气虚、
血虚分证，这些亦是人们所熟悉的。但至具体病例，尚较复
杂，不仅发病的程度轻重大异，而病人的个体差异以及如何抓
住重点，亦每每出入。"李斯炽认为眩晕的治则为"补气不宜
峻猛，育阴不宜寒柔，疏肝不宜克伐，除湿不宜损液"。周筱
斋认为治疗总以"补虚泻实、调整阴阳为要。中虚者，补益
中焦气血；下虚者，必从肝治，补肾滋肝、育阴潜阳；痰多
者，必理阳明，燥湿化痰；肝风肝火者，宜熄风、潜阳、清
火；久病多疲，酌加活血化瘀之品"。叶熙春认为，临证中对
于虚风、实风之异，夹火、夹痰之别，气虚、血虚之辨，实为
辨证之要点。对于滋阴药物，应用中慎辨痰浊之轻重。叶氏认
为治疗时应用益气、升清、滋阴、养血、清火、凉肝、化痰、
熄风、镇潜诸法，随证参合以进，其间加减增损，活泼灵动，
因证而异，虽有成方可据而又不为其囿。陈玉峰主张应审证
求因，分清虚实，认为眩晕急性发作多偏于实，缓者多偏于
虚，虽病不杂，每每治疗，效果不彰，其病因概括起来不外
风、痰、火、虚，故在诊断治疗中首先审证求因，分清虚实，
然后再确立治法，急性发作多偏于实，宜选用熄风、潜阳、清
热、化痰等方法，以治标为主。缓者多偏于虚，宜选用补气养
血、养肝益。肾、健脾等法，以治本为主。痰逆而晕，风生而
眩，湿困多痰，临床多见。

二、眩晕的辨证分型

（一）痰浊上扰型

1. 旋静等认为对眩晕的治疗多依脾从痰论治，临床上可采取化痰降浊，佐以泄热，温肾健脾、化湿行气，芳香化痰、泄热通络等方法来治疗痰浊型眩晕。

2. 邵淑娟等予燥湿化痰、祛风通络法，用半夏白术天麻汤治疗，对照口服眩晕停治疗，其疗效高于对照组。

（二）气血两虚型

有学者认为眩晕主要为气血两虚型，治疗以补益气血为主。

1. 吴弢等予30例患者以益气聪明汤治疗眩晕，对照组30例用颈痛灵、太极通天液治疗，其效价评估观察组（20±0.68），对照组（7±0.35）。

2. 冯恒基用补气养血、升阳宁神的方法治疗眩晕，药用黄芪、党参、白术、白芍、夜交藤、生龙齿各30g，酸枣仁、川芎各6g，当归12g，升麻9g，其疗效优于单用西药治疗。

（三）风痰上扰型

1. 耿荣安等以化痰除湿祛风为法，自拟颈复宁汤。药用半夏、白术、天麻各12g，龙骨、牡砺各30g，蔓荆子、延胡索各15g，威灵仙12g，白芍、桑枝、生甘草各10g。内服5剂后主要症状消失者21例，疗效显著。

2. 冯恒基治宜熄风涤痰，药用胆南星9g，党参、白术各30g，茯苓、天麻各15g，法半夏、石菖蒲、姜竹茹各12g，炙甘草、陈皮各3g。服用后患者症状明显减轻，多普勒检查示椎—基底动脉供血改善。

（四）瘀阻脑络型

1. 吴弢等予血府逐瘀汤加减治疗，对照组用颈脑灵、太极通天液治疗，治疗后效价评估观察组（22±0.79），对照组（12±0.44），发现此证需要更长的疗程才能得到满意的疗效。

2. 徐新平治以活血通络，方用桃红四物汤加减，配合用药治疗，眩晕症状大多减轻。

3. 陶颖用活血止眩汤加味治疗：活血止眩汤加半夏、白术、天麻、石菖蒲各 10g，茯苓，泽泻各 6g，陈皮 6g，甘草 3g。治疗后眩晕发作次数减少，症状减轻，脑供血改善。

（五）肝阳上亢型

1. 黄崇先用天麻钩藤饮治疗 50 例，对照组 44 例静脉滴注尼莫地平，治疗组治愈 12 例，显效 31 例，有效 6 例，无效 1 例；对照组治愈 6 倒，显效 13 例，有效 2 例，无效 4 例。

2. 姜林芳等总结王法德主任医师经验治以补益肝肾为主，佐以熄风化痰活血。药用熟地黄、山茱萸、枸杞子、怀牛膝、何首乌、杜仲、菊花、当归、川芎、白芍组成，疗效满意。

（六）其他证型

除了以上常见证型外，还有学者提出其他证型，即中气不足型，如邵淑娟等。用益气聪明汤治疗风阳上扰型，姜林芳等总结王法德主任医师经验用自拟平肝熄风方治疗。

三、眩晕辨证中存在的问题

辨证是中医治疗的基础，"证"在古代医学文献中与"症"相通，如汉代张仲景《伤寒论》强调"观其脉证，知犯何逆，随证治之"，《金匮要略》以"病脉证治"为主线，晋代葛洪《肘后备急方》有"诸病证候"，上述医籍中所说的"证""证候"所涵盖的都是病人就诊时的症状和体征。从辨证的演变过程来看，辨证的依据在各个时期不尽相同，古代早期遣方施药主要根据症状，舌脉描述很少，至明清时期尤其清代温病学说的发展将舌象的辨证意义提到较高的位置，直到现代确立了舌脉在辨证中的重要地位，经历了漫长的过程。

古代的文献中强调症状在证候判断中的作用，如"假令瘦人脐下有悸，吐涎沫而头眩，此水也，五苓散主之"，"头目眩运，眼前黑暗，如坐舟车，兀兀欲吐者，痰也"。"痰火风在上，舌干头眩"，或症、脉结合，而鲜见有舌、脉、症合参者，如"夏月头眩，偶冒暑劳形，脉虚细烦闷，口渴，属伤暑"，"脉弦实有力，口烦渴，壮盛之人，属实痰实火，或过饮态口所致"。近代的辨证方法更加强调四诊合参，其中望诊和切诊的内容主要是舌象和脉象，如《中医内科学》中对肝阳上亢眩晕的描述为"眩晕耳鸣，头痛且胀，每因烦劳或恼怒而头晕、头痛加剧，而时潮红，急躁易怒，少寐多梦，口苦，舌质红，苔黄，脉弦"。但临床实际中经常出现症状与舌脉不相符甚至属性相反的情况，因此需要舍脉从症或舍症从脉，而舍与从的标准在医生之间具有较大的随意性，医者常常根据自己的临床经验对症、舌、脉加以取舍，造成辨证标准的不统一且缺乏客观依据。

第四节　眩晕的现代研究

一、病因病机

1. 因痰致眩

认为嗜食肥甘厚味太过，损伤脾胃，或劳倦伤脾，致脾阳不振，健运失司，水湿内停，积聚成痰；或忧思郁怒太过，肝气郁结，气郁湿阻而生痰；或肾虚不能化气行水，水泛为痰，阻滞气机，上蒙清窍，使清阳不升，浊阴不降，发为眩晕。

2. 因虚致眩

包括两方面：一是肾精不足。认为肾精不足，脑髓失充，脑窍失养；或高年肾虚，精血亏虚，髓海不足，上下俱虚；或素体虚弱、年老肾亏、久病伤肾、劳倦过度、纵欲不节，致肾精虚衰不足，不能生髓充脑，髓海失去濡养而发为眩晕。另外，肾精不足，水不涵木，可致肝阳上亢，化为内风，上扰清窍，亦可发为眩晕。二是气血亏虚。认为若脾气不能升清帅血以上荣，则脑窍空虚而失于聪明，易发为眩晕，加以阴血虚少，不能下濡肝木，血虚而生风，是为肝木虚摇动风，夹痰壅先于上，亦可顿发眩晕；气血亏虚，清窍失养，亦可致目昏耳鸣，空窍不定。

3. 因风致眩

认为若阴阳失其常度，阴亏于下，阳亢于上，则脑髓失养而发为眩晕；或忧思郁怒太过，肝失条达，气郁化火伤阴，风阳鼓动，上扰清宫，亦可发为眩晕；或肾阴亏虚，不能滋养肝木，肝风内动，夹痰并火，上犯清窍，更易使眩晕时作。

4. 因瘀致眩

从瘀论治眩晕先贤早有论述，但从瘀论治眩晕并未成为古人诊治眩晕之常法。今人在此方面多有发挥，认为眩晕与瘀关系密切，风火痰虚致病日久均可使血行不畅而致瘀血形成，因此，认为血瘀贯穿于眩晕病程之始终。化瘀可通脉行血，使瘀血祛，新血生，更益于填补髓海之虚。

古今医家对眩晕病因病机的认识，虽不同时代各有侧重，但归纳起来不外风、火、痰、虚、瘀五个字，而总以虚为本。《内经》对本病的论述，虽有不全之处，但仍是后人认识本病之理论渊源。汉唐时期，宗奉《内经》肝肾虚损、上气不足、肝阳化风、外邪入侵等观点，对眩晕病因病机理论的认识开始逐步深化和具体化。张仲景首倡痰饮致眩之论。巢元方《诸病源候论》则从风邪立论的角度探讨了眩晕的发病机制，提出了由血气虚，风邪入脑的病源学说。孙思邈《千金方》首次提出风热痰致眩的观点，在《内经》理论的基础上，对张仲景和巢元方之论进行了较为系统的总结和发挥。两宋时期，医家在病因学方面，开始正式将外感和内伤两种病因分开，更加重视七情致眩的研究，对体虚在眩晕发病过程中的关键性作用有了更加明确的认识，同时，开始注意到对瘀血致眩的探讨，基本上形成了风、虚、痰致眩的观点。金元时期，因虚致眩的认识受到空前重视，而且一改前贤传统上单纯从肝论治之观点，更加重视肾精不足在眩晕发病过程中的作用，无痰不作眩的观点也正式经朱丹溪提出并确立。至明清时期，在继承和发扬前贤诸论的基础上，瘀血致眩说受到了广泛重视，同时，也更加重视肝肾阴虚、以肾为本的研究思想。眩晕的病因病机理论，经过此期医家之发展，基本上形成了比较完整的理论体系。

现代医家对眩晕病因病机理论的研究是在继承前人的相关理论研究基础上，结合现代医学对眩晕发病机制的认识而进行的更深层次的探讨和拓展性研究。在病因学方面，在对传统的虚、风、火、痰、瘀等进行更深入研究的同时，还从生物—社会—心理医学模式角度出发，探讨了本病发生的其他致病因素，认为生活方式、饮食结构等的变化也可能是眩晕发病的重要原因。在病机学方面，基本上认为眩晕系由肝肾阴虚、气血不足、肝阳上亢、痰瘀阻络所致，本虚标实或虚实夹杂是本病的主要病机特征。肾精不足、肝肾阴虚是本，风、火、痰、瘀是标，故临床诊治眩晕时，应针对具体病情，急则治其标，缓则治其本，或标本兼顾。应采用辨病与辨证相结合、宏观与微观相结合的原则，运用攻补兼施之手段，方可标本兼治，收效良久。需要指出的是，现代医家在分析认识眩晕病因病机时，均不同程度地忽视了外感眩晕的客观存在，此方面与古代先贤形成了较为鲜明的对照。

二、防治的基本思路

补肾益精、扶正祛邪是防治眩晕的基本方法眩晕总属本虚标实之证，肾精亏虚是眩晕发病的根本性原因。

《素问·五脏生成》曰"头痛癫疾，下虚上实，过在足少阴是也"，《素问·至真要大论》又云"诸风掉眩，皆属于肝"，明确指出肝肾虚损是导致眩晕发生的基本病因。《灵枢·海论》曰："脑为髓海，髓海不足，则脑转耳鸣，胫酸眩冒。"肾主藏精，主骨生髓，故凡髓海不充之疾，必是由肾精不足，不能主骨生髓所致。肾之精血亏虚，不能荣养肝木，肝阴失用，阳无所制，脱阴之阳必亢逆而化火生风，上犯为患而成眩晕之疾，同时，风火阳邪极易劫液成痰，使风痰或痰火同犯清阳之位，亦可致眩晕发生；肾精不足，不能生髓充脑，脑失精明，亦可直接发为眩晕；年老体弱，或纵欲不节，精随气耗，或崩漏产后，或大伤失血，均可致精血亏虚，清窍失用而发为眩晕；肾元不固，土无所制，脾虚失运，气血生化乏源，头腑失养，亦可发为眩晕，同时，肾精亏虚，土无制节，脾虚失运，水液代谢失常，致痰浊内生，上犯清窍而发为眩晕；肾虚致心肺气虚，血液运行鼓动无力，可使瘀血内生，阻滞气机，令清阳不升，浊阴不降，则眩晕始生；情志不调，或思虑过度，暗耗精血，肝阳无制而暴涨，气血逆乱，上冲巅顶，亦会发为眩晕。肾精不足，正元亏虚，表虚不固，则外感六淫邪气，尤其是风火阳邪，更易直犯清阳之位而使眩晕时作。姜桂宁通过对眩晕病因病机古今对比暨其总体防治思路研究，认为眩晕之多种成因，皆由肾精虚损所致。因此，肾精亏虚是致病之本，而风、火、痰，瘀诸实邪为标。故临床论治眩晕时，应根据本病本虚标实、虚实夹杂的病机特点，明辨本病的虚实主次、标本缓急，补肾益精以治其本，除风、降火、化痰、祛瘀以治其标，以收标兼顾、攻补兼施之效，故补肾益精、扶正祛邪为防治眩晕的基本方法，然总以补益肾精之虚损为第一要务。临床上论治本病时，滋养肝肾合平肝潜阳、补肾健脾益气合化痰降逆、益气养血合活血祛瘀等法，均是常用而有效的标本兼顾之法。

三、防治的基本原则

因眩晕病机复杂多变，故而临床论治眩晕的同时，还应审证求因，灵活辨治，以辨明本病之外感内伤、虚实轻重、所病脏腑及致病之主要邪气，采取有所侧重并切合病情的治疗原则，以使治则方药更具针对性，进一步提高临床疗效。六淫邪气侵及人体，可引起眩晕，风、寒、暑、湿、燥、火六邪之中，尤以风、火二邪最易引起本病发生，此外，寒、暑、湿、燥之邪气侵及机体，亦可化风化火，致营卫不和、使气血耗伤，同样可致眩晕发生，故而临床论治本病，从古至今，解表并清热泻火祛风之药也一直是治疗此病的常用中药。但是，应当指出，外感邪气入侵致眩，其前提仍是体虚，一般而言，外感眩晕主要表现为外风型，亦即除眩晕主症外，风寒型多伴有畏寒、关节痛、头痛、咳嗽、舌淡红、苔薄白、脉浮紧等临床表现，风热型多伴有发热不畏寒、咽痛、头痛、咳嗽、舌淡红、苔薄白、脉浮数等临床表现。由于病程短，病势轻，按中医病机分析，外邪尚在肌表之表浅部位，根据中医因其轻而扬之的原则，可以应用解表发散方药治之。同时，引起表证的外邪常是风邪合并寒或热邪，故而除了应用解表祛风药物外，常针对机体出现的寒证或热证表现，根据中医寒者温之、热者清之的原则，分别加用辛温或辛凉解表之中药。内伤眩晕则病由多端。在辨明眩晕属外感或内伤或外感内伤兼有的同时，还应探明本病之虚实轻重及致病之主要实邪，这对于临床医家拟定正确的治则、遣方用药，也是至关重要的。临床上，实证眩晕多发病急，病程短，易因情志因素而诱发，眩晕重，时伴呕吐痰涎，外观体质偏于壮实，痰浊、瘀血、肝火等标实之兆表现明显，但是，实证眩晕患者也均有肾精不足之症状，诸如五心烦热、虚汗频出、失眠、多梦、健忘、男子遗精、女子月经不调、腰酸腿软、四肢无力等，皆是本虚之表现，故而临床上可以在补肾益精的同时，分别有针对性地予以清火、化痰、熄风、潜阳等法急则治其标。而虚证眩晕多为病情迁延，病程较长，反复发作，多因于体虚、病后或产后，每因烦劳而发作或加重，头目昏晕但多无旋转之感，全身表现出一派虚象，多因肾精不足、气血亏虚而致，本虚之征表现明显，临床在采用补肾益精之法的同时，多予以滋肾养肝、益气补血、健脾和胃等法从本论治。

四、防治的主导思想

古今医家虽然从不同的角度探讨了眩晕的成因证治，可谓百花齐放，百家争鸣，但因虚致眩，亦即肾精不足、肝肾虚损而致眩的观点则始终是贯穿于眩晕临床防治发展史中的主线。眩晕虽属本虚标实之证，然风、火、痰、瘀诸实邪亦均系肾精亏虚，肝肾虚损所生，外感邪气若不因肾元亏虚，表虚不固，亦不能中于项，上犯于脑而致眩晕发生，故眩晕的防治重点在于补肾益精。而肾精充足与否，则取决于先天禀赋与后天培养两方面，其中先天禀赋既成，故而后天培养便成为调护肾精至关重要的方法。分析诸多眩晕患者的病史可知，本病之成因，莫不由少动体弱、行为不检、情志不遂、岁季不更、地域不适等因素，日久弥甚，伤及肾精而成，其病因均与轻视未病先防，不重视调护肾精有关。所以临床防治眩晕必须树立起防治并举、防重于治的思想，体现在具体的临床实践中便是眩晕既成，则补肾益精、扶正祛邪，防治同施；眩晕未成之时，则须以防为主，时时注意调情志、慎行为、适寒暑、节饮食、明地域，以促进肾精之滋长，斩断伤阴劫液、损耗肾精之路径，使肾中精气充足，则眩晕可防，即便偶有发作，也定会因肾精充足而病势轻浅，易于治疗。

第五节　眩晕的治疗

一、古方化裁

1. 苓桂术甘汤

出自《伤寒论》，为中焦阳气不足，脾失健运，湿聚为饮之证而设，是温化痰饮的主方。《伤寒论》曰："伤寒，若吐、若下后，心下逆满，气上冲胸，起则头眩，脉沉紧，发汗则动经，身为振振摇者，茯苓桂枝白术甘草汤主之。"《金匮要略》曰："心下有痰饮，胸胁支满，目眩者，苓桂术甘汤主之。"又曰："夫短气有微饮，当从小便去之，苓桂术甘汤主之。"痰饮形成的主要原因是脾肾阳虚，脾失健运，水湿不行；肾阳虚衰，不能化气行水，水湿内停，可形成痰饮。且饮属阴邪，最易伤人阳气，故痰饮病总属阳虚阴盛。饮邪得温始开，得阳始运，而温药恰有振奋脾肾之阳气，开发腠理，通行水道之作用。

刘渡舟认为，苓桂术甘汤中茯苓可利水邪上泛，桂枝可制水气上逆，二药相伍温阳化气，利水消饮，白术携茯苓补脾以利水，甘草助桂枝扶心阳以消阴，诸药合用，温阳化气，健脾利水。并将仲景含茯苓等桂枝方剂称为苓桂剂群方，指出："苓桂术甘汤为苓桂剂群方的代表，并治水气上冲。"

程门雪则对痰饮的形成机理、转归变化及苓桂术甘汤的加减应用都做了较详细的论述。

张永生对"病痰饮者，当以温药和之"做了详细的阐述，认为苓桂术甘汤利水而不伤阴，温而不燥，近乎平淡，扶阳而不耗气，实为痰饮病治本之方。苓桂术甘汤方中，茯苓甘、淡、平，归心、脾、肾经，功效利水消肿，渗湿，健脾，宁心。《神农本草经》云："主胸胁逆气，忧恚惊恐，心下结痛，寒热，烦满，咳逆，口焦舌干，利小便。久服安魂、养神、不饥、延年。"以治痰饮之本，故为主药，《世补斋医书》曰"茯苓一味，为治痰主药，痰之本，水也，茯苓能够行水；痰之动，湿也，茯苓又可行湿"，桂枝辛、甘、温，归心、肺、膀胱经，功效发汗解肌，温通经脉，助阳化气。《医学启源》云："《主治秘诀》云：去伤风头痛，开腠理，解表，去皮风湿。"《本草经疏》云："实表祛邪。主利肝肺气，头痛，风痹骨节举痛。"《本草备要》云："温经通脉，发汗解肌。"善通三焦之阳气以温阳化气，伍茯苓以通阳利水，温化痰饮。白术甘、苦、温，归脾、胃经，功效健脾益气，燥湿利尿，止汗，安胎。《本草通玄》云："补脾胃之药，更无出其右者。土旺则能健运，故不能食者，食停滞者，有痞积者，皆用之也。土旺则能胜湿，故患痰饮者，肿满者，湿痹者，皆赖之也。土旺则清气善升，而精微上奉，浊气善降，而糟粕下输，故吐泻者，不可阙也。"得桂枝则温运之力更宏，配茯苓等尤补已损之脾气。甘草甘、平，归心、肺、脾、胃经，功效补脾益气，祛痰止咳，缓急止痛，清热解毒，调和诸药。《名医别录》云："温中下气，烦满短气，伤脏咳嗽。"《本草汇言》云："和中益气，补虚解毒之药也。"《本草正》云："味至甘，得中和之性，有调补之功，故毒药得之解其毒，刚药得之和其性……助参芪成气虚之功。"得桂枝有辛甘化阳之妙。诸药合用，温阳化气，健脾利水。

刘为熙等引用苓桂术甘汤加味（茯苓、桂枝、炙甘草、炒白术、姜半夏、陈皮、泽泻）治疗水饮内停所致弦晕86例，眩晕甚者加生龙骨、生牡砺，呕吐甚者加旋覆花、代赭石、枳壳，耳鸣耳聋者加石菖蒲，血压偏高者加怀牛膝，地龙，头痛者加川芎、白芷。服药6天后，总有效率为5%。

2. 李捷用荆防败毒散为主治疗眩晕40例，经常感冒者加黄芪、丹参、当归，咽痛鼻干者加板蓝根、蝉蜕，痰多如泡沫者加紫苏子，白芥子，莱菔子，痰多稠者加贝母，胃脘不适者加香附、紫苏叶、陈皮，结果全部有效。

3. 孙大兴用旋覆代赭汤加减治疗内耳眩晕58例，弦晕甚者加天麻、白蒺藜，呕吐剧者加吴茱萸、丁香，耳鸣者加石菖蒲、郁金，失眠者加炒酸枣仁、夜交藤、腹泻者加炒白术、生熟核桃仁，总有效率98.3%。

4. 关俭用吴茱萸汤治疗虚寒型耳源性眩晕142例，痰湿盛者加橘红、茯苓、泽泻，气血不足加黄芪、制何首乌，中寒明显者加制附子，干姜，外感风寒加紫苏叶、藿香，耳鸣耳聋者加石菖蒲，结果全部有效。

5. 王拥军等将53例病人用补阳还五汤加减治疗，连用20天，治疗后治愈者39例，显效8例，有效4例，无效2例，总有效率96.22%。

6. 钟冬梅用加味黄芪桂枝汤治疗41例病人，总有效率92.68%。

7. 蒋红玉等对63例予芪棱汤（黄芪、桑椹子、天花粉、三棱、水蛭等）治疗，总有效率95.24%，且能改善血流变指标。

8. 孟小丽以通窍活血汤加味治疗颈性眩晕 31 例，总有效率 97%，部分增加了椎—基底动脉血流量。

9. 张常彩等观察导痰汤治疗椎—基底动脉供血不足的临床疗效，结果显示导痰汤明显改善椎—基底动脉供血不足患者的临床症状和 TCD 的流速异常及患者的痰热症状。

二、自拟方加减

1. 张燕从脾论治，自拟消眩饮（茯苓、薏苡仁、车前子、白术、制半夏、泽泻、橘红、天麻）治疗眩晕 52 例，肝肾亏虚者加生地、枸杞，血脂高者加焦山楂，经治两个月，总有效率 90.4%。

2. 吕经纬从温补脾肾入手，自拟温补止晕汤（仙灵脾、山药、山茱萸、杜仲、黄芪、党参、白术、生地、巴戟天）治疗眩晕 30 例，高血压者加磁石或珍珠母、生石决明，血压偏低者加白芍、当归，脉压差小者加海藻、昆布，颈椎增生者加威灵仙、木瓜、白芍，结果治愈 7 例，好转 19 例，无效4 例。

3. 张晓婷运用养血清脑胶囊治疗本病，发现治疗后椎动脉血流速度恢复接近正常，血管阻力减少，认为其对防止动脉痉挛、改善血流状态有明显作用，用于治疗椎—基底动脉供血不足，疗效优于单用西比灵治疗。

三、推拿治疗

推拿手法对眩晕，尤其是颈性眩晕的治疗有很好的疗效，大致分为以下几类。

1. 局部调整椎体关节手法

旋转复位手法：旋转复位手法被广泛应用于各型颈椎病，临床上多以冯天有、杨克勤式手法为基础或加以改进，均为头颈部的旋转和扳动。韦贵康采用颈椎单人旋转复位法治疗上颈段病变、用角度复位法中颈段病变。戴春玲等采用推拿旋转复位手法为主配合牵引治疗 160 例，其中痊愈 124 例，3 次以内治愈者 88 例，4~6 次治愈 36 例，好转 30 例，无效 6 例。王永彪采用牵引旋转复位手法治疗颈椎动脉型颈椎病人 107 例，治愈 6 例，占 80.37%；好转 3 例，占 10.28%；无明显改变 2 例，占 1.87%，总有效率为 98.13%。

椎旁或局部软组织放松手法：李成林采用拿揉风池穴，按揉或拿捏，滚或按揉颈项部，压痛点施拨筋手法，后施脊柱短杠杆微调手法，按揉百会、风府、率谷等，治疗 30 例，治愈 15 例，显效 12 例。张胜以点按、揉拿、弹拨、拔伸、扳推等，取百会、太阳、印堂、风池、风府、曲池等，治愈 20 例，好转 12 例，未愈 2 例。张风华用手法复位加提拿按摩治疗 YBI 性眩晕 236 例，结果优 143 例，良 72 例，可 19 例，差 2 例，优良率为 91.1%，治疗时间最长 45 天，最短 1 天。

2. 整体调整脊柱手法

邓贵毅运用整脊手法治行颈性眩晕患者 39 例，痊愈 21 例，好转 16 例，无效 3 例，总有效率为 94.8%。梁新跃用正骨推拿疗法，头部手法并结合中药治疗，痊愈 20 例，显效 5 例，好转 4 例。

四、眩晕的针灸疗法

古代医家在眩晕的治疗方面备极详尽。辨证施治方面可遵循以下三点：治痰必先制风，治风需分内外，补虚当究其本。虞抟曰："大抵人肥白作眩者，治宜清痰降火为先，而兼补气之药；人黑瘦而作眩者，治宜滋阴降火为要，而带抑肝之剂。"

1. 阿是取穴法

阿是穴是指选取疼痛所在部位为针刺点，这一取穴原则是根据俞穴普遍具有近治作用的特点，大凡其症状在体表部位反应明显和局限的病症均可按照近部取穴的原则选择阿是穴进行治疗。多取头部穴：因本症病位在头，按照局部取穴的原则，可取头部穴，窦汉卿云："头晕目眩，要觅于风池。"杨继洲曰："头痛眩晕百会好。"王国瑞谓："偏正头疼及目眩，囟会神庭最亲切。"皇甫谧谓："风眩善呕……上星主之。"王惟一记载："曹操患头风，发即心闷乱，目眩，华佗针（脑空）而立愈。"

2. 循经取穴法

循经取穴是依据每个穴位都能治疗本经循行所及或本经循行所及远隔部位的病症因头部为手三阳经及足三阳经的交会之处，为诸阳之会，取穴常以阳经穴为主。陈会曰："头风眩晕，合谷丰隆、解溪、风池，垂手着两腿，灸虎口内。"李梴曰："头目昏眩者，补申脉、金门。"

3. 辨证取穴法

是指针对某些全身症状或疾病的病因病机而选取俞穴，这一取穴原则是根据中医理论和俞穴主治功能而提出的。因本病因风、因痰、因虚所致，取穴当以健脾化痰，平肝熄风为其治疗大法。

楼英取背部俞穴风门，配巨阙、丰隆等化痰要穴以治之。

吴谦灸胃俞穴以治疗气血不足的"食毕头目即晕眩"。

杨继洲取中脘、鸠尾等穴以疏其痰，治疗张少泉夫人的"眼目黑瞀"。

严振取胃经的化痰要穴丰隆来治眩："丰隆——一切风痰壅盛，头痛头眩"。

徐凤则取脾经络穴公孙，配膻中、中脘、丰隆，治疗

"呕吐痰涎，眩晕不已"。

张从正曰："诸风掉眩，皆属于肝。木主动。治法曰：达者，吐也。其高者，因而越之。可刺大敦，灸亦同。"可见古人也考虑从肝入手治疗本症。

王叔和中记载，对于肝病导致的眩晕，当根据四季之不同，分别选用肝经的五俞穴、肝的募穴及相关输穴来治疗。

由此可见，眩晕一症，其病因主要责之风、痰、虚等；古人治疗眩晕的针灸疗法，常选用局部取穴，配以远端辨证取穴，多选用太阴脾经及阳明胃经输穴以健脾化痰，益气养血；取厥阴肝经腧穴以求平肝熄风，获得治疗本症良好效果。

五、药物治疗

（一）根据疾病的新久虚实、体质、病邪特点进行辨证治疗。由于眩晕证在病理表现为虚症与实证的相互转化，或表现为虚实夹杂，故一般急者多偏实，可选用熄风潜阳、清火化痰等法以治其目标为主；缓者多偏虚，当用补益气血、益肾、养肝、健脾等法以治其本为主。

1. **肾阳不足**：主症见眩晕而见精神萎靡，腰膝酸软，性欲减退，畏寒肢冷。次症见夜尿频多，下肢浮肿，动则气促，发枯齿摇，舌质淡苔白，脉沉迟，尺无力。治以温阳益气、化痰利水，方以真武汤加减。

2. **痰浊中阻**：主症见眩晕而见头重如蒙，胸闷身困。次症见常伴食少多寐，舌质淡苔白腻，脉弦滑。治以燥湿祛痰、健脾和胃，代表方以半夏白术天麻汤加减。

3. **气血不足**：主症见眩晕动则加剧，劳累即发，颈项胀痛沉重，头痛。次症见耳鸣，心悸，气短，夜尿频，舌淡苔白，脉沉细弱。治以补养气血、健运脾胃，代表方以归脾汤、八珍汤、补中益气汤。

4. 肝阳上亢：主症见眩晕耳鸣，每因烦躁恼怒而加重，头痛，目赤，舌淡苔白，急躁易怒。次症见面红，口干，便秘，溲赤，舌红，苔黄，脉弦数。治以平肝潜阳、滋养肝肾，方以天麻钩藤饮加减。

5. 瘀阻脑络：主症见眩晕。次症见或有头刺痛，舌质紫或有瘀斑，脉涩。治以活血化瘀、通窍活络，方以通窍活血汤加减。

6. 肾阴不足：主症见眩晕而见精神萎靡，腰膝酸软，五心烦热。次症见常伴耳鸣，或耳聋，口燥咽干，潮热盗汗，或骨蒸发热，形体消瘦，失眠健忘，齿松发脱，遗精，早泄，经少，经闭，舌质红、少津，少苔或无苔，脉细数。治以滋养肝肾、养阴填精，方以左归丸加减。

（二）选择药物治疗的主要目的为消除症状，有使用专方专药治疗者。

1. 张汉新等运用自拟宁眩汤治疗颈性眩晕97例，结果治愈56例，好转37例，无效4例，总有效率93.8%。

2. 洪莺等自拟方黄芪桂枝天麻汤治疗颈性眩晕68例，对照组52例尼莫地平30mg，结果治疗组治愈38例，显效25例，有效4例，无效1例。显效率92.6%。对照组治愈12例，显效17例，有效20例，无效3例，显效率55.8%。2组显效率比较差异有统计学意义。

3. 樊建平等运用自制舒颈定眩颗粒治疗颈性眩晕154例。舒颈定眩颗粒由当归、熟地黄、川芎、白芍药、陈皮、半夏、茯苓、炙甘草、枳实、天麻、竹茹、羌活等药物组成，每次10mg，每日3次冲服，对照组120例口服西比灵囊，每日10mg，晚饭后顿服。2组均服药3周后停药，疗效显著。

第六节 西医对眩晕病的认识与治疗

一、概念

眩晕是指患者对空间定向感觉主观体会的错觉，患者感觉周围景物或自身旋转，或上升下降，或左右摇晃，或有一种移动的感觉，客观表现有平衡的障碍。

二、眩晕的病因分类

现代西方医学认为引起眩晕的疾病主要包括：

1. 前庭系统病变，其又可以分为周围性眩晕和中枢性眩晕。通常将内耳前庭至前庭神经颅外段之间的病变所引起的眩晕称为周围性眩晕（耳性眩晕），前庭神经颅内段、前庭神经核及其纤维联系、小脑、大脑等的病变所引起的眩晕称为中枢性眩晕（脑性眩晕）。周围性眩晕常见于美尼尔氏综合征、迷路炎、前庭神经炎、位置性眩晕、晕动病，中枢性眩晕常见于颅内血管性疾病、颅内占位性疾病、颅内感染性疾病、颅内脱髓鞘疾病及变性疾病。

2. 躯体疾病，如心血管疾病、血液病、内分泌代谢障碍、感染性疾病引起的眩晕。

3. 眼部疾病，如视力减退、眼肌不平衡、屈光不正等引起的眩晕。

4. 头部外伤，可引起外伤性眩晕。

5. 神经官能症。

三、病机及药物使用的初步探讨

1. 高血压病

高血压病是以动脉血压升高为特征的，伴有心脏、血管、脑和肾等器官功能性器质性改变的全身性疾病。高血压病的发病主要与以下的因素有关：①交感神经过度兴奋使得心率加快，心肌收缩力增强，并使肾脏水钠储留，血容量增加，引起心输出量增加，血管平滑肌的紧张性增加，从而导致血压升高。②肾素—血管紧张素系统功能亢进。

2. 椎动脉型颈椎病

颈椎病是指颈椎间盘、颈椎骨关节、软骨韧带、肌肉、筋膜等发生的退行性改变及其继发性改变，致使脊髓、神经、血管等组织受到损害（如压迫、刺激、失稳、错位等）后所产生的一系列临床症状及神经体征。

3. 神经刺激学说

1926 年 Barre 和 Licou 就描述了颈交感神经受刺激引起的眩晕、耳鸣、眼花、走路不稳、出汗异常等一系列症状，即所谓巴—刘氏综合征。近年来，颈交感神经因素在颈性眩晕发病机制中所起作用越来越受到重视。

4. 血管病变及血流动力异常

颈性眩晕的发生除与上述因素密切关联外，尚与椎动脉本身病变及血流动力学等诸多因素相关。椎—基底动脉闭塞的主要病因是动脉粥样硬化，其发生多在椎动脉起始处和近端，而后呈卷发状向椎动脉远端扩展包绕于椎动脉。动脉硬化的存在使椎动脉管腔狭窄及管壁弹性减低，若并存其他发病因素时，更加重了椎—基底动脉的供血不足，引起眩晕的发生。

5. 脑动脉硬化症

脑动脉硬化症的发病主要与以下因素有关：①血脂异常导

致血管壁弹性降低，管腔狭窄，大脑供血不足；另外血脂异常导致血液成分的改变，血流动力学也会随之而发生改变，血小板容易聚集，导致血管腔变得狭窄，大脑供血不足；血脂升高还会引起内皮细胞地损伤和灶性脱落，导致血管地通透性增加，血浆脂蛋白进入内膜，引起巨噬细胞的清除反应和血管平滑肌细胞增生并形成斑块，导致血管腔狭窄，大脑供血不足，从而出现相应临床症状。②脑动脉退行性及增生性病变、血管炎症：这两者都会引起血管腔变得狭窄，血流减慢，大脑供血不足。③内皮损伤及功能障碍：各种原因引起内皮损伤，分泌生长因子，吸引单核细胞粘附，单核细胞迁入内皮下间隙形成脂纹，脂纹可以直接演变成纤维斑块。④血流动力学的改变、血液凝血系统活性增加与纤容系统活性降低：导致血小板容易聚集，血管腔变得狭窄，大脑供血不足。脑动脉硬化症的药物治疗包括：脑血管扩张及扩容剂、抗血小板聚集剂、抗凝剂、钙离子拮抗剂等。

6. 美尼尔氏综合征

美尼尔氏综合征是以膜迷路积水为基本病理改变，以发作性眩晕、耳聋、耳鸣和耳胀满感为临床特征的特发性内耳疾病。

美尼尔氏综合征的发病与下列因素有关：①耳蜗微循环障碍、内淋巴液生成吸收平衡失调：使得内淋巴的渗透压增高，导致水从外淋巴向内淋巴腔渗入，造成内淋巴总量增加，形成膜迷路积水，刺激神经感觉细胞，从而出现眩晕、耳鸣、耳聋等症状。②免疫反应与自身免疫异常：引起内淋巴囊吸收功能障碍，从而导致膜迷路积水而出现症状。③病毒感染：可以引起内淋巴管和内淋巴囊损害，内耳地亚临床型病毒感染可在10余年以后引起膜迷路积水。④植物神经功能紊乱、内分泌功能障碍：交感神经应激性增高，副交感神经处于抑制状态，内耳小动脉痉挛，微循环障碍，导致膜迷路积水，刺激神经细胞，出现症状。美尼尔氏综合征的药物治疗方面包括：①急性期：脱水剂、抗组胺药、镇静剂及自主神经调整药物；②间歇期：血管扩张剂、抗组胺药、中效或弱效利尿剂、钙离子拮抗剂、维生素等。

第七节　名老中医诊疗眩晕病辨证思维模式探析

眩晕是由风、火、痰、虚、瘀引起清窍失养，临床上以头晕、眼花为主症的一类病证。《内经》有对眩晕病脏腑、病性归属方面的记述，如《素问·至真要大论》认为"诸风掉眩，皆属于肝"，指出眩晕与肝脏关系密切；《灵枢·卫气》有关"上虚则眩"和《灵枢·海论》之"髓海不足"的论述则指出因虚致眩的理论。名老中医对眩晕病的辨证思维模式主要有如下几种。

一、病因辨证为主

1. 丁光迪认为，眩晕发病以风、火、痰、虚最属常见，而风有风寒、风火之别，火有实火、虚火之异，痰有痰饮、风痰不同，虚有气虚、血虚分证。

2. 胡建华认为，眩晕一病，病因病机不外风、火、痰、虚四者，多呈本虚标实之候，尤其发作之时，标实征象更为突出，此乃痰饮作祟。临床所见之眩晕，以肝风内动，痰饮上犯为多，而痰饮浊邪为其主要症结。

3. 夏森柏认为，眩晕在临床辨证时应考虑到风、火、痰、虚、瘀5个方面，辨证时常分为6个证型：湿热困脾，胃失和降型；肝阴不足，肝阳上亢型；痰湿上犯，清阳被遏型；肝肾亏虚，髓海不足型；气血两虚，元气衰弱型；气虚血瘀，脑失所养型。

4. 易希园论治眩晕，主张先分清内外病因：如外感六淫，侵犯脑窍，其势较急，并兼有怕风、恶寒、恶心、流涕等表证；内伤眩晕皆由湿化痰浊，肝郁火盛，扰动肝风，或是阴虚阳亢，水不涵木，阳虚气弱，水饮内聚所致虚风内起，上扰清空，头窍失灵而发病。辨证时分如下 3 种类型：①感受风寒湿之邪引动风痰上扰；②先天禀赋不足或年老肾亏，精虚髓减，脑失所养发为眩晕者，或者气血虚弱而发生眩晕；③久病不愈，耗伤气血，思虑劳倦伤脾，使气血生机乏源，血虚失荣，心神不宁，虚风上扰导致的眩晕。

二、脏腑辨证为主

章真如认为，眩晕病多在肝，导致眩晕的因素，不外肝火、肝阳、肝风。肝火临床多表现为实证，肝阳实际上属于虚证，阴虚而阳无所附，故浮于上，肝火、肝阳、肝风作为病机，三者之间是可以互相转化的。

周炳文认为，眩晕病为本虚标实，虚多实少，虚实错杂，本虚以肝脾肾虚为主，标实为风火痰湿、寒凝气郁。脾居中土，升清降浊，驾驭上下，故眩晕无不涉及于脾。辨证分型为：脾虚风痰型；脾肾两虚、虚风上旋型；心脾两虚、气血双亏型；阳虚土衰、木乘风动型；寒遏经脉、营卫失调型。

周鸣岐认为，眩晕病为本虚标实，本虚为肝脾肾虚，标实为肝阳、痰浊、瘀血蔽塞清窍，瘀阻脑络，本虚与标实常相互影响，相互转化。

三、辨病与辨证相结合

李辅仁认为，老年高血压、脑动脉硬化所致的眩晕，中医辨证多属肝肾阴虚、肝阳上亢。其证为本虚标实之证，肝肾阴虚为本，肝阳上亢为标，为肾阴不足，肾精亏损，水不涵木，肝阳上亢，肝风上扰之证。

刘祖贻认为，脑动脉硬化症所致的眩晕，其病机为肾虚血瘀为主，因为"人年四十，阴气自半"，肾虚不能上奉于脑，则脑髓空虚；而人之年龄增大，气血失调，瘀血渐生，则可阻于脑络，导致眩晕的发生，因此主张以瘀为主，结合肝肾进行辨证。

邓铁涛认为，高血压病所致的眩晕，其受病之脏主要为肝。肝与肾关系最为密切，先天不足或生活失节而致肾阴虚，肾阴不足不能涵木引致肝阳偏亢。忧思劳倦伤脾或劳心过度伤心，心脾受损，可因脾阴不足、血失濡养、痰浊上扰、土壅木郁、肝失条达等而致眩晕。

周氏认为，高血压病所致的眩晕病变主要与肝、肾、心及阴阳失调有关，病理演变往往是风、火、痰相互影响。陈氏认为，脑萎缩性眩晕表现为头目眩晕、视物昏花、记忆力下降以及运动功能障碍等症状，此乃肝肾不足所致。

四、八纲辨证

詹文涛认为，本虚标实是眩晕的基本特征，眩晕无论由外感抑或内伤疾病所致，大多经过反复发作，因实致虚，或因虚致实的复杂过程，本虚标实为其共同特点，本虚以气虚或阴虚为主。由于脾胃位居中州，主司升降的特殊作用，气虚首先表现为中气不足；阴虚则以肝肾不足多见。邪实多有痰、风、火、瘀，外感内伤皆可见，可单一致病，也可诸邪合而致病。他认为，本虚应首先分清脏腑气血阴阳之虚损，邪实应辨明其属性。

马智认为，眩晕一病，究其病机不外虚实二端，虚则正气亏虚，或因脾气不足，或因肝肾阴亏；实则或因湿滞中焦，或因痰凝脑络，或因风火上扰。眩晕虽病见多端，但其病机之最要莫过 3 点，即实则浊阴上逆，虚则清阳下陷，虚实夹杂则为肝肾阴亏、风阳上扰。并认为眩晕之病，因浊阴上逆而致者十之四五，因清阳不升者约十之二三，因肝肾阴亏者约十之二三。

五、气血津液辨证

周子芳认为，老年眩晕应从血瘀风证辨证，提出"无瘀不作眩"。血瘀风证，便是以血瘀为因，肝风为果，瘀血阻滞于内，而血瘀肝风并见的病证。血瘀风证的辨证关键有 3 条。①辨面目：凡肝风之证见颜面红赤或晦暗，赤丝纹理显见，或目有红丝，或白睛充血者，为血瘀生风；②查舌质：凡肝风之证而见舌质紫暗，或有紫气，舌下静脉充盈青紫，或舌有瘀斑瘀点者，为血瘀生风；③审脉象：弦脉为肝脏主脉，瘀证脉应涩滞，而反呈弦象，必是血瘀风证。

罗铨认为，老年眩晕的病因总属气血阴阳失调，脏腑功能受损，辨证分为血虚型、气虚型、气虚血瘀型。

六、经方结合辨证

翟明义用六味地黄汤加减辨治痰湿眩晕，他认为，肾藏精，精生髓，肾虚精亏则眩晕耳鸣，眩晕病其标在肝胆，究其本源应责之于肾；脾为阴土，主运化，脾虚不运，水湿内停，聚生痰饮，痰湿中阻，清阳不能上升，浊阴不能下降，蒙蔽清窍，故发眩晕。肾气充实，脾气健运，水湿得利，则痰湿之眩晕自止。所组之六味地黄加减方健脾养肾、行气利湿，在具体应用时，原则不变，根据患者具体情况灵活加减用药。

七、自拟方结合辨证

杨牧祥认为，脑动脉硬化症所致的眩晕的基本病机是肝肾阴虚，以致肝阳上亢，或肝阳化风，痰瘀阻滞，多系本虚标实之证。基于上述理论拟定眩晕方作为治疗本病的主方，因患者体质各异，故常表现为肝风夹痰、夹瘀、夹虚等证，故辨证时除抓住上述主证外，还根据舌象辨别兼夹证候。他认为，此病证型虽异而病机则一，即肝肾阴虚，以致肝阳上亢或化风，痰瘀阻滞而成。尤其是脉络瘀血阻滞，是整个病机过程中的终端结果，在不同证型中，只是瘀血阻滞程度的轻重不同而已。

第八节　不同医家关于眩晕不同病症的论述

一、颈性眩晕

颈椎病，属中医学"眩晕"范畴。中医学认为，眩晕即旋转不定，甚则晕倒。眩晕最早见于《内经》，称为"眩冒"，认为本病的病因病机与外邪、肝风及体质虚弱有关。眩晕属肝所主，与肾海不足、血虚、邪中等多因素有关。《灵枢·大惑论》曰："故邪中于项，因逢其身之虚，其入深，则随眼系以入于脑，入于脑则脑转，脑转则目系急，目系急则目眩以转矣。"《素问·至真要大论》曰："诸风掉眩，皆属于肝。"《灵枢·海论》曰："髓海不足，则脑转耳鸣，胫酸眩冒，目无所见，懈怠安卧。"汉代张仲景认为，痰饮是眩晕的主要致病因素之一。元代朱丹溪则强调因痰致病，《丹溪治法心要·头眩》曰："此症属痰者多，无痰则不能作眩。"明代张介宾则认为，本病以虚为主，《医学正传·眩运》言："大抵人肥白而作眩者，治宜清淡降火为先，而兼补气之药；人黑瘦而作眩者，治宜滋阴降火为要，而带抑肝之剂。"《景岳全书·眩运》篇指出："眩运一证，虚者居其八九，而兼火、兼痰者不过十中一二耳。"指出眩晕的发病有痰湿及真水亏虚之分，治疗眩晕亦当分别针对不同体质及症候，辨证治之。此外，《医学正传·眩运》记载："眩运，中风之渐也。"认识到眩晕与中风之间有一定的内在联系，也与现代医学的脑血管疾患有一定关系，所以治疗眩晕亦当分别针对不同体质及症候辨证施治。

1. 陈亦人认为，颈椎病变引起的脑动脉供血不足所致之眩晕，究其机理，多有瘀血内伏、经络痹阻之机存在，故在辨证基础上，从瘀论治，则眩晕自除矣。

2. 张胜茂则认为，颈椎病中的椎动脉型与肾虚有关，因肾主骨生髓，"髓海不足，则脑转耳鸣"；又因颈项为足太阳经所过，"足太阳经脉，起于目内眦，上额交巅入络脑，还出别下项"，太阳主一身之表。"高巅之上，唯风可到"，这与"肾与膀胱相表里"也是符合的。

3. 罗致强认为，颈性眩晕的发生属于本虚标实，以肝、脾、肾的虚损为本，以风、湿、寒、痰、瘀等邪实阻滞经络为标，肝肾不足是导致颈性眩晕的根本病因。

二、耳源性眩晕

1. 刘献琳认为，美尼尔氏综合征多为痰饮内蕴，肝风上扰。

2. 朱进忠认为，耳源性眩晕多为风痰上扰，病久可为虚证。

3. 张胜茂认为，耳性眩晕可见于迷路炎、美尼尔氏综合征，呈反复发作性，发作时头晕欲扑，恶心呕吐，耳鸣耳聋。此病病理为内耳迷路水肿，此病根本病因为痰，根据发病原因及临床表现分为湿痰、火痰。

三、神经精神疾病所致眩晕

高尔鑫认为，由西医的神经衰弱、更年期综合征、抑郁症等引起的眩晕病的病机多见于忧郁失望、思虑过度等致七情所伤，阴虚阳亢；脾失健运，痰浊内生，化火生风，扰于脑窍；或因疲倦，或因思虑，或因情志，致气血阴阳亏损，肾精空虚，无以填精充脑；大病久病之后，气血大伤，营卫失和。辨证常分为6型，即阴虚肝旺型、心血虚型、心脾两虚型、心肾不交型、肝气郁结型和肾阳不足型。

四、慢性肾炎所致眩晕

时振声认为，慢性肾炎高血压仍然属于"眩晕"范畴，病机关键在于"升降反作"，当升者不升，清窍失养，该降者不降，清窍被扰，皆致眩晕。而脏腑的虚损、病邪的阻滞则是导致"升降反作"的病因，即"眩晕"的病机应分为直接和间接两种病机，直接病机是升降反作，间接病机是导致升降反作的病机，即脏腑的虚损和病邪阻滞。对于慢性肾炎高血压所导致的眩晕辨证可分为4型，即肝肾阴虚、肝阳上亢型，气阴两虚、肝阳上亢型，脾肾气虚、水湿不化型，湿瘀互结型。慢性肾炎高血压所致之眩晕常兼有瘀血、湿热之邪，辨证时应注意。

附一：中医治疗颈性眩晕

一、推拿手法治疗

推拿手法是针对病因进行论治。选择相应手法恢复其正常解剖位置，恢复关节的正常功能，可消除错位对神经、血管刺激引起的关节、器官功能失调，通过点揉、弹拨等手法对颈项肩背痉挛肌肉的放松，局部粘连的松解，对枕部风池等部位有效刺激，可使椎动脉痉挛的血管得到缓解，使局部的血液阻力降低，血流量增加，基底动脉的血供得到改善。

轻柔手法先松解痉挛的软组织，纠正力学平衡紊乱，再施以不扳动的被动活动手法"动中求解、动中复位"，既利于复位又减少复发。拔伸颈椎可加大狭窄的椎间隙，使扭曲的椎动脉变直，椎动脉的血流改善。

颈椎旋转复位手法可纠正颈椎小关节紊乱，恢复正确的解剖关系，解除交感神经受到异常刺激而引起的椎动脉痉挛，使颈部血供恢复正常。同时对调整椎间隙，重建颈段平衡，松解粘连，改善微循环等有很大作用，使骨赘和被压的椎动脉的相对位置发生改变，以减轻或解除骨赘对椎动脉的压迫，缓解或消除椎动脉受刺激所引起管壁的痉挛。

推拿手法同样使颈椎恢复原有的生理曲度，改善基底动脉的血流状况，达到消除症状的目的。现代医学研究表明，推拿主要放松头颈部肌肉，解除颈肌痉挛，加强局部组织循环，增强脑部供血供氧功能。推拿手法通过促进因损伤引起水肿的吸收，减轻对椎动脉刺激，所以推拿手法是目前临床常用治疗颈性眩晕的有效方法。

推拿手法对本病的治疗有很好的疗效，大致分为以下几类：

1. 局部调整椎体关节位置手法常用的有：冯氏脊柱定点旋转复位法、龙氏正骨、拔伸旋转推扳复位法、韦氏旋转复位法、颈椎旋转微调手法等；

2. 整体调整脊柱手法；

3. 椎旁或局部软组织放松手法；

4. 配合点穴、针灸、牵引等其他物理疗法。

旋转复位手法旋转复位手法：被广泛应用于各型颈椎病，临床上多以冯天有、杨克勤式手法为基础或加以改进，均为头颈部的旋转和扳动。韦贵康采用颈椎单人旋转复位法治疗上颈段病变、用角度复位法治疗中颈段病变。戴春玲等采用推拿旋转复位手法为主配合牵引治疗 160 例，其中痊愈 124 例，3 次以内治愈者 88 例，4~6 次治愈 36 例；好转 30 例，无效 6 例。王永彪采用牵引旋转复位手法治疗颈椎动脉型颈椎病人 107 例，治愈 86 例，占 80.37%；好转 11 例，占 10.28%；无明显改变 2 例，占 1.87%，总有效率为 98.13%。椎旁或局部软组织放松手法：李成林采用拿揉风池穴，按揉或拿捏，滚或按揉颈项部，压痛点施拨筋手法，后施脊柱短杠杆微调手法，按揉百会、风府、率谷等。治疗 30 例，治愈 15 例，显效 12 例。张胜以点按、揉拿、弹拨、拔伸、扳推等，取百会、太阳、印堂、风池、风府、曲池等，治愈 20 例，好转 12 例，未愈 2 例。张风华手法复位加提拿按摩治疗颈性眩晕 236 例，结果：优 143 例，良 72 例，可 19 例，差 2 例，优良率为 91.1%，治疗时间最长 45 天，最短 1 天。

整体调整脊柱手法：邓贵毅运用整脊手法治行颈性眩晕患者 39 例，痊愈 21 例，好转 16 例，无效 2 例，总有效率为 94.8%。梁新跃用正骨推拿疗法、头部手法并结合中药治疗，32 例痊愈，20 例显效，5 例好转，4 例无效。

二、治疗机理及手法安全性方面的探讨

1. 增加椎动脉供血

邓磊通过手法治疗颈性眩晕 100 例，认为手法治疗能改善椎—基底动脉系统的供血。陈小刚等采用旋转复位手法治疗椎动脉型颈椎病 136 例，认为解除骨增生物或关节错位对椎动脉的刺激则有赖于手法复位。通过纠正关节错位，使失稳的颈椎

重新恢复平衡，解除软组织劳损、痉挛，使椎动脉走行畅顺，改善椎—基底动脉血供，从而使颈性眩晕得以控制。

2. 调整椎体关节的紊乱，恢复小关节正常位置

陈江华认为手法通过直接或间接的调整椎体关节的紊乱，解除了肌肉紧张痉挛，改善了颈椎各关节与椎动脉及周围神经的位置关系，消除了对椎动脉丛颈交感神经节的压迫和刺激，缓解血管本身和周围软组织痉挛。颈椎定点整复手法从生物力学观点考虑椎动脉的解剖分段，在旋转和推顶按的综合作用下，纠正错位的颈椎和离位的筋脉（包括肌键、韧带等）。恢复颈椎正常解剖位置和生理曲线，扩大椎间孔、横突孔，解除了错位椎体对血管、神经等组织的刺激和压迫。

旋转复位手法将颈椎旋转到一定角度，利用其失稳状态和杠杆原理，施以轻巧力，即可将错位整复，以纠正椎间失稳引起的小关节紊乱，使骨刺和被压的椎动脉的相对位置发生变化，从而减轻或解除骨刺对椎动脉的压迫。

旋转手法还可对深部组织如关节囊、椎间韧带、滑膜起到舒理松解作用，松解痉挛的软组织，以缓解局部痉挛和炎症，纠正力学平衡紊乱，减轻对椎动脉的刺激。对颈椎骨关节引起的眩晕，不实施颈椎整复手法眩晕就不会消失。

3. 牵引结合颈椎定点整复

颈椎定点整复的作用机理在于颈椎仰卧位及手法牵引，它可缓解颈部肌肉的痉挛，小幅度增大力量的牵引可牵开被嵌顿的关节囊，调节小关节紊乱与椎体的滑移并使之恢复正常，使椎动脉骨性通道畅通，从而改善椎—基底动脉的血供，使眩晕及其伴随症状消失，而且手法牵引可避免机械牵引给病人带来不适感和危险性，有时也可根据此手法的成功判断疗效的产生。

二、针灸治疗

目前西医采用扩张血管、镇静、理疗及颈椎牵引治疗颈性眩晕，个别患者需手术治疗，治疗过程繁杂而较为痛苦，虽可在一定程度上缓解眩晕症状，但效果仍不甚理想。中医药治疗本病有一定的优势，近年来针灸治疗颈性眩晕取得一定疗效。现就针灸治疗颈性眩晕在治法治则、穴位选取、针灸疗法如单纯体针方法、头针疗法、针刺结合药物方法等方面做一综述。

1. 治则治法

由于眩晕是本病的主要临床主证，因此，需要辨别眩晕的病因及性质来审定治疗原则。眩晕的病因以内伤为主，多由虚损所致。本病病位在脑，但主要病机是一方面：肝肾阴虚，肝阳偏亢，肝阳化风，肝风内动，上扰清窍；另一方面：由于肝阳旺盛，反克脾土，肝脾不和导致气血运化失常，脾虚生痰，痰浊内生，瘀血阻络，风邪夹痰夹瘀上扰清窍而发病。总而言之，不但要灵活运用"通"法以治"不通则痛"，而且亦要兼顾"不荣则眩"之问题。

2. 选穴组方

针灸治疗多循经取穴及辨证取穴，选用手足少阳经、手足厥阴经、督脉，"头为诸阳之会，脑为元神之府"，故穴位多选用风池、百会、内关、太冲、颈夹脊穴等。太冲、太溪为足厥阴肝经及足少阴肾经上的输穴、原穴，原穴的功能可补虚泻实。《灵枢·经脉》所载"足厥阴肝经起于大指丛毛之际……上出额，与督脉会于巅"，《灵枢·经别》所载足少阴肾经之经别"直者系舌本，复出于项，合手太阳"，说明此两经脉皆循项部而通于脑，合谷为手阳明大肠经，"上出于柱骨（颈椎）之会上"（《灵枢·经脉》）；列缺为古代相传治疗头项疾患之要穴（头项寻列缺《四总穴歌》），天柱为足太阳膀胱经穴，"上额交巅……其直者，从巅入络脑"（《灵枢·经脉》），颈椎夹脊、肩井则可直接作用于颈项及脑、肩、上肢等处疏通经络，行气和血，升发阳经之气血，上注于脑，而使髓海得养，眩晕自止。

3. 针灸疗法

（1）单纯体针疗法

郭之平指出本病除了阴阳气血失调外，常因外风与内风相引而发，而风池属足少阳胆经，是祛风要穴，又为足少阳、阳维之会穴，刺之使脑部气血流畅，泻之可散风解表，补之可健脑明目。故临床上独取风池治疗本病116例，并设对照组103例予辩证分型治之。结果治疗组有效率96.55%，对照组有效率84.47%，两组差异显著（P<0.01），说明独取风池较辨证用穴疗效更佳。坑氏针刺四关、风池治疗颈性眩晕36例，操作方法为：取仰卧位，先针双侧太冲穴，向涌泉方向进针1寸，得气后施快速捻转提插手法，再针双侧合谷穴，向劳宫方向进针1.2寸，施相同手法。以上4穴反复交替施以手法约5分钟，最后针双侧风池，向风府方向斜刺，进针1.2~1.5寸，捻转平补平泻，得气后留针30分钟，结果痊愈9例，占25%；显效15例，占41.7%；好转10例，占27.9%；无效2例，占5.5%，总有效率94.5%，显效率66.7%。杨青采用项丛刺法治疗颈性眩晕25例，治愈15例，有效10例。取穴：共15个穴点。①脑后正中线上取风府、哑门、下脑户（枕骨粗隆下方，约风府穴上1寸处）。②分别以两风池与风府沿颅底做一连线，左右各分成6等分，每1等分为1个穴位。针刺方向除下脑户穴稍偏下斜刺外，其余诸穴均与皮肤垂直进针，针深约1寸。周忠亮观察少阳三针治疗颈性眩晕65例，结果显示总有效率为94.12%，疗效明显优于对照组。于颂华等采用调理脾胃针法治疗颈性眩晕33例，上午：仰卧位取中脘、曲池

（双）、合谷（双）、足三里（双）、阴陵泉（双）、丰隆
（双）、三阴交（双）、太冲（双）、血海（双）；下午：侧卧
位取风池（双）、颈夹脊穴。采用毫针常规操作，施以平补平
泻法，留针 30min，每日上、下午各 1 次，7 天为 1 个疗程，
连续治疗 2 个疗程。药物组 32 例采用 5% 葡萄糖注射液 250mL
+盐酸培他啶 30mg 静脉滴注；眩晕停 20mg，每日 3 次服用。
连续治疗 2 周后评定 2 组临床疗效，并同时观察治疗前后患者
左右两侧椎动脉（VA）、椎—基底动脉（BA）的平均血流速
度（Vm）。结果：针刺组总有效率 93.94%，药物组总有效率
75%，针刺组、药物组治疗后 VA 和 BA 的 vm 均有不同程度
的升高，但针刺组改善程度优于药物组，两组间比较差异有统
计学意义（P<0.05），由此可见单纯的药物治疗难以获得巩
固的效果，且药物长期服用具有一定的副作用。

（2）头皮针疗法

夏阳等创用顶枕带（百会至脑户旁开 0.5 寸的治疗带）
上 1/3（双侧）、顶后斜带（络却至百会的条带）（病灶对
侧）、额中带（神庭起向下 1 寸的条带）、顶中带（前顶至百
会的条带），治疗 56 例，痊愈 23 例，显效 21 例，有效 11 例，
无效 1 例。王向英等取用头部六穴：百会、风府、风池
（双）、大椎、印堂、人迎（双），共治疗 56 例颈性眩晕患者，
痊愈 18 例，显效 24 例，有效 12 例，无效 2 例。操作方法：
患者平仰卧位，先针百会，用粗针刺到骨膜处，有沉紧感，再
针风府，进针一寸，不要提插，再取风池穴（双），可针 1～
1.5 寸深，针尖指向鼻尖方向，然后取大椎穴直刺 1～1.5 寸
深，针尖指向鼻尖方向，接着取上印堂（印堂穴上 0.5 寸），
用粗针避开静脉先垂直刺到骨膜，再向下平刺，得沉紧酸胀
感，最后刺人人迎穴，平喉结于颈内动脉内侧深刺，可刺到 2
寸深。

（3）腹针疗法

吴伟凡等推崇腹针理论，认为腹部存在一个循环系统，该系统以神网为中心，关系着全身气血运行情况，属于一个形成于胚胎时期的全身高级调控系统，中刺能够保持上肢和头部的经气畅通。因此采用腹针联合整脊手法治疗颈性眩晕患者121例，以主穴以天地针（中脘、关元），配穴以商曲（双），滑肉门（双），神阙（加 TDP 局部照射），中脘附近采用梅花刺法，结果显示采用腹针联合整脊手法与单纯整脊手法治疗后的总有效率、眩晕症状与功能评分相比差异有统计学意义（P < 0.05)，疗效显著，提倡腹针疗法治疗颈性眩晕。

（4）穴位注射颈三针加四神针治疗颈性眩晕的临床研究

孙玉成等取复方丹参注射液穴注列缺，隔日一次，治疗8例，痊愈6例，显效39例，无效4例。王宗江运用头颈部穴位注射治疗颈性眩晕，同对照组比较疗效显著。取穴：风池（双侧）、百会、CZ - 7 夹脊穴，药物：红花注射液5ml、2% 利多卡因2ml、维生素 B 注射液 0.5mg。取一次性 10ml 注射器，配 5 号针头，吸取上述药液，局部皮肤常规消毒后快速刺入皮下，百会穴平刺，其他穴位直刺进针 1 寸，稍加捻转，有酸胀感回抽无血后缓慢注入药液 1.5～2 耐。每星期 3 次，6次为 1 个疗程，共治疗两个疗程。董彩敏因选用风池穴和阿是穴，运用复方当归注射液 4ml、维生素 B 注射液 0.5mg/ml 进行穴位注射。患者取坐位，充分暴露后项部，寻找压痛最敏感点，无明显压痛则取风池穴，每次治疗可选 2～4 次，隔日 1次，6 次为 1 个疗程，效果确切。

（5）电针疗法

黄芳等取颈椎夹脊穴，以 2 寸毫针，将针直刺至椎板骨膜处，提插捻转，使针感向肩臂部放射，再接上电针仪，每组导线左右连接，正负极交叉通以脉冲电流，选用疏波，强度以病人耐受为度，留针20～30min，1天1次，7次为1个疗程。治疗105例，经两个疗程治疗后，总有效率98.1%。随访治愈患者半年，仅2例复发，复发率3.1%。李雪梅用电针治疗颈性眩晕80例，主穴取百会、强间、脑户，配穴取大椎、风池、太阳、印堂等，随症选穴。主穴寻督脉向后平刺施以捻转手法，得气后留针，用电针仪频率20Hz，连续波，连接穴位为脑户、强间。巧次一疗程，中间休息两天，共治疗两个疗程。总有效率治疗组97.5%，与对照组比较有极显著性差异（P＜0.01）。

（6）灸法

庄礼兴、童娟以压灸百会穴为主治疗颈性眩晕。患者坐位，在百会穴上涂少量万花油，用黄豆大艾炷直接灸至患者感灼热时，取一截艾条用力压熄艾炷，使热力缓缓透进穴位内并向四周放射，连灸5壮，并取颈段夹脊穴2～3对，得气后加脉冲电；对照组：不加灸，取双侧风池穴及颈段夹脊穴2～3对，加电针仪，结果：治疗组愈显率85.7%，对照组愈显率57.8%，P＜0.01。治疗组、对照组治疗后椎动脉（LVA、RVA）及基底动脉（BA）的收缩期峰值、舒张末流速及平均流速均治疗前上升（P＜0.05），治疗后治疗组的LVA、RVA、BA的收缩期峰值、舒张末流及平均流速均比对照组上升幅度大（P＜0.05）。

（7）针刺结合其他疗法

周立志等运用电针配合穴位注射治疗颈性眩晕80例，临床治愈45例，显效28例，好转7例，总有效率100%。电针疗法：以病变椎体为中心上下共取3对夹脊穴，将针直刺至椎板骨膜处，提插捻转，使针感向颈肩部放射，再接电脉冲电针仪，每组导线左右连接，正负极交叉通以脉冲电流，选用疏波，强度以患者耐受为度，留针20～30min，1天1次，5次为1个疗程。穴位注射：双侧风池穴，注射复方丹参注射液

10ml，快速进针，提插捻转，使酸胀感窜向枕部或颞部，每天或隔天1次，5次为1个疗程。覃彪民等采用电针加悬灸百会治疗颈性眩晕40例，并与单纯采用电针治疗38例相比较，结果显示治疗组总有效率为95.0%，对照组为84.2%，两组比较差异具有统计学意义（P＜0.05）。操作方法：电针治疗取太阳、风池、百劳、丰隆、颈部夹脊穴，选用连续波，留针30min，针刺出针后悬灸百会。用清艾条一条，点燃。定位好百会穴，将患者头发分开压平，使百会穴更好暴露，将点燃的艾条火头对准百会穴，相距约2-3cm，当患者觉烫热难忍时移开艾条，此为烫。待数秒钟，患者不觉百会处烫热了，再将点燃的艾条火头对准百会穴悬灸。如此反复，以患者烫热81次为度。姚光潮运用针药结合治疗颈性眩晕120例，主穴为风池（双）、百会、颈夹脊穴（双）、大椎，配穴则根据症状不同选用四神聪、双侧太阳、合谷、曲垣、秉风、肩外俞、曲池、手三里、内关、足三里等穴，配合口服中药镇眩汤，10天为1疗程。汤剂组成：桂枝、白术、生地、炙甘草、川芎、茯苓、当归、白芍、生龙骨、生牡蛎。结果观察显示针药结合，内外兼治，其效果优于单一的针刺治疗。

（8）颈三针治疗颈性眩晕

张晖等采用颈三针结合腹针治疗颈性眩晕52例，并与采用常规针灸治疗42例相比较（取风池、百会、颈夹脊、内关、丰隆、太冲）。观察两组疗效，并采用经颅彩色多普勒（TCD）比较两组椎—基底动脉流速改善情况。治疗两个疗程后，观察组总有效率96%，对照组为88.10%（P＜0.05），说明两组都有效。观察组总显效率82.69%，对照组为64.29%（P＜0.05），说明观察组疗效明显优于对照组，观察组在改善椎—基底动脉流速上明显优于对照组（P＜0.05）。

总之，颈性眩晕是指颈椎及有关软组织发生器质性或功能性变化引起的眩晕及一系列症状。本病属中医"眩晕"范畴，多为肝、脾、肾不足，气血亏虚，经脉失养，气血不能上荣清窍、脑失所养而引起眩晕。"头为诸阳之会，脑为元神之府"，故针刺风池、百会、颈夹脊穴、大椎为主，以疏通经络、行气和血可升发阳经之气血，上注于脑，而使髓海得养，眩晕自止。同时，祖国医学历代有"诸风掉眩，皆属于肝"，"无虚不作眩"，"无痰不作眩"等理论，而近年来针刺治疗颈性眩晕的方法各具特色，日趋丰富，而且疗效肯定。此外，针刺治疗该病具有操作简单、见效快、费用低、副作用少等优点，但也存在诸多值得深思的问题，有待进一步探讨和研究。如目前尚缺乏前瞻性的临床及实验研究，其疗效判定不能令人信服。应进一步探讨其病因病机，规范针灸疗法，开创针药结合等综合疗法，把握中医临床精华，寻求稳定、可靠、安全、有效的治法和方药，结合现代技术手段，以提高中医药治疗颈性眩晕的疗效。

（三）西医对颈性眩晕的临床研究

1. 西药治疗

西医治疗颈性眩晕的一般方法为尽快消除或缓解患者的眩晕症状，对于病情严重的甚至行手术治疗以减轻患者的痛苦，常用的药物有以下几类：抗胆碱能药物如东莨菪碱、阿托品等，钙通道阻滞剂如氟桂利嗪等，类组胺药及抗组胺药，例如倍他司汀（培他啶），前庭神经镇静剂如安定、利多卡因等以及利尿脱水药等。其中抗胆碱能药物是首选治疗眩晕的药物，可减少前庭神经元的兴奋性。以上药物主要为短时改善椎动脉供血情况而使头晕减轻，但由于未针对病因治疗，长期疗效难以保证，病者常反复发作。如长期使用上述药物，可产生一定副作用，故宜在症状剧烈、严重影响生活及睡眠时才短期、交替使用。而钙通道阻断剂，能防止因缺血等原因导致的细胞内病理性钙超载而造成的细胞损害。具有：

（1）缓解血管痉挛，对血管收缩物质引起的持续性血管痉挛有持久的抑制作用；

（2）前庭抑制作用，能增加耳蜗小动脉血流量，改善前庭器官循环，另外还有抗组织胺作用。通过这些作用改善眩晕症状，但长期服用者可以出现抑郁症，以女性病人较常见；也可出现锥体外系症状，表现为不自主运动、下肢运动障碍、强直等，因此有抑郁症病史时以及急性脑出血性疾病的患者禁用。

2. 手术治疗

目前国内外较少采用手术治疗颈源性眩晕。1958 年 Verbiest 采用切开横突孔前壁，清除骨赘。长岛于 1974 年提出手术治疗方法，手术包括摘除 Luschka 关节部骨赘，摘除病变部两个横突的前半部并剥离部分椎动脉周围交感神经纤维。1976 年 Hukub 在显微镜下行增生钩椎关节切除，1984 年刘植珊等用切除横突孔前壁椎动脉减压治疗。1993 年陈鸿儒等提出双减压椎间植骨融合术治疗。冯世庆等认为椎动脉型颈椎病绝大多数发病是由于椎动脉周围交感神经受激惹，反射性使椎动脉产生血流动力学障碍，因此在消除对椎动脉激压因素的同时，有必要行椎动脉周围交感神经纤维剥离，故采用椎动脉外膜剥离术，且疗效分析表明，此术式优于其他术式，但对合并颈椎不稳患者应同时行椎间植骨融合。党耕等采用后路枕颈植骨融合术治疗颈椎不稳引起的颈源性眩晕。戎利民等采用颈椎间盘髓核低温消融术治疗颈性眩晕病人 48 例，结果 29 例患者术后眩晕及头痛症状即刻消失，18 例患者术后 1~2 周逐渐缓解，改善不明显 1 例。林庆光等认为颈源性眩晕手术治疗中解除颈髓的致压因素，恢复颈椎周围韧带的张力，稳定受累椎体是非常重要的，并在此原则指导下取得良好的手术效果。虽然手术治疗解决了很大一部分患者的眩晕症状，但目前对于手术治疗本病的具体机理尚不十分清楚，且手术风险大，并不适用于所有颈性眩晕的患者。

3. 物理治疗

物理治疗对于本病方法多样，各类电、磁、光、声、热及按摩导引等，具体疗法如中频电疗、激光疗法、超声波疗法、石蜡疗法、水疗法、超短波电疗法、微波电疗法、神经肌肉电刺激疗法等，这些物理疗法可以起到消炎、消肿、镇痛、软化瘢痕，松解粘连，兴奋神经、肌肉等的作用，故在临床上应用很广泛。

（1）颈椎牵引治疗

颈椎牵引目前最为常用的一种治疗方法，可以调整和恢复被破坏了的椎管内外平衡，消除刺激症状，恢复颈椎正常功能。牵引使颈部肌肉松弛，解除肌肉痉挛，使椎间隙增大缓解椎间盘组织向周缘的外突压力，有利于外突组织的复位。牵引使椎间孔开大，因而在椎间孔中的神经根和动、静脉等受刺激、压迫得以缓和，甚至神经根轴和关节囊之间的粘连也有可能得以松解。牵引嵌顿的小关节囊，调整错位关节和椎体的滑脱及曲度异常。牵伸扭曲的椎动脉，改善脑的血液供应。牵伸可使颈椎管纵径延长 $5 \sim 10n$，椎管内因相对延长而侧弯的颈髓得以伸展，脑脊髓及血液循环得到一定改善，使后纵韧带紧张，有助将逸出物推返复位。牵引有固定制动作用，使骨折、脱位固定和整复，使病人逐渐养成正确的坐姿和颈姿，促进功能正常化。韩张杰牵引推拿加小圆枕治疗颈性眩晕 286 例，效果良好。卢佳娜刃穴位注射配合牵引推拿治疗颈性眩晕的临床疗效，总有高达效率为 98.3%。

（2）激光疗法

疼痛治疗仪是一种输出功率高的直线偏振光近红外线治疗仪，凭借其光电子、电磁波与光化学作用，改善血管壁通透性，减轻炎性渗出的速度和程度，减轻充血和水肿，同时具有扩张局部血管、加速血液循环、促进炎性渗出物吸收及炎性细胞浸润消散的作用，进而改善颈椎状况，缓解头晕。

（3）超短波治疗

在超短波作用下，小血管尤其是深部毛细血管在短时间收缩后呈持久性扩张，观察甲皱微循环可见微血管拌长度和管拌开放数增加，血流速度加快。超短波可使血管壁通透性增强，因而改善局部血液循环，有利于水肿的消散，代谢产物、炎症产物、致痛物质和细菌毒素的排泄和消除。

（4）中频治疗仪治疗

调制中频电既含有中频电成分也有低频电成分，因此它同时具备了两种电流的优点，又相互弥补了两种电流的不足。它有很好的镇痛作用，能使局部血管扩张，改善局部血液循环，使炎症得以消散；它还能缓解脑血管的痉挛性收缩以及颈肌痉挛，松解颈部软组织粘连，对骨骼肌有很好的加强作用，这一点对失稳的颈椎小关节有很大的帮助作用，调制中频电还有非常重要的一点，就是它有神经节段反射及调节自主神经功能的作用。国外有学者认为：调制中频电作用于颈交感神经节，可以影响大脑血管的充盈度，脑血流图得以改善。

附二：中医治疗美尼尔氏综合征

美尼尔氏综合征是一原因不明的、以膜迷路积水为主要病理特征的内耳病，临床表现为反复发作旋转性眩晕、波动性感音神经性耳聋、伴耳鸣、耳闷感，间歇期无眩晕，可持续耳鸣。美尼尔氏综合征属中医学"眩晕"范畴，祖国医学通常将眩晕发生之因归纳为肝阳上亢，气血亏虚、肾精不足和痰浊中阻。西医主要采用镇静剂、抗眩晕药、脱水剂、血管扩张剂等药物治疗，然而西药治疗的疗效并不肯定，容易复发。现有很多学者使用中药治疗，治疗效果较好。

一、病因病机

眩晕的病因病机，历代医家有较多论述，如《素问·至真要大论》曰："诸风掉眩皆属于肝。"《灵枢·髓海》说："上气不足"，"髓海不足"；朱丹溪为"无痰不作眩"，张景岳认为"无虚不作眩"等。清代陈修园较全面地总结了前人论述眩晕病因病机的各种观点，并将其概括为风、火、痰、虚四方面，主张依虚实不同进行辨证论治川。现代医家多在此基础上总结本病病机为本虚标实，实为风、火、痰、瘀，虚为气、血、阴、阳之虚，虚实之间，亦可互相转化。病变脏腑以肝、脾、肾为重点，尤以肝为主。病机多分为风邪外袭、痰湿中阻、肝阳上亢、心脾两虚、肾阳虚衰、肾精不足。

二、辨证论治

美尼尔氏综合征患者临床表现复杂，用辨证论治的思想有针对性地指导治疗是取得疗效的关键。

1. 肝肾阴亏

病机：肾为先天之本，主藏精生髓，脑为髓之海。若年事已高，肾精亏虚，髓海不足，无以充盈于脑；或体虚多病，病后失养，损伤肾精精气，或房劳过度，耗伤肾精，以致髓海空虚而发为眩晕；或阴精亏损，阴不维阳，虚火上炎，扰于清窍；或肾水不足，水不涵木，肝阳上亢，扰及清窍而致眩晕。

症状：眩晕日久不愈，发作较频繁，发作时耳鸣较重，听力减退明显，多伴有两目干涩，视力减退，精神萎靡，腰膝酸软，失眠多梦，健忘，五心烦热，舌红苔少，脉细数。

治法：滋阴补肾，填精益髓。

代表方：杞菊地黄丸加减。

方药：熟地黄、山茱萸、枸杞子、菟丝子、黄精、杜仲、鳖甲。若阴虚火旺，症见五心烦热，舌红苔少，脉细数者，可加盐知母、盐黄柏、地骨皮、丹皮、秦艽等。

2. 肝阳上亢

病机：肝阳上逆，气机紊乱。由于情志不遂，肝失条达，肝气郁结，气郁化火，肝阴受损，风阳易动，上扰头目，发为眩晕；或因暴怒伤肝，怒则气上，升发太过，上扰清窍而致眩晕。肝阳上亢之眩晕常兼见头胀痛，面色潮红，烦躁易怒，口苦脉弦等症。

症状：头昏目眩，烦躁易怒，目胀胁痛，面时潮红，口苦咽干，症状与情绪被动有关。舌红，苔黄，脉弦。

治法：平肝熄风，滋阴潜阳。

代表方：天麻钩藤饮加减。

方药：天麻、钩藤、石决明、生栀子、生黄芩、怀牛膝、桑寄生、盐杜仲、菊花、白芍、夏枯草、龙胆草、羚羊角、生龙骨、生牡蛎等。

《临证指南医案·眩晕》："经云：诸风掉眩，皆属于肝。头为诸阳之首，耳目口鼻皆系清空之窍，所患眩晕者，非外来之邪，乃肝胆之风阳上冒耳，甚则有昏厥跌仆之虞。"故治应平肝潜阳。钩藤、生龙骨、生牡蛎、天麻、菊花平肝潜阳。诸药合用，攻补兼施，肝肾得养，髓海充足，诸症自除。

3. 气血亏虚

病机：气血亏损，脑海失养。

症状：眩晕日久，面色苍白，唇甲不华，心悸眠少，气短微言，纳差。动则加剧，劳累即发。舌质淡，苔白，脉细弱。

治法：气血双补。

方药：红参、白术、茯苓、当归、川芎、芍药、熟地黄、大枣、黄精、天麻、僵蚕、决明子、甘草。

气短、面色苍白加阿胶、黄芪，咽干、便秘加天冬、麦冬、桑椹子，肺虚气弱加沙参、蛤蚧、冬虫夏草。

《证治汇补·眩晕》篇说："血为气配，气之所丽，以血为荣。凡吐衄崩漏产后亡阴，肝家不能收摄荣气，使诸血失道妄行，此眩晕生于血虚也。"以党参、白术、茯苓健脾益气，当归、甘草、大枣和中养荣，木香行气理脾，补而不滞。诸药合用，药证合拍，眩晕自除。

4. 脾虚气弱，痰浊中阻

病机：脾运不健，痰浊闭窍。

症状：眩晕头重，胸闷恶心，脘痞纳差，呕吐痰涎或见嗜睡，神乏肢困，舌苔白腻，脉濡滑。

治法：健脾化痰。

代表方：半夏白术天麻汤加减。

方药：法半夏、炒白术、天麻、陈皮、化橘红、茯苓、炒薏苡仁、旋覆花、生代赭石、广藿香、厚朴、炒苍术、石菖蒲、郁金、砂仁、白豆蔻等。

眼干目眩加决明子、青葙子。纳差、食滞加神曲、鸡内金、砂仁。心烦、口苦加竹茹、黄连。眩晕反复发作，苔白腻，乃缘于脾胃虚弱，健运失司，水谷不化精微，聚湿生痰，痰湿中阻，则清阳不升，浊阴不降，故起眩晕。头重如蒙，呕吐痰涎，脉弦滑为痰浊中阻之象，此症乃虚实夹杂，故治宜健脾气以补虚，祛痰降浊以攻邪，方中党参、白术、茯苓健脾益气，半夏、胆南星、陈皮、化橘红、石菖蒲燥湿化痰，代赭石、竹茹镇逆止呕，天麻熄风止晕，大黄活血降浊，甘草和中。诸药合用，则脾土健中气足，痰浊祛而取效。

5. 心脾两虚

病机：脾胃为后天之本，气血生化之源。若思虑过度，劳伤心脾，以致气血生化不足，或久病体虚，脾胃虚弱，或失血之后，耗伤气血，均可导致气虚血少。又脾虚则运化失职，不能升清降浊，清气不升，反受浊阴所蒙，故而发生眩晕。

症状：眩晕动则加剧，遇劳即发，发作时面色白，唇甲不华，发色不泽，神疲乏力，嗜睡，表情淡漠，纳少腹胀，大便溏薄，少气懒言，动则气喘，心悸少寐，舌淡苔薄白，脉细弱。治以补益气血，健脾养心。

代表方：归脾汤加减。

方药：人参、党参、炙黄芪、炒白术、茯苓、炒薏苡仁、炒扁豆、当归、熟地、龙眼肉、大枣、远志、炒酸枣仁、夜交藤、合欢皮等。

6. 肾阳虚衰

病机：久病、房劳伤肾或肾阴虚久，阴损及阳，均可导致肾阳虚衰，以致命门火衰，不能温化津液，气化失司，则水湿内停，上泛清窍而致眩晕。

症状：眩晕时心下悸动，四肢不温，形寒怕冷，腰痛背凉，精神萎靡，舌淡、苔白润，脉沉细弱。

治法：温阳壮肾，散寒利水。

代表方：真武汤加减。

方药：制附子、炒白术、茯苓、桂枝、泽泻、肉桂、盐杜仲、菟丝子、山茱萸、炒山药、巴戟天、炙淫羊藿等。

7. 气滞血瘀，髓海失养

病机：气滞血瘀，神蒙窍闭。

症状：眩晕头痛，痛有定处，甚者如针刺刀割，噩梦易醒，神怠体倦，或眩晕伴呕吐，心悸怔忡，健忘。舌紫，苔薄白，脉涩。

治法：活血通窍。

方药：天麻、钩藤、赤芍、桃仁、红花、大枣、丹参、当归。

心悸、眠少加磁石、夜交藤、柏子仁。心烦、口苦加柴胡、黄芩、栀子。口干思饮加天冬、麦冬、葛根。

三、专方治疗

近年来医家根据临床经验，认为美尼尔氏综合征发作期以标实为主，当化痰、降火、祛瘀、熄风；缓解期以本虚为主，治当以健脾补肾为主，寻求专方治疗本病，取得满意疗效。刘啼倩等将本病分为肝阳上亢、痰浊中阻、气血亏虚、肾阴不足及肾阳虚衰五型，药物以茯苓、桂枝、白术、甘草、山药、当归、酸枣仁、桂圆肉、泽泻、丹参、龙骨、牡蛎为基本方，随证加减。其中肝阳上亢者加天麻、钩藤，痰湿中阻者加陈皮、石菖蒲、砂仁，气血两亏者加党参、当归，肾阴不足加服六味地黄丸，肾阳虚者合真武汤加减，呕吐剧烈者加姜半夏、竹茹。治疗本病 36 例，总有效率达 94.4%。李心俊自拟三草定眩汤治疗美尼尔氏综合征，用仙鹤草、地龙、黄芪，夏枯草、旱莲草、丹参。肝火上炎而面赤口苦、口臭者加石决明、钩藤、菊花，头重而呕吐者加姜半夏、苍术、生姜，痰饮上逆者加泽泻、白术、桂枝、茯苓，肝郁气滞有胸闷胁胀、嗳气者加柴胡、郁金、旋覆花，脾虚便溏者加白术、山药、陈皮，阳虚恶寒者加淫羊藿、仙茅，虚火上炎潮热、口干、舌红者加知母、黄柏、白薇，气阴两虚者加太子参、沙参、麦冬，血瘀舌质有瘀点者加桃仁、红花、赤芍，腑实便秘者加大黄、芒硝，失眠者加石菖蒲、远志、磁石、紫石英。采用张仲景苓桂术甘汤加减辨证治疗 81 例患者，药用茯苓、白术、桂枝、甘草。

辨证论治：

1. 肝阳上亢加菊花、天麻、钩藤、石决明以平肝熄风。

2. 痰浊中阻型加半夏、陈皮、竹茹以健脾化湿祛痰。

3. 脾气虚弱型加黄芪、党参，重用茯苓、白术以补中益气健脾。

4. 肾虚型：肾阴虚型，加五味子、山茱萸、熟地黄以滋补肾阴，肾阳虚型加桂枝、熟附子、杜仲以温补肾阳，兼有心悸、少寐加灯心草，酸枣仁，甚者加磁珠丸，兼有自汗心烦加龙骨、牡蛎，兼有头痛者加川芎、白芷、葛根，肝风挟火加栀子、牡丹皮。

四、验方治疗

1. 独活治疗美尼尔氏综合征

治疗方法：取独活、鸡蛋，加水煎煮。蛋熟后去壳再放入煎煮2分钟，去药汤与药渣，单吃鸡蛋，每日1次，每次2个，3天为一个疗程，连用2～3个疗程，疗效显著。

2. 仙鹤草治疗美尼尔氏综合征

治疗方法：取鲜仙鹤草60g，加水50ml，每次服100ml，分3次服，连服3～5天，一般服药2～3天即可见效。

3. 生姜治疗美尼尔氏综合征

治疗方法：取生姜30g，洗净碎，1天内分3次嚼后咽下，本方对脾胃虚寒型眩晕（美尼尔氏综合征）的疗效极佳，一般服药一天即可见效，3天即可痊愈。

4. 荔枝草治疗美尼尔氏综合征

治疗方法：取荔枝草（干品）30g，鲜猪肝适量，加水浸过中药，文火煎煮2次，每次半小时，两次煎液合并晚间顿服。3天为1个疗程，一般2～3个疗程即可好转或痊愈。

5. 黄瓜藤治疗美尼尔氏综合征

治疗方法：取黄瓜藤 100～105g，大枣 7 枚，白糖 1 匙。将黄瓜藤去叶洗净剪成段与大枣放入药罐内，加水 800ml，浸泡 1 小时（鲜品不需浸泡），文火煎沸加分钟，剩 150ml，第 2 次煎加水 500ml，煎取 150ml，2 煎液混合加白糖，早晚分服。取微汗，连服 7 日为一个疗程。

6. 玉米须治疗美尼尔氏综合征

治疗方法：取玉米须 100g，加水适量煎煮 2 分钟，将药汁倒出，再加水煎煮 15～20 分钟，将头煎、二煎药汁混合，分 4 次服，1 日服完，连服 3 日。本方经临床验证，疗效可靠。

7. 天麻治疗美尼尔氏综合征

治疗方法：取天麻 15g，鸡 1 只，将鸡掏肠洗净，与天麻同煮。不放盐，等鸡熟后，吃鸡喝汤，以汤为主，连吃 2～3 天可痊愈。

五、小结

美尼尔氏综合征属中医"眩晕"范畴冈，病机有寒水上犯，肝阳上扰，气滞血瘀，脾肾气虚等。肾为水脏，主化气行水。气不化水，水液失于温化，以致寒水停聚，上泛清窍则发眩晕，这也与西医膜迷路积水的病理不谋而合。而肝阳上扰、气滞血瘀，则可干扰清窍，发为眩晕。《证治汇补》上："眩者言视物皆黑，晕者言视物皆转，二者兼有，方为眩晕。"所以两种症状互相并见，称眩晕病，其病因较复杂，多与肝、脾、肾三脏关系密切，此外也有无痰不作眩、无虚不作晕的说法。一般说来眩晕属于虚者居多，其病理主要是本虚而标实。本虚不外肝、脾、肾，标实不外痰以及风、火与气，然脾与痰有关、肾与水湿有关、肝与风、火、气等关系较多。

临床表现有虚实夹杂，痰淤相兼之症全方利水渗湿、活血化瘀、补益气血、健脾安神，故能取得较好疗效。总之，中药组方科学，对治疗美尼尔氏综合征疗效好，不易复发，且毒副作用低，可推广使用。临床应当注意的是，在本病的病变过程中，各个证候之间常相互兼夹或转化。如肾精不足，本属阴虚，若阴损及阳，或精不化气，可以转为肾阳不足，或阴阳两虚之证。脾胃虚弱，气血亏虚而生眩晕，而脾虚又可聚湿生痰，二者相互影响，临床上可以表现为气血亏虚兼有痰湿中阻的证候。若痰湿中阻，郁久化热，形成痰火为患，甚至火盛伤阴，形成阴亏于下，痰火上蒙的复杂局面。此外，风阳每夹有痰火，肾虚可以导致肝旺，故临床常形成虚实夹杂之证候。因此，临证治疗本病时应当相互兼顾，方能达到满意的疗效。

附三：天麻钩藤饮合左归丸化裁治疗 眩晕疗效观察

椎—基底动脉供血不足性眩晕多发于中老年患者，近年来发病率逐年上升，影响患者的生活和工作。笔者运用天麻钩藤饮合左归丸化裁治疗该病取得满意疗效，现报道如下。

一、临床资料

病例均为门诊患者，符合《中医病证诊断疗效标准》中眩晕诊断要求，经头颅彩色多普勒（TCD）检查，确诊为椎—基底动脉供血不足。排除卒中、颅内占位、眼病、内耳或全身性疾病等引起的眩晕。共105例，随机分为治疗组和对照组。治疗组53例，其中男32例，女21例；年龄26～69（38.8±1.7）岁，病程1个月～10年（2.9±0.9）。对照组52例，其中男30例，女22例；年龄24～65（39.3±1.4）岁，病程2

个月~11 年（3.1±0.8）。两组性别、年龄、病程经统计学处
理，具有可比性（P>0.05）。

二、治疗方法

治疗组采用天麻钩藤饮合左归丸化裁：天麻 10g，钩藤
30g（后下），石决明 20g（先煎），桑寄生 10g，熟地 15g，怀
山药 15g，枸杞子 15g，山萸肉 15g，菟丝子 15g，龟板 25g
（先煎），牡蛎 25g（先煎），赤芍 15g，白芍 25g，丹参 15g，
川芎 10g，牛膝 10g，甘草 6g。随症加减：心悸、失眠者加夜
交藤 10g，茯神 10g；肝火偏盛者加黄芩 10g，山栀子 10g；阴
虚火旺者加知母 10g，恶心呕吐者加代赭石 15g。每日 1 剂，
水煎服，日 2 次，连服 2 周为 1 个疗程。对照组口服西比灵胶
囊 10mg，每晚 1 次，连服 2 周。两组均治疗 1 个疗程，治疗
结束后均作经颅多普勒（TCD）检查椎—基底动脉血流情况。

三、讨论

椎—基动脉供血不足是指椎—基底动脉因各种形态和功能
异常造成相应灌注区供血不足的状态，是一种多机制的临床综
合征，表现为眩晕、耳鸣、头痛、恶心、上肢麻木、乏力等症
状。椎—基底动脉供血不足性眩晕属中医"眩晕"范围，病
位在脑，病机可概括为风、痰、瘀、虚，气虚血瘀是本病患者
存在的共性。在临床上，肾阴不足，虚阳上越虚风内动较为多
见，人至中老年，肾精亏虚，肝肾虚损，水不涵木，则生虚
风，上扰清窍而发眩晕。《临证指南医案·眩晕门》指出：
"下虚者，必从肝治，补肾滋肝，育阴潜阳，镇摄之治是也。"
方中天麻、钩藤、石决明、牡蛎均有平肝熄风之效，桑寄生、
熟地、怀山药、枸杞子、山萸肉、菟丝子、白芍共奏滋养肝
肾、补精益髓之功，龟板既滋阴又潜阳，赤芍、丹参、川芎活

血化瘀通络，牛膝引血下行，甘草调合诸药。现代药理学研究表明：天麻能使体内血管、脑血管、冠脉的阻力明显降低，流量增加；钩藤有抗聚抗栓作用，与天麻合用抑制聚集作用增强；川芎有扩张脑血管，防治脑缺血作用；丹参、川芎均能扩张微血管，抗血小板凝集，抗动脉粥样硬化。天麻钩藤饮合左归丸化裁加入活血化瘀之品具有补益肝肾、平肝潜阳、活血通络之功效，使脑通利，髓海充盈，故眩晕可愈。

第四章　心　悸

心悸属中医学惊悸、怔忡范畴，是指患者气血阴阳亏虚或痰饮瘀血阻滞，心失所养，心脉不畅，感心中悸动、惊惕不安，甚则不能自主，或脉见三五不齐。病位在心，与肝胆、脾胃、肾脏有关。病分虚、实，虚为气血阴阳不足，实为气滞、痰浊、水饮。

一、阴火心悸

患者，女，57 岁，2011 年 8 月 12 日初诊。因照料 3 岁外孙半年余，近日心悸加重，来天津中医药大学第二附属医院就诊。就诊时症见：心悸，易惊，心烦，失眠，口干，头晕，盗汗，手足心热，大便干燥，舌红少津，苔少，脉细数。心电图：偶发室性早搏，心率 68 次/分，心音可，心律不齐，杂音无，血压 120/75mmHg。西医诊断：室性过早搏动。中医诊断：阴火心悸。治则滋阴降火，宁心安神，予以天王补心丹加减。

处方：生地 20g，当归 20g，太子参 15g，丹参 20g，沙参 20g，麦冬 20g，炒枣仁 30g，五味子 15g，柏子仁 30g，远志 12g，茯苓 15g，肉桂 6g。7 剂，每天 1 剂，水煎服，每天 2 次。此后即以上方加减，共服 20 余剂，诸症悉平。

按柯韵伯在《古今名医方论》中谓："心者主火，而所以主者神也。神衰则火为患，故补心者必清其火而神始安。"《素问玄机原病式·火类》所云："水衰火旺而扰火之动也，故心胸躁动谓之怔忡。"乃因患者 57 岁，年过半百肾精渐衰，天癸渐竭，冲任二脉虚衰，肾阴不足，水不济火，致使心火内动，扰动心神，故发心悸（室性早搏）之症。由于病人心失所养致心悸，烦躁，易惊，失眠，虚火上冲致头晕，盗汗，手足心热，大便干燥，舌红少苔，脉细数皆为阴虚内热之象。宜用滋阴抑火，养心安神之剂。方中生地黄滋阴补肾、养血润燥，沙参、麦冬清热养阴，丹参、当归调养心血、太子参、茯苓益气宁心，酸枣仁、五味子敛心气、安心神，柏子仁、远志养心安神，肉桂辛甘而热，主归心肾，尤长于入肾命之间同气相求，引火归宅。对此，程钟龄在《医学心悟》中说得最为明确："无根失守之火浮游于上，当以辛热杂于壮水药中，导之下行。所谓导龙入海，引火归元。"

二、痰火心悸

患者，男，43 岁，2011 年 5 月 9 日初诊。既往有窦性早搏病史 3 年，但无明显自觉症状。三月前始心慌、气短，活动后加重，平素血压略高，服降压药后血压正常，近日心悸时发时止，就诊于天津中医药大学第二附属医院。就诊时症见：心悸时发时止，易惊，头晕，胸闷烦躁，失眠，口苦，脘腹胀满，大便不爽，溲赤，舌红，苔黄腻，脉滑数。心电图：窦性早搏，心率 77 次/分，A₂ 亢进，心律不齐，杂音无，血压145/80mmHg。西医诊断：高血压性心脏病。中医诊断：痰火心悸。治则清热豁痰，宁心定悸，予以黄连温胆汤加减。

处方：黄连 6g，竹茹 12g，山栀子 10g，半夏 15g，枳实6g，陈皮 15g，茯苓 15g，郁金 15g，菖蒲 12g，炒枣仁 30g，生龙骨 30g，生牡蛎 30g。每天 1 剂，水煎，每天服 2 次。此后即以上方加减，共服 15 剂，诸症悉平。

按《内经》云："悲哀忧愁则心动，心动则五脏六腑皆摇。"异常情志活动导致肝郁气滞，脾失健运，从而致痰浊内生，气郁日久化火，痰火互结，从而形成痰热内扰之症。由于病人神不守舍致心悸，烦躁，易惊，失眠；湿痰内盛致头晕，胸闷，脘腹胀满，大便不爽；烦躁，口苦，溲赤，舌红，苔黄腻，脉滑数皆为痰郁化火之象。此方纯以"二陈竹茹枳实生姜，和胃豁痰、破气开郁之品，内中并无温胆之药，而以温胆名方者，亦以胆为甲木，常欲其得春风温和之意耳"。方中陈皮、半夏理气燥湿化痰，竹茹涤痰开郁，枳实行气消痰，使痰随气下，茯苓健脾渗湿、安神定志，郁金、菖蒲开窍醒神，黄连、山栀子清心泻火，炒枣仁、生龙骨、生牡蛎安神定志。

三、气虚心悸

患者，女，65岁，2011年6月13日初诊。患者近1个月来常感心悸，气短，活动后加重。就诊时症见：面色无华，心悸气短，神疲乏力，口干，舌质淡，苔少，脉细弱而代。心电图示：窦性心动过缓，心肌供血不足，频发室性早搏，心率56次/分，心音可，心律不齐，杂音无，血压110/65mmHg。西医诊断：室性过早搏动。中医诊断：气虚心悸。治则：益气滋阴，养心安神。予以炙甘草汤加减：炙甘草20g，党参20g，桂枝6g，炒枣仁30g，远志12g，黄芪30g，生地黄20g，丹参20g，川芎15g，麦冬20g，阿胶烊化兑服15g。14剂后自觉心悸气短乏力明显减轻，缓慢活动时已不明显，继服10剂，精神转佳，活动时已无心悸气短。

按仲景此方，命名为炙甘草汤，显系以炙甘草为君药，取其甘温益气。《名医别录》谓其"通经脉，利血气"，故能治"脉结代，心动悸"。方中重用炙甘草补中益气，以充气血生化之源，合党参、黄芪补中气，滋化源气足血自生，以复脉之本；生地、麦冬、阿胶养心阴、补气血，以充血脉；然阴无阳则无以化，故用桂枝宣阳化阴，且桂枝、甘草相合辛甘化阳，以温通心阳，酸枣仁、远志养心安神，丹参、川芎调养心血。诸药合用，阳生阴长，阴阳并补，共奏通阳复脉，滋阴养血之功。方中炒枣仁，原方用麻仁，大多医家认为是传写之误，因麻仁润肠以通虚闭，不入心养神，主张枣仁易之。

四、阳虚心悸

患者，女，53 岁，2011 年 2 月 20 日初诊。患者近两年来心悸频繁，症状反复发作。就诊时症见：心悸不宁，伴气短肢冷，倦怠乏力，面色无华，少寐多汗，纳可便调，舌淡，脉沉迟结代。心电图示：窦性心动过缓，心率 54 次/分，偶发室性早搏。辨证为心阳不足，治以温通心阳，安神定悸。方以桂枝甘草龙骨牡蛎汤加减。处方：桂枝 10g，炙甘草 10g，生龙骨 30g，干姜 10g，制附子 6g，黄芪 20g，白芍 15g。水煎服，每天 1 剂。服药 7 剂后心悸等症状明显减轻，查心电图示：窦性心律，63 次/分，无室性早搏。上方去附子，继服用 14 剂，诸症悉除。

按本例患者属心阳不足，不能温养心脉，致心神不宁，而见心悸不安诸症，治宜温通心阳，安神定悸。方中黄芪、桂枝、干姜益气温阳，又桂枝、甘草相合，辛甘化阳，以温通心阳，加用制附子以增强温通心阳之功，生龙骨潜镇安神定悸，白芍缓急止痛，敛阴止汗。诸药合用心阳得温，心悸得除。龙骨的现代药理研究多选用含龙骨的汤剂及其有效部位或是龙骨水煎液，其药理作用主要有镇静安神、抗抑郁等。《神农本草经》上记载生牡蛎有平肝潜阳安神作用，然牡蛎的现代药理研究则多集中在牡蛎软体或是全牡蛎的提取物，结果提示其具有抗病毒、抗氧化、抗肿瘤、抗衰老、降血糖等作用。孙教授在临床上善用经方，且不拘泥于经方，结合现代药理研究临床上灵活应用。

　　早在《黄帝内经》即对同病异治有精辟的阐述。《素问·五常政大论》："西北之气，散而寒之；东南之气，收而温之，所谓同病异治也。"《素问·病能论》："夫痈气之息者，宜以针开除去之，夫气盛血聚者，宜石而泻之，此所谓同病异治也。"在临诊中不可一病一方，应因时、因地、因人制宜，根据病情发展、病机变化、病型各异，灵活采取不同的治法，才能得到奇效。

第五章　民间验方整理

一、真心痛验方整理

1. 加味当归四逆汤治寒凝心脉（郭振球）

组成：当归 12g，桂枝 6g，细辛 2g，甘草 3g，木通 10g，大枣 10g，延胡索 10g，没药 6g，白芍 12g。桂枝、延胡、没药研细末，其余各药混合水煎，煮沸后煎 40 分钟，煎两次，分 2~3 次，将前三药之细末，和汤吞服。日服 1 剂。

主治：冠状动脉粥样硬化、心肌梗死，证属寒凝心脉，表现为卒然心痛如绞，形寒，手足厥冷，气短心悸，或出冷汗，脉细而紧，舌苔白薄者。

方解：《石室秘录·偏治法》谓心痛，乃"包络为心之膜，以障心宫，邪犯包络则心必痛"，寒凝心脉，包络营血运行失常，发为本证。方以桂枝、细辛温散寒邪，通阳止痛；当归、芍药养血活血，且芍药与甘、枣相配，能缓急止痛；木通入经通络，加延胡索活血、利气、止痛，《雷公炮炙论》谓其"治心痛欲死"，没药散血祛瘀而定痛。由于本方所主之证是平素血虚而受寒邪，气血被寒邪所遏，运行不能通畅，故用当归四逆温通血脉，更增延胡、没药活血散血镇痛。王晋三谓此证四逆虽寒而不至于冷，亦唯有调和厥阴、温经复营而已。宜用酸甘以缓中，则营气得至太阴而脉生；辛甘以温表，则卫气得行而四末温，不失辛甘发散之理，仍寓治肝四法。如桂枝之辛，以温肝阳；细辛之辛，以通肝阴；当归之辛以补肝。草、枣之甘以缓肝；白芍之酸以泻肝，复以木通，利阴阳之气，开厥阴之络。而本方更添延胡、没药活血化瘀而定痛，是为心病从肝辨治的又一法则。

加减：胃心痛，兼见干呕、吐涎沫者加吴萸、生姜苦辛通降以止干呕；痰浊闭阻，兼胸闷重而心痛、纳呆者，加莱菔子、白芥子温通豁痰。

2. 心梗救逆汤治气虚阳脱（张伯奥）

组成：红参 15g（另煎代茶），熟附片 15g（先煎），山萸肉 18g，全瓜蒌 12g，薤白 6g，当归 18g，红花 6g，降香 4～5g，煅龙骨、煅牡蛎各 30g。

主治：急性心肌梗死、心源性休克。症见突发心前区绞痛，头晕随即昏倒，面色苍白，神志不清，小便自遗，冷汗湿衣，四肢厥冷，血压降低，心电图示急性心肌梗死，舌淡苔薄白，脉细欲绝。

方解：证系心阳不振，血行失畅，厥脱重证，危在旦夕。急用参、附、龙、牡、山萸肉回阳固脱，蒌、薤、当归、红花、降香行气宽胸，活血行瘀，症减之后改为气阴双补法以收全功。

3. 愈梗通瘀汤治心脉痹阻（陈可冀）

组成：生晒人参 10～15g，生黄芪 15g，紫丹参 15g，全当归 10g，延胡索 10g，川芎藤 10g，广藿香 12g，佩兰 10g，陈皮 10g，半夏 10g，生大黄 6～10g。水煎服，1 日 1 剂，分 2～3 次口服。也可制丸剂供康复期应用，1 日 3 次，1 次口服 3g。

主治：急性心肌梗死（以下简称心梗）急性期及康复期应用，促进愈合，清瘀抗栓，改善心功能，改善生存质量，延长寿命。

方解：心梗实为心脉痹阻病证，属内科急症。临床常表现为气虚气滞，血瘀浊阻，或气阴两虚，气滞血瘀浊阻，证情复杂而险恶。通常应采用标本并治、通补兼施的治法，据此以选用扶正益气生肌、行气活血定痛、化瘀抗栓通脉及通腑化浊降逆的方药。

愈梗通瘀汤为治疗心梗之基本方剂，方中人参、黄芪并用，扶正益气生肌。因心梗时心之气血骤然受阻，需有效应用益气行气、活血通瘀、抗栓生肌疗法，人参以用生晒参或红参为好，津液亏虚者可用西洋参。薛立斋云人参为"气中血药"，帅气之力既强，血之运行当可改善。党参虽也可用，但个人经验以为党参平补和缓，似不能与生晒参等温补益气之效同日而语。张洁古称黄芪乃"疮家圣药"，《名医别录》亦谓可"逐五脏间恶血"，确具补气生肌之功。现本方当归、丹参并用，调气养血活血，使气血各有所归，即所谓"归所当归"者。徐灵胎《本经百种录》称当归为"补营之圣药"，根据"损其心者调其营卫"的理论，血虚当得补，血滞当能通。丹参补血之力虽逊于当归，但通瘀之力强于后者，前者宜于偏热，后者宜于偏寒，而相配伍，可得通治。延胡索、川芎并用，可增强理气定痛、化瘀抗栓通脉之功。

4. 通心汤治湿滞热瘀（张伯臾）

组成：苦参片 15g，制半夏 12g，全瓜蒌 12g，枳实 12g，制川军，当归 18g，炒川芎 6g，石菖蒲 9g，失笑散 9g（包煎）。

主治：急性心肌梗死伴心律失常。症见左胸阵发性刺痛，心悸，口臭且干，大便秘结，舌边红带紫，苔白腻，脉弦小不均，西医诊为急性前壁心梗，伴心律失常。

方解：证属劳伤心脏，湿滞热瘀交阻，气血运行不畅，故以苦参、半夏清热燥湿；瓜蒌、菖蒲宽胸化浊，当归、川芎、失笑散活血化瘀，川军、厚朴、枳实通腑泄热，待症减之后重用生脉散合清化之品以善后。

二、胸痹验方益心汤

颜德馨教授认为冠心病的病因病机是本虚标实，以心气虚为本，瘀血为标，主张用益气化瘀法治疗本病。运用益气化瘀的主方益心汤治疗冠心病、心绞痛、脑动脉硬化等疾病，能使症状减轻或消失，心电图恢复正常，证明益心汤是行之有效的经验方。

组成：党参、黄芪各15g，葛根、赤芍、川芎各9g，丹参15g，山楂、决明子各30g，菖蒲4.5g，降香3g。

功能：益气养心，活血通络。

主治：胸闷心痛，神疲气短，劳则易发，神疲汗出，形寒喜暖，舌淡有瘀点、苔薄白，脉细弱或结代。

用法：水煎浓缩成100ml，每日2次，每次50ml。

辨证加减：瘀阻心脉，胸痛剧烈者，加三七粉、血竭粉等量和匀，每服1.5g，或加失笑散、乳香、没药各4.5g；症状剧烈者，可加麝香0.03g（另吞），开导经脉，活血定痛；胸部窒闷者，加枳壳、牛膝各4.5g，一升一降调畅气机，以开通胸阳；痰瘀气滞，胸痹及背者，加瓜蒌15g，薤白9g，以宣痹化饮，气虚及阳；面青唇紫，汗出肢冷者，加人参9g，附子6g，以温阳通脉；气阴两亏，口干苔少者，加麦冬、玉竹各12g，五味子5g，或配生脉饮、天王补心丹，以益气养阴，复脉安神。

方解：人至老年，气血不足，脏腑失养，故而出现脏器虚衰、疾血内阻的病证，其病机多为心气不足、瘀阻心脉的本虚标实状况。方中重用党参、黄芪养心益气为君，辅以葛根、川芎、丹参、赤芍、降香、山楂活血通脉为臣，君臣相配旨在益气活血。真气足则助血行，血行则瘀血除。佐以决明子疏通上下气机，以增活血之力，使以菖蒲引诸药入心，开窍通络。诸药同用，共奏益气养心，行气活血，祛瘀止痛之功。实践证实益气与活血同用，既能迅速缓解胸闷心痛，又有利于祛瘀生新。瘀血去，新血生，促使精血转化，气血旺盛。若纯用参芪益气补中，可致气愈滞，血愈壅，单用活血化瘀药则气愈耗，血愈亏。故拟补气活血同用的益心汤以通为补，通补兼施。即沈金鳌谓"补益攻伐相间并追，方为正治。"

病案举例：张某，男，58岁。冠心病多年，胸闷作痛，痛彻项背，伴有心悸气短、神疲乏力、怔忡少寐，遇劳累则发。脉细涩、时有歇止脉，舌紫苔薄白。心电图示：Ⅰ度房室传导阻滞，房性早搏，偶见室早。诊断快慢综合征。年近古稀，气虚血瘀，心脉受阻，不通则痛。方用益心汤，珑珀粉1.5g（另吞）。服药10剂，精神见振，胸闷大减，心悸怔忡亦安。脉弦细，舌红、苔薄腻。药已对证，原方继用3个月，胸闷作痛消失，其他症状好转，复查心电图正常。随访多次，胸痛未发。

三、胸痹单方、验方

1. 毛冬青100g，用水浸泡24小时，煎4小时后，浓缩成20ml，每日1剂，分2次服，适用于胸痹证各型。

2. 田螺壳　田螺壳（溪间者亦可）、松柴片、乌沉汤、宽中散各适量。前味以松柴片层层叠上，烧过火，吹去松灰，取壳研末，以乌沉汤、宽中散之类调服6g。

3. 三七粉　将三七研磨成粉，冲服。每次1～3g，必要时可加量，适用于胸痛剧烈，瘀象明显者。

4. 瓜蒌薤白半夏汤加味　瓜蒌皮15g，薤白15g，法夏10g，郁金15g，甘草5g。水煎服，每日1剂，适用于胸阳痹阻型。

5. 水蛭3g，九香虫3g，蟅虫3g，郁金9g，茵陈30g。将

上药经水煎去渣浓缩成膏，加入适量赋形药制成片剂，每片
0.5g，相当于生药2g，每次服4～8片，每日3次。适用于胸
痹瘀血阻滞者。

6. 败笔头　败笔头3个，蒜适量，胡椒、绿豆各49粒。
上药共烧灰，用无根水服，立效。年久者浓汁煮蒜食饱，勿着
盐。心下大痛者，再用胡椒、绿豆49粒研烂，以酒送下，
神效。